105.—

Meznik/Böhler, Die Skoliose

Buchreihe für Orthopädie und orthopädische Grenzgebiete
(Herausgeber: K. F. Schlegel) Band 5

Die Skoliose

Herausgegeben von F. Meznik und N. Böhler

 Medizinisch Literarische Verlagsgesellschaft mbH — Uelzen

CIP-Kurztitelaufnahme der Deutschen Bibliothek

Die Skoliose/hrsg. von F. Meznik u. N. Böhler. – Uelzen: Medizinisch Literarische Verlagsgesellschaft, 1982. (Buchreihe für Orthopädie und orthopädische Grenzgebiete; Bd. 5).
ISBN 3-88136-090-5
NE: Böhler, Nikolaus (Hrsg.); GT

© 1982 by Medizinisch Literarische Verlagsgesellschaft mbH, Postfach 120/140, D-3110 Uelzen 1

Alle Rechte, insbesondere die des Nachdrucks, der Übersetzung, des Vortrags, der Radio- und Fernsehsendung und der Verfilmung sowie jeder Art der fotomechanischen Wiedergabe, auch auszugsweise, vorbehalten.

ISBN 3-88136-090-5

Gesamtherstellung: C. Beckers Buchdruckerei GmbH & Co. KG, 3110 Uelzen 1

Inhaltsverzeichnis

Vorwort 11

1. Grundlagen und Diagnostik

H. Mau
Zur Ätiopathogenese der Skoliose 15

M. Menge und G. Anders
Häufigkeit und Ausmaß skoliotischer Verbiegungen der Wirbelsäule in einem Normkollektiv 19

G. Frontino, R. Pratelli, A. Lumini und B. Di Salvo
Screening in den Schulen als Verhütungsmethode: Screening in den Schulen in Florenz 22

H. Neugebauer
Grenzen und Möglichkeiten der Moiré-Topographie 25

R. Dorn, W. Küsswetter und Th. Stuhler
Ultraschalldiagnostik zur Verlaufskontrolle bei Skoliosen 27

A. Ponte
Prognostische Bewertung der Wirbelrotation leichter idiopathischer Skoliosen 30

A. Murri und O. Fleiß
Zur Problematik der neurogenen Skoliose beim CP-Kind — Ätiologie, Prävention und Therapie 32

P. Edelmann, D. Gupta und D. Frerichs
Plasmasteroidhormone bei idiopathischen Skoliosen 37

Ch. Wolner, H. Neugebauer und P. Popp
Stoffwechseluntersuchungen bei idiopathischen Skoliosen 41

K. Milachowski und K. A. Matzen
Die Spurenelemente Kupfer, Mangan und Zink bei der idiopathischen Skoliose 44

Ch. Sluga-Gloger und H. Neugebauer
Psychosoziale Probleme bei der Skoliosenbehandlung 46

A. Engel und G. Lukeschitsch
Skoliose und Sport 48

U. Müller und P. Demmer
Angeborene Fehlbildungen der Lendenwirbelsäule — ihr Einfluß auf die Wirbelsäulenstatik 51

P. Edelmann
Ursachen und Auswirkungen des Sakrumtiefstandes 54

F. Machacek
Lumbalskoliose und Beckenschiefstand 57

L. Rabenseifner und Th. Stuhler
Die kindliche Wirbelsäulenfraktur als Ursache der Skoliose 59

O. Schmitt
Die Bedeutung der Interkostalmuskulatur für die Pathogenese der idiopathischen Thorakalskoliose 61

M. Rütten
Schultasche und Skoliose 65

N. Walker und B. Suter
Die Skoliose beim Klippel-Feil-Syndrom 68

2. Konservative Behandlung

G. Anders und M. Menge
Ergebnisse konservativer Skoliose-Therapie 75

Th. Cermak und H. R. Schönbauer
Indikationen und Grenzen in der Skoliosebehandlung mit dem Milwaukee-Mieder 78

T. Drnek und H. Neugebauer
Vienna-Brace und andere Derotationsmieder in der konservativen Skoliosetherapie 80

F. Machacek
Drei Jahre Erfahrungen mit dem Boston-Mieder 83

M. Moritz und R. Bauer
Das Boston-Korsett in der Behandlung der Skoliose 85

J. Chêneau
Physiopathologische Grundlagen der Funktion des Münster-Chêneau-Mieders 89

F. Grill und J. Chêneau
Erfahrungen mit der Chêneau-Münster-Orthese.................................. 91

P. Siguda, M. Menn-Hauptvogel, D. Hauptvogel und K. Mitzkat
Psychologische Aspekte der Skoliosetherapie mit Milwaukee- und Chêneau-Korsett 94

H. Neugebauer
Fertilitätsuntersuchungen nach Mieder-Hormontherapie 98

J. Ecker und H. Erschbaumer
Das EDF-Korsett in der Behandlung der Skoliose 100

U. Müller und W. Dreier
Die Rolle des Cotrel-Gipses im Rahmen der Behandlung der idiopathischen Skoliose 103

G. Lukeschitsch
Die Umkrümmung als konservatives Behandlungsprinzip 105

P. Pink
Die Behandlung der Skoliose mit der dynamischen Halo-Schwerkraft-Extension 110

F. Grumeth
Bisherige Erfahrungen mit der dreidimensionalen Skoliosebehandlung nach Schroth ... 113

Ch. Lehnert-Schroth
Die Beeinflussung der Lumbosakral-Skoliose durch die dreidimensionale *Schroth*sche
Skoliosebehandlung 116

Die paravertebrale Elektrostimulation zur Skoliosebehandlung

F. Meznik, G. Pflüger, H. Thoma, U. Losert, H. Gruber, W. Lack und Ch. Meznik
Experimentelle Untersuchungen zur paravertebralen Elektrostimulation; klinische und
röntgenologische Befunde, histochemische Untersuchungen der paravertebralen Muskelfasern 121

O. Schmitt
Ergebnisse der Frühbehandlung der idiopathischen Skoliose mit Hilfe der Elektrostimulation 126

F. Altekruse und J. Heine
Die Elektrostimulation in der Frühbehandlung der Skoliose (vorläufige Ergebnisse) 130

G. Frontino, A. Lumini, R. Pratelli und B. di Salvo
Die seitliche transkutane elektrische Muskelstimulierung (L.E.S.S.) in der Behandlung
der fortschreitenden Skoliose — Frühergebnisse 134

H. Neugebauer
Erste Erfahrungen mit der perkutanen Elektrostimulation 138

*G. Pflüger, E. Ascani, N. Katznelson, M. A. Leonard, F. Meznik, M. Onimus,
Palacios y Carvajal und O. Schmitt*
Frühergebnisse der europäischen Studiengruppe nach paravertebraler Elektrostimulation mit implantiertem System 141

3. Operative Behandlung

E. Morscher
Operative Therapie der Skoliosen 147

K. H. Fleißner
Beitrag zur operativen Behandlung der Skoliose (postoperativer Korrekturverlust) 160

P. Griss
Kombinierte ventrale und dorsale Eingriffe an der Wirbelsäule bei Skoliose und Kyphose 164

R. Bauer
Indikation und Technik der Skoliosekorrektur vom vorderen Zugang 168

J. Hellinger und M. Zinkl
Erfahrungen mit verschiedenen Operationstechniken und Zugangswegen in der Skoliosebehandlung 173

F. Kerschbaumer, R. Bauer und K. Sattler
Die operative Behandlung der Skoliose — Ergebnisse 180

E. Kornberger und G. Kroesen
Anästhesiologische Probleme bei operativen Wirbelsäulenkorrekturen 183

C. Logroscino und G. Korisek
Moderne Aspekte der chirurgischen Skoliose-Behandlung 186

A. Ponte
Kongenitale Skoliose: Prognose, Indikationsstellung und chirurgische Behandlung 191

J. Heine und H. H. Matthiaß
Indikation, Technik und Ergebnisse der Halbwirbelresektion bei kongenitalen Skoliosen 194

J. Heine, J. Polster und F. Altekruse
Ergebnisse nach Frühspondylodese mit Hilfe eines modifizierten Harrington-Instrumentariums 199

K. A. Matzen und H. Stürz
Die operative Extensionsbehandlung frühkindlicher Skoliosen mit dem Harrington-Stab ohne Fusion in Kombination mit dem Milwaukee-Korsett 204

R. Graf und P. Pink
Ist die Querstabilisation nach Cotrel bei der Operation nach Harrington sinnvoll? Eine vergleichende Studie 208

U. Heise und W. Schinze
Besonderheiten der konservativen und operativen Skoliosebehandlung bei Neurofibromatosen 211

N. Walker und K. Uehlinger
Die chirurgische Behandlung radikulärer Syndrome bei Lumbalskoliose 214

R. Bauer und F. Kerschbaumer
Die schwere Erwachsenenskoliose — operationstechnische Besonderheiten 217

H. Hirschfelder und D. Hohmann
Rippenbuckelresektion bei Skolioseoperationen 221

G. Pflüger und F. Meznik
Die Rippenbuckelresektion als kosmetische Zweitoperation nach dorsaler Spondylodese 224

K. Mitzkat und M. Bartels
Evozierte Potentiale bei Skolioseoperationen — Klinische und experimentelle Untersuchung 228

H. Stürz
Experimentelle Untersuchung der Effektivität von Winkelplatten zur Verbesserung des Schraubenhaltes im Wirbelkörper 232

K. A. Matzen und H. Stürz
Ergebnisse der operativen Skoliosebehandlung mit dem Instrumentarium nach Harrington 234

W. Küsswetter und W. Robens
Vergleichende Langzeituntersuchungen dorsaler Spondylodesen in der Technik nach Risser und Harrington 237

F. Meznik
Ergebnisse der operativen Skoliosebehandlung 240

D. Jaster
Zum Verhalten der nichtoperierten Sekundärkrümmung nach Harrington-Spondylodese 244

U. Heise, H. Gruber und P. Krukenberg
Probleme bei der Erkennung von Pseudarthrosen nach Skoliose-Operationen 248

F. Meznik, G. Lukeschitsch und G. Pflüger
Wachstum und Korrekturverlust nach dorsaler Fusion bei Skoliosen, eine multifaktorielle Analyse 251

G. Biehl und J. Schmitt
Prä-, intra- und postoperative Komplikationen bei 156 Harrington-Operationen 254

H. Stürz und W. Plitz
Ermüdungsbrüche von Harrington-Stäben im Dauerschwingversuch 258

4. Organfunktion

F. Kummer
Die Skolioselunge als Organ der Kompensation und Komplikation 263

G. Keßler, G. Schöntag und U. Heise
Tachykarde, hyper- und hypotone Kreislaufregulationsstörungen während der Skoliose- und Kyphose-Operationen 267

M. Zinkl, J. Hellinger, W. Leupold und H. Mitze
Lungenfunktionsuntersuchungen nach ventralen und dorsalen Skolioseoperationen 273

W. Lack, E. Sehnal und P. Haber
Die postoperative Entwicklung der Lungenfunktion bei Skoliosepatienten nach dorsaler Spondylodese 276

G. Keßler, U. Heise und W. Rödiger
Veränderungen der Lungenfunktion bei Harrington-Operationen mit und ohne gleichzeitige Rippenbuckelresektion 279

Sachwortverzeichnis 283

Autorenverzeichnis 285

Vorwort

Über die Skoliose hat sich ein Standardwissen hinsichtlich Diagnostik und grundsätzlichen therapeutischen Auffassungen entwickelt; daneben scheinen aber Fragen der Prognose, der Indikationsstellung zu gewissen konservativen wie auch operativen Behandlungsverfahren sowie Fragen der Entwicklung der Organfunktion nicht geklärt. Die Österreichische Gesellschaft für Orthopädie und Orthopädische Chirurgie hat ihre Sommertagung 1981 in Villach dem vorliegenden Thema mit der Zielsetzung gewidmet, einerseits die neuesten Entwicklungen auf dem Skoliosesektor einem kompetenten Zuhörerkreis vorzustellen, und andererseits die praktizierenden Kollegen über den derzeitigen aktuellen Wissensstand zu informieren. Auch bei konzentrierter Betätigung am Tagungsgeschehen bleiben für jeden einzelnen gewisse Lücken und es ist dem Verlag, aber auch der prompten Mitarbeit aller Autoren zu danken, daß die Publikation in kürzester Zeit und mit Ausnahme nur weniger Vorträge veröffentlicht werden konnte. Wir hoffen, daß dieser Sammelband einen zweckmäßigen Beitrag zur Bewältigung des Problems Skoliose leisten wird.

N. Böhler   F. Meznik

1. Grundlagen und Diagnostik

Zur Ätiopathogenese der Skoliose

von H. Mau

Immer wieder stehen wir bei einer Skoliose vor der Frage: Haben wir Primärveränderungen, die auf die Ätiologie hinweisen, oder Sekundärveränderungen im Zusammenhang mit der weiteren Pathogenese vor uns. Bei den idiopathischen Skoliosen ist ein endogen-ätiologischer Dispositonsfaktor vorgeschaltet, dem ein exogen pathogenetischer Realisationsfaktor nachgeordnet ist. Mechanische Kräfte spielen in der pathogenetischen Kette oft eine maßgebliche Rolle.
Bei den symptomatischen Skoliosen, unter denen wir im Gegensatz zum anglo-amerikanischen Schrifttum nicht eine schmerzhafte Skoliose, sondern eine Skoliose als Begleiterscheinung einer anderen Grundkrankheit verstehen, ist die Ätiologie bekannt. Bei den idiopathischen Skoliosen dagegen kennen wir die Ätiologie nicht. Ihre Frequenz, die von 70 bis 90% angegeben wird, ist wahrscheinlich zu hoch geschätzt; denn wir müssen zwei Gruppen unterscheiden, nämlich die echten, eigentlichen idiopathischen Skoliosen und solche Formen, deren Ätiologie wir zwar im Augenblick nicht kennen, die aber auf eine an sich faßbare Ursache zurückgeführt werden können. Diese 2. Gruppe möchten wir zunächst als reaktiv-strukturelle Skoliose bezeichnen: Sie kann sich u. a. aus pathologischen Fehlhaltungen entwickeln. Mit der Vergabe des Prädikats „idiopathisch" sollten wir also nicht zu großzügig umgehen, gilt es doch aus dem bisherigen großen Sammeltopf der idiopathischen Skoliosen die symptomatischen Formen abzusondern, bis wir homogene, wirklich idiopathische Vorkommnisse vor uns haben, ähnlich wie z. B. bei den kindlichen Hüftkopfosteochondrosen; auch hier gilt es, die idiopathische Form, den echten M. *Perthes,* von den vielen symptomatischen Erscheinungsbildern abzugrenzen, die röntgenologisch keineswegs immer als „atypisch" imponieren müssen.
Die Differenzierung zwischen einer wirklich idiopathischen und einer reaktiv strukturellen Skoliose ist nicht nur im Interesse einer möglichst kausalen Therapie erforderlich, sondern auch für die weitere Abklärung der Ätiologie der idiopathischen Skoliosen unabdingbar. Ergebnisse werden verfälscht, wenn kein möglichst reines Ausgangsmaterial vorliegt. Es ist deshalb unsere Aufgabe, schon röntgenologisch eine gewisse Vorentscheidung zwischen echten idiopathischen und reaktiv-strukturellen Skoliosen zu treffen: Die ganz langen C-Formen sowie die kurzen, knickförmigen Abwinkelungen, aus denen später E- und umgekehrt Z-Formen entstehen, sind von vornherein als nicht idiopathisch auszusondern, ebenso die Kurven mit schon anfänglich betonten gleichzeitigen Kyphosen, und insbesondere Formen ohne Torsion; denn schon physiologischerweise geht mit jeder Lateralisation der Wirbelsäule eine mehr oder weniger starke Torsion einher. Auch funktionelle Verkrümmungen können sich mit starken Seitabweichungen präsentieren. Nicht jede stärkere Seitabschwingung ist allein deshalb schon als strukturell, geschweige denn als idiopathisch zu bezeichnen.
Wir sollten unsere Bemühungen um eine alsbaldige Differenzierung verstärken mit dem Ziel, über eine bessere Früherkennung eine frühzeitigere konservative, möglichst kausale Behandlung einzuleiten, um auf diese Weise die Zahl notwendiger Skolioseoperationen einschränken zu können.
Ein guter Teil der reaktiv strukturellen Skoliosen entsteht über eine anfangs schmerzreflektorische Kontraktur, die später in eine Schrumpfungskontraktur übergeht, vielfach ausgelöst durch Entzündungen, Tumoren und Traumen im Bereich und um die Wirbelbogengelenke herum, die besonders

empfindlich reagieren und die zugehörige Muskulatur sofort reaktiv stimulieren. Die auslösende Ursache kann freilich auch im Wirbelkanal gelegen sein oder retroperitoneal bzw. im Brustkorb. Zentralnervöse, extrapyramidalmotorische Impulse kommen in ätiologischer Beziehung ebenfalls in Betracht, wie etwa bei den „Schräglageskoliosen" oder beim M. *Parkinson* im Erwachsenenalter. Statisch mechanische Abweichungen spielen gleichfalls gelegentlich eine Rolle, wie auch stoffwechselbedingte (Osteoporose, Osteomalazie) und degenerative Veränderungen (Osteochondrose und Spondylarthrose). Eine Sonderstellung nimmt im Rahmen der reaktiv-strukturellen Skoliose die psychogene Skoliose ein, die gelegentlich auch „strukturiert" werden kann, wenn sie frühzeitig im Wachstumsalter auftritt.

Auf dieser Grundlage ergibt sich derzeit folgende Klassifikation der Skoliosen:

A. Symptomatische Skoliosen

I. Funktionelle Skoliosen   haltungsbedingt

II. Fixierte seitliche Fehlstellungen   reversibel / Kontraktur / Progredienz

III. Reaktive strukturelle Skoliosen   Deformität

IV. Neuromuskuläre (Lähmungs)-Skoliosen
V. Osteopathische Skoliosen
VI. Skoliose bei mesenchymalen Systemkrankheiten
VII. Iatrogene Skoliosen (nach Operationen und Bestrahlungen)

B. Idiopathische Skoliosen

VIII. 1. Idiopathische infantile Skoliose (progredient benigne und maligne)
2. Idiopathische juvenile Skoliose
3. Idiopathische Adoleszentenskoliose.

Erläuternd ist hinzuzufügen, daß sich gelegentlich leichtere, auch strukturelle Skoliosen spontan zurückbilden können, wenn die Noxe entfällt.

Die Diagnose idiopathische Skoliose sollte erst per exclusionem gestellt werden, wenn alle anderen Ursachen ausgeschlossen sind; deshalb findet man sie an den Schluß dieser Klassifikation gestellt. Dabei ist es durchaus fraglich, ob es überhaupt echte idiopathische infantile Skoliosen gibt, die bis ins erste Lebenshalbjahr herabreichen, gewissermaßen als unteres Ende der Sequenz idiopathische Skoliosen der Adoleszenz und juvenile idiopathische Skoliosen, häufig mit Tendenz zur Progredienz, oder ob auch die ansich gutartigen, fast immer spontan heilenden Schräglageskoliosen gelegentlich in eine Progredienz abgleiten können.

Forschungsschwerpunkte im Bereich der Ätiologie

Epidemiologische Erhebungen
Erbbiologische Untersuchungen
Wachstumsstudien
Stoffwechseluntersuchungen
Neurophysiologische Untersuchungen
Tierexperimentelle Studien
Pathologisch-anatomische Befunde
Entstehungshypothesen und Begleitkrankheiten
Symptomatische Skoliosen
Genese der sogenannten Säuglingsskoliosen

Nun sollten eigentlich die in den vergangenen 25 Jahren erzielten Fortschritte der hier aufgeführten ätiologischen Forschungsschwerpunkte im einzelnen erörtert werden. Nur soviel sei hervorgehoben: Es besteht heute kein Zweifel mehr, daß den idiopathischen Skoliosen ein Erbfaktor zugrunde liegt, auch wenn wir nicht wissen, was eigentlich vererbt wird. Immerhin sprechen führende Skolioseforscher bereits statt von einer idiopathischen von einer genetischen Skoliose, findet man doch im hereditären Umfeld idiopathischer Skoliosen gehäuft leichte idiopathische Formen. Besonders gut für die Ursachenforschung eignen sich deshalb die jüngeren Geschwister mit beginnender „Skoliosierung".

Anläßlich systematischer Schuluntersuchungen stieß man ferner darauf, daß sich bei beiden Geschlechtern bis zum 10. Lebensjahr etwa gleichviel leichtere Skoliosen finden, daß vom 11. Jahr ab aber Skoliosen viel häufiger und schwerer beim weiblichen Geschlecht vorkommen. Das Wachstum als solches kann dafür nicht verantwortlich gemacht werden, da beide Geschlechter in der Pubertät einen Wachstumsschub durchmachen. Stoffwechseluntersuchungen stellten deshalb in den vergangenen Jahren einen Hauptforschungsschwerpunkt dar, andererseits in jüngster Zeit neurophysiologische Untersuchungen, insbesondere des Gleichgewichtsorgans.

Pathogenese

In pathogenetischer Hinsicht ist klargeworden, daß ein passives Nachgeben des Skeletts den Boden für die sogenannten Schräglagedeformitäten und damit auch für die Schräglageskoliose im Säuglingsalter abgibt; ebenso können eine Osteoporose und Osteochondrose später nicht nur die Zunahme einer Skoliose induzieren, sondern sie sogar initiieren. Im übrigen spielt nach neueren Auffassungen das Wachstum in der Pathogenese nach wie vor eine wichtige Rolle. Das bekannte Andrysche Bäumchen wird als Ausdruck einer Wuchslenkung allerdings häufig falsch interpretiert. Der ausgewachsene Stamm ist nämlich verholzt und nicht mehr korrigierbar. Nur junge Triebe kann man in die gewünschte Richtung lenken und dann nach Art der Japaner verholzen lassen. Das Andrysche Bäumchen ist also nicht ein Symbol der Wuchslenkung, sondern ein Symbol der versäumten Wuchslenkung. Das trifft allerdings heutzutage – leider – oft noch unverändert auf die Skoliose zu.

Mechanische Faktoren spielen offenbar auch eine Rolle in der Genese der sogenannten statischen Skoliose bei Oberarmamputierten, wenn nämlich durch eine Konvexität der Brustwirbelsäule zur amputierten Seite und eine tiefer gelegene Gegenkrümmung ein leichter Überhang zur amputierten Seite hin entsteht.

Zunehmend gewinnt auch die These an Wahrscheinlichkeit, daß nicht die Wirbelsäulenverkrümmung eine Thoraxdeformität nach sich zieht, sondern daß umgekehrt Veränderungen des Thorax eine Seitabweichung bedingen können. Beispiel hierfür ist die Konvexität der Brustwirbelsäule im Gefolge einer Thorakoplastik, anscheinend durch Schwächung der Zuggurtungswirkung des Brustkorbes. Hier wäre auch die Progredienz einer Thorakalskoliose nach Resektion eines Rippenbuckels anzuführen, wenn nicht vorher eine Versteifungsoperation durchgeführt wurde.

Beginnende symptomatische Skoliosen werden nicht selten fälschlicherweise als idiopathisch bezeichnet. Zu nennen wären hier nicht nur die sekundären Lumbalskoliosen bei osteoporotischen Spondylolysen im Alter, sondern vor allem die Sekundärskoliosen bei primärer Spondylolyse-Spondylolisthese im unteren Lendenabschnitt schon während des Wachstumsalters. Durch einseitigen stärkeren Befall gleitet die eine Seite des Wirbelkörpers stärker nach ventral, während gleichzeitig auch in der Frontalebene ein kurzwinkliger Knick mit sich darüber kompensatorisch erhebender langbogiger Seitenabweichung entsteht. Diese zunächst funktionelle Verkrümmung, ausgelöst durch die umschriebene Spondylolisthesis-bedingte Instabilität, ist anfangs allerdings nur im Röntgenstehbild zu erkennen. Auch bei höher gelegenen, also lumbalen Spondylolysen, kann sich eine Begleitskoliose einstellen. Die Verdichtung der Bogenwurzeln im Röntgenbild auf der Konkavseite ist in diesen Fällen als Ausdruck einer funktionellen Anpassung infolge Mehrbelastung aufzufassen und sollte nicht als Osteoidosteom fehlgedeutet werden. Aber auch umgekehrt, bei idiopathischen Skoliosen, gibt es gelegentlich begleitende Spondylolysen und Spondylolisthesen im Lumbosakralabschnitt, die sich nach einer Fusionsoperation mit Korrektur der Verkrümmungen wieder zurückbilden können.

Stärkere, langbogige Seitabweichungen, auch mit Schultergleichstand, müssen immer an ein symptomatisches Geschehen denken lassen. Relativ häufig liegt einer derartigen Verkrümmung ein Osteoidosteom mit der Konkavität zur erkrankten Seite hin zugrunde. Hier gibt es auch Spontanheilungen. Eine andere Ursache von Seitabweichungen mit der Konkavität zur erkrankten Seite hin stellen Gelenkfortsatzfrakturen dar, die röntgenologisch nicht erkannt wurden. Bei mehrfachen Querfortsatzfrakturen der Lendenwirbelsäule, die gelegentlich ebenfalls röntgenologisch schlecht zu diagnostizieren sein können, weist gleichfalls eine Skoliose, diesmal aber mit der Konvexität zur Seite des Geschehens, auf den symptomatischen Grundcharakter hin. Wirbelkörperfrakturen bieten im allgemeinen keine nennenswerte Torsion; dasselbe gilt u. a. für die meisten Skoliosen bei Systemerkrankungen. Auch bei der den M. *Scheuermann* begleitenden leichten Skoliose findet man meistens keine nennenswerte Torsion. Diese „*Scheuermann*-Skoliosen" treten rein rechnerisch öfters als die idiopathischen Skoliosen auf und führen bei der beginnenden Skoliose am häufigsten zu Fehlbeurteilungen. Manche leichten, als idiopathisch angesprochenen Formen dürften auf der Grundlage eines M. *Scheuermann* entstanden sein, mit einer absolut guten Prognose. Sehr selten sehen wir dagegen heute bei labilen Jugendlichen psychogene Skoliosen, die sich durch eine langbogige C-förmige Seitabweichung mit einseitigem Schulterhochstand auszeichnen, und im Gegensatz zu einigen anderen symptomatischen Formen keine Schmerzen verursachen. Die Differentialdiagnose kann sehr schwierig sein, wenn sich psychogene Zutaten auf eine organische Skoliose aufpflanzen. Es ist eigentlich auffällig, daß wir in unserer so neurotisierten Zeit so wenige psychogene Skoliosen zu sehen bekommen!

Häufigkeit und Ausmaß skoliotischer Verbiegungen der Wirbelsäule in einem Normkollektiv

von M. Menge und G. Anders

Einleitung

Unter einer Skoliose versteht man definitionsgemäß eine dauernde seitliche Verbiegung der Wirbelsäule mit einer mehr oder weniger ausgeprägten Verformung der Einzelwirbel *(Matzen und Fleißner, 1980)*. Die Häufigkeit der Skoliose schwankt in den Literaturangaben erheblich. *Reinhardt* (1976) verdanken wir eine Zusammenstellung verschiedener Untersuchungsergebnisse mit Skolioseraten zwischen 2,7 und 92,2%. Sicher sind diese differenten Ergebnisse durch unterschiedliche Untersuchungsmethoden zu erklären: Die seitliche Abweichung der Dornfortsatzlinie vom Lot fällt bei der Untersuchung weit weniger auf als die Verbiegung der Wirbelsäule mit Rotation und Asymmetrie der einzelnen Wirbelkörper im Röntgenbild.
Allgemein werden exogene Faktoren, wie z. B. körperliche Belastungen für die Entwicklung oder Förderung einer Skoliose für möglich gehalten.
Für entsprechende eigene Untersuchungen über die Skoliosehäufigkeit bei Leistungssportlern *(Menge, 1980; Menge et al., 1980)* mußte aufgrund der differierenden Normwerte in der Literatur ein eigenes Normkollektiv untersucht werden. Wir haben daher über 600 Wirbelsäulenganzaufnahmen unter anderem auf die Häufigkeit und das Ausmaß skoliotischer Abweichungen ausgemessen.

Methode

Bei Pilotenbewerbern der Bundeswehr wird im Rahmen der Tauglichkeitsuntersuchung eine Wirbelsäulenganzaufnahme angefertigt. Es handelte sich bei unserem Normkollektiv also um ein bereits vorausgelesenes Material, da es nur wehrfähige junge Männer im Alter zwischen 18 und zirka 22 Jahren umfaßte. Schwere Skoliosen waren bei der vorherigen Musterung bereits ausgeschieden worden. Die Röntgenaufnahmen erfolgten im definierten Barfußstand aus 2 m Entfernung mit Ausgleichsblende. Die Skoliosewinkel wurden nach *Cobb* bestimmt.

Ergebnisse

Auffällig war zunächst die Häufigkeit unterschiedlicher Beinlängen (Tab. I). Nur 10,6% der 623 ausgemessenen Aufnahmen zeigten eine gleiche Beckenkammhöhe bzw. eine seitengleiche Höhe der waagerechten Tangente am Hüftkopf. In 51% war das rechte Bein, in 38% das linke Bein kürzer als das der Gegenseite.
Eine gesetzmäßige Verbindung zwischen Beinlängendifferenz und lumbaler Wirbelsäulenstatik war nicht nachzuweisen. Abb. 1

Tab. I: Aufschlüsselung der gemessenen Beckenschiefstände in 4-mm-Klassen aus 623 Wirbelsäulenganzaufnahmen.

		n	%
Beckengradstand		66	10,6
Beckentiefstand rechts	bis 4 mm	127	20,4
	5- 8 mm	100	16,1
	9-12 mm	53	8,5
	13-16 mm	26	4,2
	17-20 mm	13	2,1
Beckentiefstand links	bis 4mm	114	18,3
	5- 8 mm	67	10,8
	9-12 mm	43	6,9
	13-16 mm	10	1,6
	17-20 mm	4	0,6

zeigt als Beispiel eine lotrechte Lendenwirbelsäule bei Beckenhochstand rechts von 11 mm. Auch fanden sich Konvexitäten zum Hochstand und Lumbalskoliosen bei Beckengeradstand ebenso wie Konvexität zur Seite des längeren Beines.

Schwere Skoliosen kamen in unserem Kollektiv erwartungsgemäß nicht vor. Die Häufigkeit der geringgradigen seitlichen Verbiegungen war jedoch überraschend. Nur jedes 14. Röntgenbild (7,39%) zeigte einen lotrechten Wirbelsäulenaufbau. In den anderen Fällen fanden wir Skoliosen mit den kennzeichnenden Merkmalen der Seitenausbiegung, der Rotation und der asymmetrischen Wirbelkörperform. Am häufigsten wurde ein Skoliosewinkel zwischen 6 und 10 Grad ermittelt.

Tab. II: Häufigkeit und Ausmaß skoliotischer Verbiegungen in 595 Wirbelsäulenganzaufnahmen (Messung des Skoliosewinkels nach Cobb). Es wurde bei mehrfachen Skoliosen nur die Primärkrümmung verwertet (= größter Skoliosewinkel).

	n	%
lotrecht	44	7,39
bis 5°	190	31,94
6- 10°	276	46,39
11- 15°	68	11,43
16- 20°	15	2,52
über 20°	02	0,34
	595	100

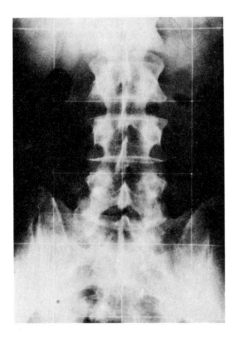

Abb. 1: Beispiel einer Beinlängendifferenz ohne statische Auswirkung in der Lendenwirbelsäule: Trotz eines Beckenhochstandes rechts von 11 mm und eines schiefstehenden Kreuzbeines steht die untere Lendenwirbelsäule nahezu lotrecht.

Diskussion

Das Ergebnis unserer Messungen läßt zwei Schlußfolgerungen zu: Entweder ist durch exogene „Schädigung" oder endogene „Gewebsschwäche" ein Haltungsschaden häufiger als angenommen oder aber, und diese Deutung erscheint uns richtiger, unsere bisherigen Vorstellungen von der Norm sind falsch. Der Bauplan des Bewegungsapparates ist zwar im ganzen symmetrisch angelegt, bei genauerer Betrachtung finden sich jedoch Seitendifferenzen. Unterschiedliche Beinlängen wurden bereits dargestellt, daneben darf hier auf die bekannten unterschiedlichen Umfänge der Extremitäten sowohl der Weichteile wie auch der Knochen und auf die Asymmetrie der Gesichtshälften hingewiesen werden. Auch die Gelenke beider Körperhälften sind oft seitendifferent ausgebildet: So findet man z. B. auf der einen Seite eine Plus-, auf der anderen Seite jedoch eine Minusvariation der Elle.

Analog darf angenommen werden, daß Wirbelkörperasymmetrien und Skoliosen in einem weiten Spielraum als Varianten der Norm aufzufassen sind. Statistisch normal bei jungen männlichen Erwachsenen ist die Skoliose bis 15 Grad. Die Grenzen zum Pathologischen sind fließend und für unterschiedliche Lebensalter unterschiedlich anzusetzen. Wegen der häufigen Progre-

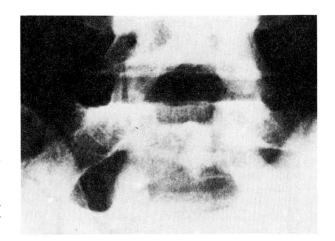

Abb. 2: Beispiel einer auffälligen asymmetrischen Wirbelkörperanlage: Rechts zeigt der kranialisierte Wirbel LWK 5 eine ausgedehnte Massa lateralis mit Nearthrosenbildung zum Sakrum, links findet sich nur ein kleiner warzenförmiger Fortsatz.

dienz während des zweiten Wachstumsschubes wird man vor der Pubertät die Norm enger definieren müssen.
Unsere Erfahrungen bei Hochleistungssportlern mit asymmetrischer körperlicher Belastung stützen die Annahme einer endogen bedingten normalen Skoliose: Der Einfluß der sportlichen Belastung schlug sich nicht in einer höheren Sklioserate nieder. Andererseits vermissen wir oft eine Besserung pathologischer Skoliosen durch krankengymnastische Methoden allein. Endogene Ursachen, wie z. B. die asymmetrische Anlage der Wirbelkörper (Abb. 2) oder aber möglicherweise die seitendifferente Ansteuerung durch das asymmetrische Zentralnervensystem sind als Ursache dieser normalen oder „physiologischen" Skoliose zu diskutieren.

LITERATUR

Matzen, P. F., H. K. Fleissner: Orthopädischer Röntgenatlas. Thieme-Verlag, Stuttgart, 1980.

Menge, M.: Sportartspezifische Auswirkungen an der Wirbelsäule. Vortrag auf dem Symposium: Sport an der Grenze menschlicher Leistungsfähigkeit. Kiel, Juni 1980. Referateband; im Druck.

Menge, M.: Auswirkungen asymmetrischer Belastungen auf die Wirbelsäule jugendlicher Fechter. Vortrag 27. Deutscher Sportärztekongreß, Saarbrücken, 1980.

Reinhardt, K.: Krankhafte Stellungsänderungen, Skoliosen und Kyphosen. Statistische Angaben über Wirbelsäulenverkrümmungen. In: Handbuch der medizinischen Radiologie, Herausgegeben von L. Diethelm, Springer-Verlag Stuttgart, 1976.

Screening in den Schulen als Verhütungsmethode: Screening in den Schulen in Florenz

von G. Frontino, R. Pratelli, A. Lumini und B. Di Salvo

Epidemiologie

I. Unsere gegenwärtigen Kenntnisse über die spontane Progredienz der idiopathischen Skoliose zwingen uns dazu, mit der Behandlung einer Wirbelsäulenverkrümmung zu beginnen, sobald es möglich ist, die Diagnose der Progredienz zu stellen. Die Tendenz zur Progredienz erreicht ihren Höhepunkt in dem Zeitraum zwischen dem 11. und dem 14. Lebensjahr. Wir haben daher die Mittelschule bzw. die Pflichtschule als den geeignetsten Ort für eine Untersuchung der ganzen kindlichen und jugendlichen Bevölkerung der Gemeinde Florenz gewählt.

Die Ergebnisse ähnlicher Studien, die in den letzten Jahren veröffentlicht wurden, lassen beträchtliche Unterschiede in den gewonnenen Daten erkennen: Der Grund für diese bemerkenswerte Variabilität ist unserer Meinung nach auf die unterschiedlichen angewandten Nachforschungsmethoden zurückzuführen (1, 2, 3, 4).

Im Jahre 1980 ist das Skoliosezentrum von Pozzolatico von der Gemeinde Florenz damit beauftragt worden, das „Screening" der Skoliose in der Bevölkerung der Mittelschulen vorzunehmen.

Der Bending-Test ist als Nachforschungsmethode nach den Angaben von *Lonstein* (1977) gewählt worden.

Die Zahl der eingeschriebenen Schüler betrug 17377. Untersucht wurden 15273 Schüler, das sind 88%. Aus verschiedenen Gründen haben 1153 Schüler die Untersuchung verweigert, das entspricht 6,6%. 951 Schüler waren bei den verschiedenen Untersuchungen abwesend, das bedeutet 5,4% (Tab. I).

In der zusammenfassenden Tab. II sind alle Skoliosen mit mehr als 5° Krümmungswinkel nach Art der Verkrümmung und Ausmaß der Skoliose aufgeschlüsselt. In 34% fanden wir Doppelkurven, und zwar alle rechtsdorsal und linkslumbal; 22% waren dorsale Verkrümmungen (hauptsächlich rechtskonvex) und 14% waren dorso-lumbal und 30% lumbal. Die genaue Analyse des Patientengutes bezüglich des Skoliosenausmaßes gibt Tab. III: Es geht daraus hervor, daß bei 15273 untersuchten und 422 röntgenisierten Schülern ungefähr 50% der

Tab. I: Gesamtzahl der untersuchten Schüler.

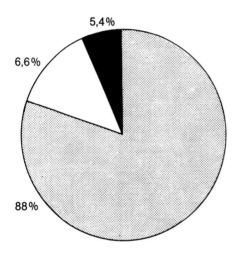

Gesamtzahl der eingeschriebenen Schüler   17377

▦ untersuchte Schüler
    15273 = 88%

☐ Schüler, welche die Untersuchung verweigert haben
    1153 = 6,6%

■ abwesende Schüler
    951 = 5,44

Tab. II: Aufschlüsselung nach Ausmaß und Lokalisation der Verkrümmung.

		Mädchen						Knaben						Totale
		5-9°	10-12°	15-19°	20-24°	25-29°	>30°	5-9°	10-14°	15-19°	20-24°	25-29°	>30°	
Skoliosis duplex	thorakal re. lumbal li.	9	24	21	14	3	4	4	1	1	4	–	1	86
	thorakal li. lumbal re.	–	–	–	–	–	–	1	–	–	–	–	–	1
Thorakalskoliose	rechts	8	17	14	2	2	1	2	3	–	–	–	1	50
	links	–	3	3	–	–	–	–	1	–	–	–	–	7
Thorakolumbalskoliose	rechts	7	10	2	2	–	1	4	4	–	–	–	–	30
	links	4	5	2	1	1	–	4	2	1	–	–	–	20
Lumbalskoliose	rechts	10	17	6	3	1	–	4	5	1	–	–	–	47
	links	7	10	8	4	–	3	4	3	1	–	–	–	40
	total	45	86	56	26	7	9	23	19	4	4	–	2	281

röntgenisierten mehr als 10° Seitenkrümmung aufwiesen.
Der Gruppe 10-14 Grad gehörten 105 Schüler gleich 6,9%,
der Gruppe 15-19 Grad gehörten 60 Schüler gleich 3,9%,
der Gruppe 20-24 Grad gehörten 30 Schüler gleich 2%,
der Gruppe 25-29 Grad gehörten sieben Schüler, gleich 0,4%,
der Gruppe höher oder gleich 30 Grad gehörten 0,7% an.

II. Es geht daraus hervor, daß sieben von 1000 Schülern eine Skoliose mit 15° oder mehr aufweisen und daß bei drei Schülern von 1000 eine Skoliose von 20° oder mehr zu finden ist. 13 Schüler standen schon in orthopädischer Behandlung, während 17 Schülern die sofortige Behandlung angeraten wurde. 7 Schülern wurde nach nachfolgenden Kontrollen ein Korsett verordnet. Die Gesamtzahl der orthopädischen Behandlungen betrug 2,4% der untersuchten Schüler.

Tab. III: Aufschlüsselung nach Geschlecht und Verkrümmungsausmaß. 15 273 untersuchte Schüler.

	Knaben	Mädchen	Total	
10°-14°	86	19	105	6,98%°
15°-19°	56	4	60	3,9%°
20°-24°	26	4	30	2%°
25°-29°	7	–	7	0,4%°
30°	9	2	11	0,7%°

Tab. IV: Progredienz der Skoliosen in Abhängigkeit des Ausgangsbefundes.

15273	untersuchte Schüler
108	Skoliose 15° 7º/oo
Röntgenkontrolle nach sechs Monaten:	
15°	keine Verschlechterung
15°-19°	4 Mädchen verschlechtert
20°-24°	2 Mädchen, 1 Knabe verschlechtert
25°-29°	keine Verschlechterung
30°	keine Verschlechterung

Tab. IV zeigt, in welchen Gruppen in den Monaten nach dem „Screening" eine Progredienz der Skoliosen zu finden war. Es stellt sich heraus, daß in der Gruppe der Skoliosen unter 15 Grad keine Verschlimmerung stattgefunden hat. Dagegen fand sich bei vier Mädchen der Gruppe zwischen 15 und 19 Grad und bei zwei Mädchen und einem Knaben in der Gruppe zwischen 20 und 25 Grad eine Progredienz. Keine Progredienz zeigte sich bei den Skoliosen über 25 Grad. Man kann daher logischerweise daraus folgern, daß in der von uns untersuchten Altersgruppe selten Skoliosen unter 15 Grad eine Progredienz zeigen (in unserem Fall keine). Ferner scheint es, daß Skoliosen mit Werten über 25 Grad bereits das endgültige Verkrümmungsausmaß erreicht haben. Es handelte sich dabei im allgemeinen um Schüler der Jahrgänge 1966 und 1967.

Des weiteren konnten wir zeigen, daß von 108 Schülern, die Skoliosen mit 15 Grad oder mehr aufweisen, 17 (wie wir schon gesagt haben) schon bei der ersten Untersuchung mit Korsett behandelt wurden. Von den übrigen 91, die in den darauffolgenden Monaten untersucht wurden, sind nur 7 (13%) verschlimmert; es handelte sich dabei um 1968 und 1969 geborene Schüler, die der Gruppe 15-19 Grad und der Gruppe 20-24 Grad angehörten. Daraus ergibt sich, daß unser Vorschlag, das „Screening" der drei Mittelklassen im ersten Jahr vorzunehmen, im zweiten Jahr ausschließlich die Schüler der ersten Mittelklasse und die Risiko-Schüler, die im vorherigen Screening gemeldet worden waren, zu untersuchen, wirksam ist.

LITERATUR

1. *Cronis, S., A. J. Russel:* Orthopedic Screening of Children in Deleware public schools. DEL. MED. J 1965, 37, 89.

2. *Brooks, L., E. Gerber, H. Mazur, R. Brooks, V. L. Nickel:* The Epidemiology of Scoliosis. A prospective study. Orthopedic. Rev. 1972, 1, 17.

3. *Ascani, E., V. Salsano, G. Giglio:* Rileivi statistici sulla incidenza delle deformità vertebrali. Giornale italiano di Ortopedia e Traumatologia 1977; 3, 115, 121.

4. *Frontino, G., R. Scarponi:* Nuove prospettive nel trattamento della scoliosi: screenings sistematici scolastici. Estratto da: La rotazione nelle deformità vertebrali – Roma 1979.

Grenzen und Möglichkeiten der Moiré-Topographie

von H. Neugebauer

Die Moiré-Topographie ist ein einfaches optisches Verfahren, um – ähnlich wie in der Kartographie – dreidimensionale Objekte mit Höhenschichtlinien zu überziehen. Dabei nützt man den optischen Moiré-Effekt aus: Überlagert man zwei periodische Strukturen, seien es Strichgitter oder Gitterschatten, so entstehen kräftige, dunkle, jedoch wesentlich gröbere Streifen, die sogenannten Moiré-Linien.

Am internationalen Markt werden zur Zeit fünf unterschiedlich hergestellte Geräte angeboten: Vier, die nach dem Gitterschattenverfahren arbeiten und eines mit dem Gitterprojektionsverfahren.

Letzteres wird von der Firma FUJI hergestellt und ist ohne Zweifel die derzeit technisch am besten ausgereifte Moiré-Kamera. Am Orthopädischen Krankenhaus Gersthof arbeiten wir seit vier Jahren mit einem vom Institut für Medizinische Physik der Veterinär-Medizinischen Universität in Wien hergestellten Gerät, das zwar nicht im Styling, ohne Zweifel aber in den technischen Möglichkeiten allen industriell angebotenen Apparaten überlegen ist.

Wir verwenden das von *Windischbauer* konstruierte „asymmetrische Gitter", wodurch wir eine Bestimmungsgenauigkeit auf 1 mm erhalten, und als einzige Arbeitsgruppe die Möglichkeit haben, zwischen „konvex" und „konkav" zu unterscheiden. Sind die üblichen Moiré-Figuren „schwarz-weiß", so zeigen unsere vier Grundschattierungen, deren Reihenfolge „Kameranähe oder -ferne" signalisiert.

Bei Verwendung sogenannter „Falschfarben" ist dies noch deutlicher zu erkennen. Die Moiré-Topographie ist dabei, Eingang in verschiedene medizinische Disziplinen zu finden, wird in der Veterinärmedizin verwendet und dürfte eine große Zukunft in der Bekleidungsindustrie haben, da zwei Fotoaufnahmen genügen, um ein unregelmäßig geformtes „Objekt" als „Schichtmodell" nachbauen zu können.

Wir aber müssen uns fragen: Was kann die M. C. (Moiré-Contourography), wie wir sie kurz nennen wollen, in der Orthopädie leisten und wo liegen ihre Grenzen?

Grundsätzlich kann man sagen, daß die Entwicklung der M. C. zwei Wege geht:

1. über das einfache Gerät zur Massensiebung, zum Screening und zur Frühdiagnose und
2. über etwas kompliziertere Geräte mit Computerauswertung zum Versuch, neue Informationen über Wirbelsäulenveränderungen zu erhalten und damit vielleicht doch einen Teil der Röntgenuntersuchungen überflüssig zu machen.

Die einfache Methode wurde in Schweden, den USA und insbesondere in Japan schon an Tausenden Probanden erprobt: Es wurden Schulreihenuntersuchungen durchgeführt, die im Durchschnitt 10mal soviele Skoliose-Verdachtsfälle ergaben wie die übliche Schuluntersuchung durch den Schularzt. Solche Fälle werden in Japan einem 2. Sieb, einer Röntgenuntersuchung mit Minimaldosis zugeführt, wobei gerade nur die WS-Konturen zu erkennen sind.

Für diese Aufgabe sind die angebotenen Geräte ausgezeichnet geeignet.

In Österreich sind wir bisher jedoch ganz bewußt den 2. Weg gegangen, um aus der M. C. eine wissenschaftliche Methode zu machen, d. h. Ergebnisse der Methode müssen von äußeren Umständen unabhängig und jederzeit wiederholbar sein.

Wir haben daher eine Reihe Gipstorsi verschiedener Körperformen hergestellt und hunderte Versuchsbilder in verschiedenen Drehstellungen angefertigt: Das erfreuliche Ergebnis ist, daß wir als erste Arbeitsgruppe von der Stellung des Patienten vor dem Moiré-Gitter unabhängig geworden sind.

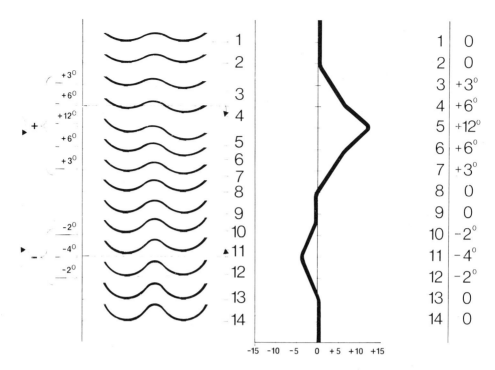

Abb. 1: Moiré-Contouro-Tomogramm mit 14 Konturschichten.

Im Gegensatz zu Meßmethoden bzw. Nomogrammen, wobei die Originalmoirélinien vermessen werden, die auf Drehungen des Objektes recht empfindlich reagieren, arbeiten wir mit „Schichtkonturen" und nennen diese Methode MCT, d. h. „Moiré-Contouro-Tomogramm".

Wir legen dabei immer genau 20 Schichten in gleichmäßigen Abständen durch den Rumpf des Patienten, die oberste durch die Vertebra prominens und die unterste durch die sogenannten „Popo-Punkte", von den Amerikanern „budock-points" genannt.

Durch die Messung der tangentialen Winkel dieser Konturschichten erhalten wir eine Kurve, die gewisse Ähnlichkeiten mit der verursachenden Skoliose hat (Abb. 1).

Derzeit beschäftigen wir uns mit der Analyse dieser Kurve, deren Krümmungen viel eher mit dem Grad der Rotation als mit dem *Cobb*schen Winkel zu korrelieren scheinen.

Ohne weiteren Forschungen in dieser Richtung vorgreifen zu wollen, kann man schon heute folgendes feststellen:

Die MCT verschafft uns Informationen über Formabweichungen der Wirbelsäule, die jederzeit wiederholbar und von Verdrehungen des Patienten praktisch nicht beeinflußbar sind.

Diese Informationen können solche, die wir aus Röntgenaufnahmen erhalten, derzeit nicht ersetzen! Sie lassen jedoch einen Schluß auf Veränderungen der Skoliose in Richtung zum Besseren oder zum Schlechteren zu.

So gesehen, ist die MCT imstande, uns nicht nur neue Informationen über Wirbelsäulenverkrümmungen zu liefern, sondern – ohne die absolute Notwendigkeit der Röntgenuntersuchung in Frage zu stellen – die Anzahl der Röntgenkontrollen vermindern zu helfen.

Ultraschalldiagnostik zur Verlaufskontrolle bei Skoliosen[*]

von R. Dorn, W. Küsswetter und Th. Stuhler

Die rasche Entwicklung der Ultraschalldiagnostik in vielen Bereichen der Medizin legt es nahe, die Einsatzmöglichkeit für Probleme des Bewegungsapparates kritisch zu prüfen.

Neben Untersuchungen kindlicher Hüftgelenke sowie ergänzenden Fragestellungen wurden an der Orthopädischen Klinik König-Ludwig-Haus die Möglichkeiten der Ultraschalldiagnostik im Bereich der Wirbelsäule getestet.

Schwerpunktmäßig wurden Kinder mit Skoliosen neben den routinemäßigen klinischen Kontrollen im Ultraschallfeld untersucht. Hierbei wurde insbesondere die Frage verfolgt, ob sich ein Teil der notwendigen Röntgenkontrollen durch die Ultraschalldiagnostik ersetzen läßt, um die Strahlenbelastung für Kinder zu reduzieren.

Die Untersuchungen erfolgten mit einem kombinierten Compound- und Realtime-Gerät (Typ Tomoson D. Siemens). Das Gerät ist mit einem Schallkopf von wahlweise 2,25-7,5 MHz Leistung ausgerüstet. Bei unseren Untersuchungen wurde das Compoundverfahren bevorzugt.

Die Kontrollen wurden vierfach modifiziert:

1. Das Kind wurde einmal im Liegen untersucht. Mit dem Ultraschallkopf wurde der Längsverlauf der Wirbelsäule abgetastet. In 2 cm -Rasterschritten wurde der Standort über den gekoppelten Führungsarm datenmäßig im Bildschirm festgelegt.

Die Untersuchung wird am liegendem Patienten in Bauchlage durchgeführt. Dabei erfolgt zunächst die exakte Ausrichtung der zu untersuchenden Wirbelsäule in der Weise, daß die Laufachse des Schallkopfes exakt der Geraden zwischen den Dornfortsätzen des 7. Hals- und 5. Lendenwirbelkörpers entspricht. Dies ist durch eine vom Führungsarm des Schallkopfes ausgehende Spaltlampe und der jeweils aktuell angezeigten Gradeinteilung auf dem Monitor problemlos durchzuführen. Der Beginn der Untersuchung erfolgt im Bereich des 5. Lendenwirbelkörpers, dessen tastbarer Dornfortsatz gleichzeitig als Neutralpunkt eingespeichert wird. Von hier aus erfolgen dann in kranialer Richtung weitere Schnitte im Abstand von jeweils 2 Zentimetern. Bei jedem Schnitt wird auf dem Bildschirm der getroffene Wirbelmittelpunkt lokalisiert und mit dem im Gerät eingespeicherten Neutralwirbel (LWK 5) verglichen und vom Monitor die Abweichung nach links oder rechts in Millimetern ausgedruckt. Dieser Wert wird in den Monitor eingetippt. Pro Patient wurden auf diese Art und Weise bis zu 21 solcher Schnitte gelegt. Die Gesamtdokumentation der Einzelwerte zeigt die am Schluß der Untersuchung angefertigte Polaroidaufnahme. Die Gesamtuntersuchung nimmt zirka 7 bis 8 Minuten in Anspruch (Abb.1).

2. Parallel dazu wurden die Querschnittsprofile registriert. Diese Anwendung erlaubt die zahlenmäßige Dokumentation der Thoraxtorsion sowie des Rippenbuckels.

3. Die dargelegten Modifikationen wurden in gleicher Weise im Stehen geprüft.

Seit September 1980 wurden 38 Patienten mit kindlichen Skoliosen klinisch und röntgenologisch sowie gleichzeitig sonographisch untersucht. Hierbei konnten die Patienten im Laufe der letzten Monate teilweise bis zu dreimal sonographisch kontrolliert werden. Der jüngste Patient war sechs, der älteste 20 Jahre alt. Es handelte sich um 33 idiopathische und 5 Mißbildungsskoliosen. Bei vier Patienten bestand ein Zustand nach *Harrington*-Spondylodese mit liegendem Metall.

[*] Mit Unterstützung der Stiftung Volkswagenwerk.

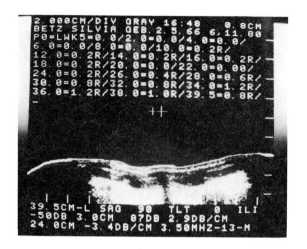

Abb. 1: Querschnittsprofil im oberen BWS-Bereich. Deutlich zu erkennen ist der Schallschatten des Wirbelkörpers. Oben im Bild die Dokumentation der Einzelwerte.

Für die Auswertung der verschiedenen Modifikationen ergibt sich folgendes:
Schwierigkeiten bereitete besonders bei jüngeren Kindern das ruhige Liegen während der Untersuchung. Bereits kleinere Rotationen um die Längsachse waren in der Lage, die Meßergebnisse zu verfälschen.
Versuche, die Sonographie im Stehen durchzuführen, wurden wegen der noch größeren Fehlermöglichkeit durch Bewegungen des Patienten wieder aufgegeben. Hierbei machte sich besonders die relativ lange Untersuchungsdauer von zirka 7 bis 8 Minuten bemerkbar.
Ein weiteres Problem bildet die exakte Differenzierung des Wirbelkörpers.
Der uns zur Zeit zur Verfügung stehende Schallkopf mit 3,5 MHz Leistung reicht zur genauen Bestimmung z. B. der Rotation oder der Dornfortsätze nicht aus. Zum anderen ergeben sich teilweise Unterschiede

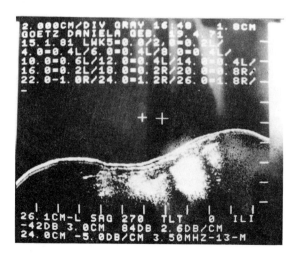

Abb. 2: 10jährige Patientin mit rechtskonvexer BWS-Skoliose und deutlicher Rippenbuckelbildung im mittleren BWS-Bereich.

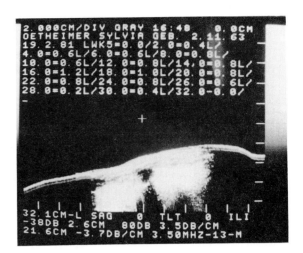

Abb. 3: 17jährige Patientin mit Rippenbuckelbildung bei rechtskonvexer BWS-Skoliose im oberen BWS-Abschnitt.

der Krümmungsradien bei der Ultraschalluntersuchung im Liegen, da das entsprechende Röntgenbild, wie allgemein üblich, im Stehen angefertigt wurde.

Insgesamt ließ sich zwar ein dem Röntgenbild paralleles Diagramm aus den Meßwerten ableiten, die Fehlerbreite erscheint jedoch aus den oben angesprochenen Gründen so groß, daß eine dem Röntgenbild vergleichbare Bestimmung der Krümmungswinkel nicht möglich ist. Dies wird besonders bei dem mehrfach kontrollierten Kollektiv deutlich, wo bei unverändertem Skoliosewinkel oft erhebliche Abweichungen der sonographischen Untersuchungen auftreten.

Wesentlich günstiger stellt sich die Situation bei Auswertung der gewonnenen Querschnittsprofile dar (Abb. 2/3). Hier läßt der eingeblendete Maßstab die genaue Vermessung des Rippenbuckels sowohl nach Lage wie auch nach Höhe zu. Damit bietet sich ein interessanter Aspekt im Rahmen der Verlaufskontrolle.

Zusammenfassend haben die Untersuchungen gezeigt, daß das Ultraschallverfahren als Echomethodik gegenwärtig als Routineverfahren keine Vorteile bietet. Die Gründe liegen neben dem relativen Zeitaufwand auch in der hohen Fehlerbreite.

Präziser als beim Moiré-Verfahren lassen sich die gewonnenen Querschnittsprofile zur Thoraxtorsion- und Rippenbuckelvermessung im Rahmen der Verlaufskontrolle heranziehen.

Wenn auch gegenwärtig nicht befriedigend, so zeigt die Ultraschalldiagnostik für die Zukunft prüfenswerte Wege, die in naher Zukunft mit Transmissionsultraschallverfahren möglicherweise einfacher und präziser zu verfolgen sein werden.

LITERATUR

Kramps, H. A.: Ultraschalldiagnostik am Bewegungsapparat. Ultraschalldiagnostik: 259. Hsg. v. A. Kratochwil und E. Reinold. Georg Thieme Verlag, Stuttgart 1977.

Lentschow, E.: Möglichkeiten der Ultraschalldiagnostik in der Orthopädie, Ultraschalldiagnostik: 256. Hsg. v. A. Kratochwil und E. Reinold, Georg Thieme Verlag, Stuttgart 1977.

Ramach, W., A. Kratochwil: Die Ultraschalldiagnostik in der Orthopädie. Ultraschalldiagnostik: 252. Hsg. v. A. Kratochwil und E. Reinold, Georg Thieme Verlag, Stuttgart 1977.

Zweymüller, K., A. Kratochwil: Ultraschalldiagnostik bei Knochen und Weichteiltumoren. Wr. Klin. Wschr. 87 (1975) 397.

Prognostische Bewertung der Wirbelrotation leichter idiopathischer Skoliosen

von A. Ponte

Als im Wachstumsalter fortschreitende oder progrediente Skoliosen werden üblicherweise jene angesehen, die eine sogenannte Strukturierung der Krümmungen, das heißt eine Torsion der Wirbelkörper zur Konvexität und eine keilförmige Verformung aufweisen. Auch die Unmöglichkeit einer gewollten, vollständigen Korrektur der Krümmung und ihre Beibehaltung in der aufrechten Stellung ist kennzeichnend für eine strukturelle Skoliose. Alle diese Anzeichen treten gewöhnlicherweise nicht gleichzeitig, sondern aufeinanderfolgend in verschiedenen Zeitabschnitten auf.

Im Gegensatz zu den Ansichten der Vergangenheit hat man in den letzten Jahren, besonders durch die Resultate der systematischen Schuluntersuchungen erkannt, daß bei weitem nicht alle strukturellen Kurven während des Pubertäts-Wachstumsschubes fortschreiten. Diese Tatsache macht die Voraussage der Progredienz bei leichten strukturellen Kurven schwieriger. Die frühzeitige Erkennung einer progredienten Skoliose wurde daher ein Hauptproblem für Skoliosespezialisten.

Auf der Suche nach einem frühzeitigen Zeichen der Progredienz wurde unsere Aufmerksamkeit auf das ständig als erstes Anzeichen der Strukturierung, nämlich die Wirbelrotation, gelenkt. Diese Rotation kann entweder fixiert oder reversibel sein. Das Verhalten der Wirbelrotation wurde immer schon röntgenologisch bewertet, entweder durch Aufnahmen in Seitneigung (die sogenannten Bending Films) oder durch Extensionaufnahmen, oder durch Vergleich von Röntgenbildern in stehender oder liegender Stellung.

Seit mehreren Jahren bevorzugen wir, besonders bei leichten Krümmungen, die klinische Bewertung der Rotation und haben begonnen, das Verhalten der Rippenbuckel und Lendenwülste in der nach vorne gebeugten Stellung, im Vergleich zur aufrecht stehenden Stellung zu beobachten.

Einige Rippenbuckel und Lendenwülste, die bei aufrechter Haltung sichtbar sind, vergrößern sich beim Vorwärtsbeugen, andere werden kleiner oder verschwinden, je nach dem Vorhandensein einer fixen oder reversiblen Rotation. Indem man Buckel und Lendenwulst bei Vorbeugung mißt, mißt man ja den Grad der fixen Rotation, welche in dieser besonderen Stellung vorhanden ist.

Die Ergebnisse unserer Beobachtungen haben bewiesen, daß strukturelle Skoliosen einen gewissen Grad fixer Rotation bei Vorwärtsbeugung bzw. klinisch einen Buckel gewisser Größe benötigen, um fortschreitend zu sein; andernfalls werden die Kurven auch während des pubertären Wachstumsschubes trotz aller Anzeichen von Strukturalisierung im Röntgenbild und trotz eines Buckels in aufrechter Haltung nicht schlechter werden.

Außer strukturellen fortschreitenden Skoliosen gibt es auch strukturelle nicht fortschreitende Skoliosen.

Vom Grad der fixen Rotation bei gebeugtem Rumpf, das heißt von der Höhe des Buckels in dieser besonderen Stellung, ist es nach unserer Erfahrung möglich vorauszusagen, welche strukturellen Krümmungen während der Pubertät fortschreiten werden und welche nicht.

Aufgrund unserer Beobachtungen an über 5000 Patienten mit minimalen Skoliosen in den letzten sechs Jahren versuchten wir, den Grad fixer Wirbelrotation quantitativ zu bestimmen, mit anderen Worten, eine Grenze maximaler Rippenbuckel oder Lendenwulsthöhe zu setzen, um vorauszusagen,

welche Krümmungen in der Pubertät sicherlich fortschreitend sind und daher eine entsprechende Behandlung benötigen.
Diese Grenzen für Rippenbuckel sind, plus und minus 1 Millimeter, folgende:

11 mm für einzelne Dorsalkrümmungen
10 mm für einzelne Dorsolumbalkrümmungen
 9 mm für einzelne Lumbalkrümmungen
 8 mm für doppelte Dorsolumbalkrümmungen sowie für doppelte Dorsalkrümmungen und einzelne hohe Dorsalkrümmungen.

Skoliosen über diese Grenzen sind im Pubertätsalter fortschreitend, einerlei welche Größe der Krümmungswinkel am Röntgenbild haben möge. Wir glauben auch, daß diese Werte eine Grenze für wahrnehmbare Verschlechterungen ab dem 30. Lebensjahr darstellen könnten.

Ein 11 mm hoher Rippenbuckel bei einer einzelnen Dorsalkrümmung von nur 20 Graden muß daher im Pubertätsalter zu sofortigen Behandlungsmaßnahmen führen, während eine 30gradige einzelne Dorsalkrümmung mit einem 8 mm Buckel nur Kontrollen benötigt. In besonderen Fällen mit äußerst langer oder äußerst kurzer Krümmung oder bei dicken Patienten können diese Grenzen etwas variieren.

Wir fanden keine Beziehung zwischen dem klinischen Verhalten der Rotation beim Vorwärtsbeugen und dem auf seitlichen Beugungsaufnahmen.

Es soll kurz bemerkt werden, daß nicht alle Rippenbuckel unbedingt auf eine Skoliose hindeuten, da auch Brustkorbdeformitäten einen Skoliosebuckel vortäuschen können. Periodische und genaue Messungen der Buckel sind nach unserer Erfahrung von unbedingter Notwendigkeit und grundlegender Wichtigkeit bei leichten Skoliosen, da man hierdurch mehr Erkenntnisse als vom Röntgenbilde gewinnen kann und außerdem die für Jugendliche besonders schädliche Strahlenbelastung erheblich vermindert.

Die Messung erfolgt mit Wasserwaage, ist einfach und soll von beiden Seiten ausgeführt werden, natürlich nach Ausgleichung eventueller Längenunterschiede der Beine. Wir gebrauchen zwei Meßmethoden: Die der direkten Messung am genau entgegengesetzten Punkt des Apex des Buckels (oder des Lendenwulstes) und die der indirekten Messung, wofür der Neigungswinkel der Wasserwaage und die Distanz zwischen Dornfortsatz und Buckelgipfel abgelesen wird. Die Buckelhöhe wird dann durch eine einfache Formel errechnet.

Wir haben in letzter Zeit zunehmend „überbehandelte" Patienten gesehen, denen für eine röntgenologisch strukturelle Skoliose mit aber klinisch reversibler Rotation, daher nach unserer Erfahrung nicht fortschreitend, ein Mieder verschrieben wurde.

Diese Fälle erklären die sogenannten Erfolge der Heilgymnastik bei als fortschreitend beurteilten Skoliosen.

Zur Problematik der neurogenen Skoliose beim CP-Kind — Ätiologie, Prävention und Therapie*.

von A. Murri und O. Fleiß

Nach *Beals* (1973) dürfte die Skoliosehäufigkeit in der Normalpopulation etwa bei 2 bis 4% der Bevölkerung liegen. Aufgrund von Untersuchungen mehrerer Autoren, wie *MacEwen* (1968), *Robson* (1968), *Samilson* (1969), *Balmer* und *MacEwen* (1970) kann dagegen bei CP-Patienten ein deutlich vermehrtes Vorkommen von Skoliosen festgestellt werden.
Bechard und *Samilson* (1968) untersuchten 906 vorwiegend erwachsene Patienten mit zerebralen Bewegungsstörungen auf Skoliosen. Sie unterteilten dabei dieses Krankengut auf geh- und nicht gehfähige Patienten. 7% der 310 gehfähigen Patienten wiesen eine wesentliche seitliche Verkrümmung der WS auf, bei den übrigen 596 Patienten, die an den Rollstuhl oder an das Bett gebunden waren, war dies bei 35% der Fall.
Dieses vermehrte Vorkommen von Skoliosen bei zerebral bewegungsgestörten Patienten weist zweifellos auf ein entscheidendes Problem im Rahmen der Rehabilitationsbehandlung solcher Patienten hin, welches, wie *Samilson* immer wieder betont, gern zugunsten der Behandlung der oberen und unteren Extremitäten vernachlässigt wurde.
Die Störung der reziproken Innervation, das längere Fortbestehen des Galant-Reflexes bzw. des asymmetrischen tonischen Nakkenreflexes, verbunden mit einer vorwie-

* Die biomechanischen Ganganalysen werden vom Fonds zur Förderung der wissenschaftlichen Forschung unterstützt.

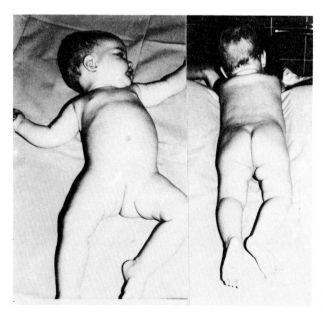

Abb. 1: Neun Monate altes Mädchen mit ausgeprägter Skoliose.

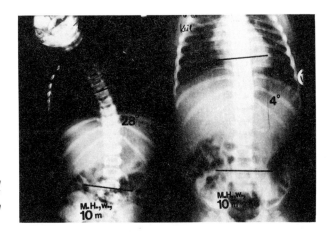

Abb. 2: Röntgenaufnahmen des Mädchens von Abb. 1 zeigen das gute Ansprechen auf Bobath-Therapie.

gend einseitigen Kopfdrehung, sind die Hauptursachen skoliotischer Fehlhaltungen im Säuglings- bzw. im Kleinkindesalter.

Fall 1:
Bei diesem 9 Monate alten weiblichen Kind besteht eine rechtsbetonte Quadroplegie. Es ist bereits zu einer deutlich ausgeprägten skoliotischen Fehlhaltung gekommen, die durch das Persistieren eines asymmetrischen tonischen Nackenreflexes weiter unterhalten wird.

Durch entsprechende therapeutische Maßnahmen im Zuge der *Bobath*-Therapie, wobei unter anderem das Kind auf Keilpolster gelagert wird, kann diese bestehende Asymmetrie mit der konsekutiv auftretenden skoliotischen Fehlhaltung erfolgreich gebessert werden (Abb. 1 und 2).

Die Asymmetrie spielt überhaupt in der Entstehung von Fehlstellungen am Stütz- und Bewegungsapparat bei zerebral bewegungsgestörten Patienten eine entscheidende Rolle.

Dies gilt natürlich auch für die Entstehung einer skoliotischen Fehlhaltung, die sich dann im Zuge des weiteren Wachstums zu einer Skoliose entwickeln kann.

Fall 2:
Bei diesem 12jährigen Mädchen besteht eine rechtsseitige Hemiparese. Die Asymmetrie ist so stark ausgeprägt, daß allein durch das pathologische Bewegungsmuster der rechten oberen Extremität es zu einer skoliotischen Fehlhaltung im thorakalen Bereich von 20 Grad gekommen ist. Die Beinlänge ist gleich lang. Im Zuge der *Bobath*-Therapie kann die skoliotische Fehlhaltung auf nur 3 Grad gebessert werden.

Auch die tägliche Handhabung zerebral bewegungsgestörter Patienten entweder durch die Eltern oder durch andere Pflegepersonen sollte darauf gerichtet werden, daß die Entstehung pathologischer Reflexaktivitäten weitgehend vermieden werden kann.

Nicht gehfähige Patienten sind für die Entstehung einer skoliotischen Fehlhaltung besonders gefährdet. Es fehlen hier die Gleichgewichtsreaktionen, die überhaupt ein Gehen ermöglichen. Bei falscher Sitzweise, falscher Lagerung, fehlender Behandlung kommt es zum Persistieren der tonischen Nacken- sowie der tonischen Labyrinth-Reflexe und der damit verbundenen pathologischen Bewegungsmuster.

Bei Mißachtung solcher grundsätzlicher therapeutischer Maßnahmen kommt es unweigerlich zur Verschlechterung der Situation, bis echte Skoliosen entstehen, die unter anderem sogar ein richtiges Sitzen verhindern können.

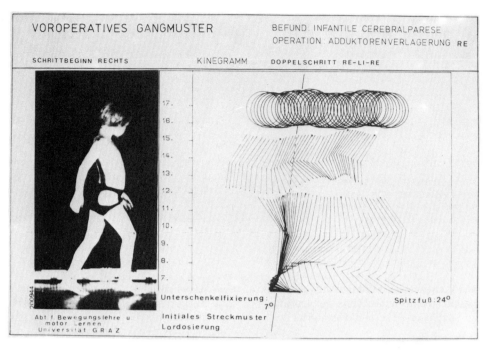

Abb. 3: Präoperatives Gangmuster eines 10jährigen Spastikers

Asymmetrien im Hüftgelenksbereich müssen ebenfalls vermieden werden (*Baumann*, 1970). Nicht nur die einseitige Hüftgelenksluxation, sondern auch eine stark ausgeprägte Seitenbetonung der Zerebralparese führen zur skoliotischen Fehlhaltung, später zur Skoliose.

Fall 3:
Es handelt sich bei diesem 10jährigen, männlichen Patienten um eine stark ausgeprägte rechts betonte spastische Diplegie, wobei im Alter von neun Jahren eine Adduktorenverlagerung nach *Donovan* und *Stephenson* rechts durchgeführt wurde. Zur besseren Objektivierung der Operationsergebnisse führten wir bei dem Patienten eine biomechanische Ganganalyse durch. Dabei wird der Gang des Kindes prä- und postoperativ von der Seite, von vorn und von hinten registriert, um genaue Aussagen über die Auswirkung des operativen Eingriffes auf die Statomotorik machen zu können. Es wird dabei in diesem Fall lediglich die Auswertung der Adduktorenverlagerung auf die Wirbelsäule besprochen.

Die Abb. 3 und 4 zeigen das prä- und postoperative Gangmuster mit Fotos vom Schrittbeginn rechts und dem gesamten Doppelschritt in Form von Kinegrammen (Strichmännchen). Das Charakteristische des präoperativen Gangmusters ist die rasch einsetzende positive Stützreaktion als Folge des stark ausgeprägten pathologischen Bewegungsmusters. Es erfolgt also eine sehr rasche Kniestreckung. Dieser Streckimpuls führt fast senkrecht nach oben (7 Grad) und bewirkt eine starke Lordosierung und damit eine sehr starke Wirbelsäulenbelastung im lumbalen Bereich.

Postoperativ erfolgt die positive Stützreaktion bedeutend später, die Fixierung des Kniegelenkes (positive Stützreaktion) erfolgt erst bei 25 Grad. Entsprechend geringer ist der Streckimpuls auf die Wirbelsäule, entsprechend geringer die Lordosierung. Die Auswertung des Gangmusters von hinten zeigt dagegen keine so günstige Auswirkung der Adduktorenverlagerung in bezug auf die präoperativ vorhandene skoliotische Fehlhaltung. Abb. 5 zeigt die Wirbelsäulenbewegungen in mehreren Phasen eines Doppelschrittes. Links der präoperative Zustand, in der Mitte der unveränderte postoperative Zustand, rechts die symmetrische laterale WS-Bewegung bei einem nicht bewegungsbehinderten Kind.

Die Asymmetrie der rechten Körperseite war so stark ausgeprägt, daß trotz der operativ durchgeführten Besserung des gestörten neuromuskulären Gleichgewichtes – welche unter anderem auch durch die Besserung der WS-Lordose genau objektivierbar ist – und trotz einer optimalen physikotherapeutischen Nachbehandlung, ein Jahr nach der Operation noch keine Besserung der skoliotischen Fehlhaltung weder in der statischen noch in der dynamischen Phase erzielt werden konnte. Weitere biomechanische Ganguntersuchungen sind geplant. Darüber wird zu gegebenem Zeitpunkt berichtet werden.

Erst nach Ausschöpfung sämtlicher konservativer therapeutischer Maßnahmen sollte unserer Meinung nach bei CP-Patienten bei progredienter Skoliose eine Spondylodese durchgeführt werden. Bei der Erstellung der operativen Indikation sollte dabei die geistige Situation des CP-Patienten unbedingt berücksichtigt werden.

Aus der Literatur wissen wir, daß verschiedene Autoren mit dieser operativen Behandlung bei CP-Patienten eher zurückhaltend sind. So berichten *Merki* (1973), *Baumann* (1970) und *Bauer* (1979) über je einen Fall einer operativ behandelten Skoliose bei CP-Patienten. Berichte über größere Zahlen von operierten Skoliosen bei CP-Patienten stammen dagegen eher von anglo-amerikanischen Autoren. *MacEwen* (1972) berich-

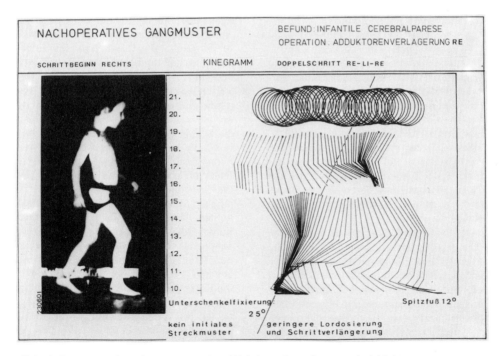

Abb. 4: *Postoperatives Gangmuster des 10jährigen Spastikers nach Adduktorenverlängerung.*

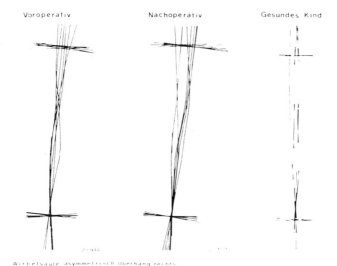

Abb. 5: Laterale Wirbelsäulenbewegung.

tete über 16 Fälle, die nach der Methode von *Harrington* operiert wurden. *Akbarnia* und Mitarbeiter (1976) berichteten über 34 CP-Patienten, welche in einem Zeitraum von 14 Jahren operiert wurden. Die Behandlung erfolgte bei allen Patienten mit einer dorsalen Wirbelfusion, bei 31 Patienten mit *Harrington*-Instrumentarium. Bei zehn Patienten wurde zusätzlich zur hinteren Fusion eine Operation nach *Dwyer* durchgeführt.

Interessant sind in diesem Zusammenhang die Ergebnisse: Bei 28 Patienten blieb der funktionelle Zustand unverändert, bei fünf Patienten wurde eine Verbesserung erzielt und bei einem Patienten trat eine Verschlechterung ein.

Im LSKH Stolzalpe wurde in den letzten Jahren bei einem Krankengut von fast 1000 zerebral bewegungsgesstörten Patienten lediglich eine 18jährige Patientin mit einer progredienten Skoliose bei bestehender spastischer Hemiparese und Mikrozephalie bei gleichzeitiger geistiger Retardierung eine Operation nach *Harrington* durchgeführt.

Der therapeutische Erfolg ist bis zum heutigen Tage, drei Jahre nach der Operation, weiter als zufriedenstellend zu bezeichnen. Ansonsten sind wir mit *Baumann* einer Meinung, daß die beste Therapie von skoliotischen Fehlhaltungen bei zerebral bewegungsgestörten Patienten die früh begonnene, regelmäßige und zielführende entwicklungsneurologische Behandlung ist. So wie bei jeder neuroorthopädischen Handlung im Rahmen der Rehabilitationsbehandlung zerebral bewegungsgestörter Patienten sollten wir das Gesamtbild des Patienten und nicht die isolierte Fehlstellung am Stütz- und Bewegungsapparat beachten. Durch Beachtung entwicklungsneurologischer Prinzipien durch das gesamte Rehabilitationsteam bei gleichzeitiger Berücksichtigung der geistigen Situation des Patienten stellen sich unweigerlich therapeutische Erfolge ein, die gerade bei der skoliotischen Fehlhaltung des CP-Patienten zum größten Teil auf konservativem Weg erzielt werden können.

Plasmasteroidhormone bei idiopathischen Skoliosen

von P. Edelmann, D. Gupta und D. Frerichs

Die charakteristische Progredienz idiopathischer Skoliosen in der Adoleszenz ließ schon seit Jahrzehnten den Verdacht aufkommen, daß möglicherweise auch die hormonellen Umstellungen des Jugendlichen als Teilursache der Progredienz idiopathischer Skoliosen anzusprechen sind. Nachdem in Voruntersuchungen die Bestimmung der Plasmasteroidhormone auf die Androgene Testosteron, Dihydrotestosteron und Dehydroepiandrosteron eingegrenzt worden war, haben wir nun in einer gemischten Längsschnittstudie über einen Zeitraum von fünf Jahren hinweg an 30 Patienten die Entwicklung der Skoliose beobachtet und parallel dazu aus den Serumproben die Steroide bestimmt.

Das Patientenalter lag zwischen 8¾ und 19¾ Jahren. Die Beobachtung erstreckte sich über einen Zeitraum von drei bis fünf Jahren. Es wurden 26 Mädchen und nur vier Jungen untersucht. Die Testreihe bei den männlichen Probanden blieb deshalb unvollständig.

Die bestimmten Werte der Plasmasteroidhormone wurden verglichen mit den Normwerten der Plasmasteroidhormone der sechs Geschlechtsreifestadien nach *Tanner*.

Testosteron und Dihydrotestosteron wurden mit dem Radioimmunoassay nach der Methode von *Gupta* bestimmt. Für die Messung des Dehydroepiandrosterons wurde die Gaschromatographie angewandt.

Es wurden Standardkurven für Testosteron und Dihydrotestosteron aufgestellt. Zur Errechnung der Verluste, die während der Extraktion und Säulenchromatographie auftreten, wurde die prozentuale Wiederfindung bestimmt. Die Leerwerte beim Radioimmunoassay wurden festgestellt und als unspezifischer Faktor vom Probenwert subtrahiert. Die Empfindlichkeit der Methode wurde mit Hilfe des unspezifischen Leerwertes geprüft. Dabei zeigte sich, daß die angewandte Methode keine systematischen Fehler beinhaltet, und daß man in getrennten Messungen zu reproduzierbaren Werten kommt.

Auch für das DHA wurde die mittlere prozentuale Wiederfindung bestimmt. Die Prüfung der Empfindlichkeit zeigte, daß mit der angewandten Methode kleinere Mengen als ein Nanogramm DHA in 100 ml Serum bestimmt werden können. Bei der Verwendung von reinem DHA, das dem Standardplasma hinzugeführt wird, läßt sich eine Menge von 10 Nanogramm DHA pro ml bestimmen und mit Sicherheit von Null unterscheiden. Dieses ist die kleinste Menge von DHA, die anhand dieser Methode noch gemessen werden konnte.

Um Aufschluß über die reproduzierbare Genauigkeit innerhalb einer Stichprobenreihe zu bekommen, wurden zehn Proben eines Standardplasmas in einem Arbeitsgang untersucht. Es ergab sich ein Variationskoeffizient von 12,3%. Dieser Wert wurde aus sieben Proben gewonnen, die auf mehrere Tage verteilt innerhalb verschiedener Stichprobenserien dem Arbeitsgang unterworfen wurden.

Die Spezifität der Bestimmungsmethode wurde für alle drei Hormone geprüft und erwartungsgemäß bestätigt.

Die Ergebnisse der Testosteronuntersuchungen sehen Sie in Abb. 1. Zum Vergleich wurden die Normwerte für Testosteron aus einer Arbeit von *Raaf* und Mitarbeitern herangezogen. Es zeigt sich, daß unsere Untersuchungsergebnisse und die Normalwerte nicht voneinander abweichen. In der Abb. 2 sehen Sie die Ergebnisse der Dihydrotestosteronbestimmungen. Auch

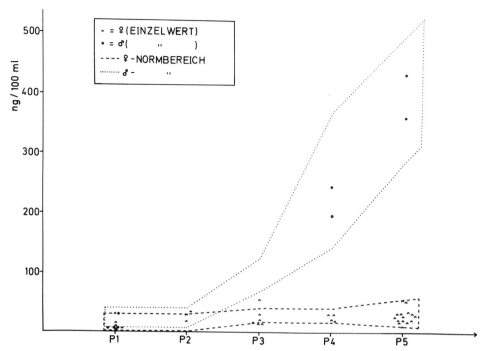

Abb. 1: Ergebnisse der Testosteronuntersuchungen.

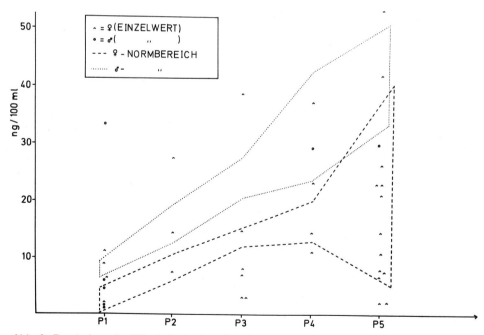

Abb. 2: Ergebnisse der Dihydrotestosteronbestimmungen.

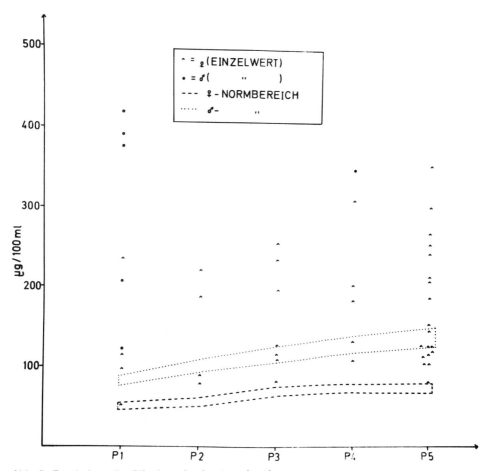

Abb. 3: Ergebnisse der Dihydroepiandrosteronbestimmungen.

hier haben wir wieder die Normalwerte aus der Arbeit von *Raaf* und Mitarbeitern übernommen. Diese Normalwerte wurden mittels gleicher Methode im selben Labor aus einer Gruppe von 78 Kindern bestimmt.

Abb. 3 zeigt nun die Ergebnisse der Dehydroepiandrosteronbestimmungen. Die zum Vergleich herangezogenen Normalwerte wurden in einer Longitudinalstudie mittels identischer Methode von *Gupta* erarbeitet. Die Werte stimmen mit den von *Drucker* 1972 gefundenen Plasmakonzentrationen gut überein. Es zeigt sich, daß die in unserer Studie gefundenen DHA-Werte deutlich gegenüber den Normalwerten erhöht sind.

Von diesen Meßergebnissen wurde nun eine Varianzanalyse durchgeführt. Der *Bartlett*-Test ergab, daß die Gruppierungen alle normal verteilt waren. Unter dieser Voraussetzung konnten die Meßgruppen mittels *Welch*-Test verglichen und die Signifikanz der Unterschiede festgestellt werden.

Wie in unserem früheren Bericht kam dem Testosteron und dem Dihydrotestosteron keine wesentliche Bedeutung bei unseren

Skoliosepatienten zu. Das sehr vielgestaltige Nebennierenandrogen Dehydroepiandrosteron jedoch war bei den meisten Testpersonen verglichen mit Kontrollwerten gleicher Tannerstadien stark erhöht, auch wenn zu unserem Erstaunen keine statistische Signifikanz erreicht wurde.

Wir sind noch zu keiner endgültigen Bewertung der Ergebnisse gekommen, zumal sich in letzter Zeit der Eindruck verstärkt hat, daß DHA eher einen Einfluß auf das Knochenwachstum hat und weniger auf die Knochenreifung. Dieses ist möglicherweise ein interessanter Gesichtspunkt, der weitere Langzeitstudien erforderlich macht.

LITERATUR

Duval-Beaupère, G., J. Dubousset, P. Queneau, A. Grossiord: Pour une Théorie Unique de l'évolution des Scolioses. La Presse Médicale 78, 1970, 1141-1146.

Duval-Beaupère, G.: Evolutivité scoliotique et androgènes surrénaux. Annales de Médicine Physique 16, 1973, 33-47.

Duval-Beaupère, G., N. Lignac: Modification de la morphologie vertèbrale chez 26 enfants porteurs d'une pilosité pubienne précoge isolée. Ann. Radiol. 18, 1975, 579-585.

Duval-Beaupère G., G. Soulignac: Premature pubarche and the growth of the trunk in paralysed children. Annals of Human Biology 2, 1975, 69-80.

Rappaport, R., M. G. Forest, F. Bayard, G. Duval-Beaupère, R. M. Blizzard, C. J. Migeon: Plasma Androgens und LH in Scoliosis Patients with Premature Pubarche. J. Clin. Endocrinol Metab 38, 1974, 401-406.

Stoffwechseluntersuchungen bei idiopathischen Skoliosen*

von Ch. Wolner, H. Neugebauer und M. Popp

Die Ätiologie der idiopathischen Skoliose ist nach wie vor ungeklärt. Zwar gibt es zahlreiche Theorien über mechanische oder biochemische Faktoren, die zu einer Skoliose führen sollen, doch keine dieser Hypothesen konnte bis jetzt bewiesen werden.
In letzter Zeit tritt immer mehr die Frage von Stoffwechselstörungen in den Vordergrund des Interesses. Dabei sind gewisse Hinweise darauf gerichtet, daß es im Rahmen der Skoliose einerseits zu Störungen des Bindegewebsstoffwechsels mit Vermehrung der Hydroxyprolinausscheidung kommt, andererseits liegen Hinweise auf Störungen im Chondroitin-Schwefelsäure-Stoffwechsel vor.
Wir haben daher bei Patienten mit idiopathischer Skoliose verschiedener Schweregrade und Altersstufen 69 Stoffwechsel-Parameter geprüft, in der Hoffnung, einen Anknüpfungspunkt für weitere gezielte Untersuchungen zu gewinnen.
Für die Untersuchung wurden 73 Kinder mit idiopathischer Skoliose herangezogen, 7 Buben und 66 Mädchen mit einem Durchschnittsalter von 13½ a. 9 Kinder waren unter 11 a, 13 zwischen 11 und 13 a und 51 über 13 a.
Der Skoliosewinkel nach *Cobb* betrug bei unseren Patienten im Durchschnitt 22,9°. Bei 32 Patienten war der Winkel unter 25°, bei 41 darüber. Bei 17 Kindern war im Jahr der Untersuchung eine Progredienz der Skoliose bekannt.
Als Kontrollgruppe dienten 48 dem Grunde nach gesunde Kinder der Chirurgischen Abteilung des Mautner Markhofschen Kinderspitals, die auf eine geplante Operation,

z. B. Inguinalhernie oder chronische Appendizitis, warteten.
Tab. I: zeigt die Art und die Anzahl der Untersuchungen.
Die Ergebnisse sind in Tab. II und Tab. III zusammengefaßt.
Bei der Bestimmung der Aminosäuren im Serum zeigt sich eine Verminderung des Zystins und Vermehrung des Methionins.
Bei der Bestimmung der Ausscheidung von 25 Aminosäuren im Harn zeigte lediglich das Zystin bei den Skoliosepatienten eine Erhöhung gegenüber der Kontrollgruppe, wobei besonders die progredienten Skoliosen die höchsten Werte aufwiesen (Tab. IV).
Die übrigen Aminosäuren, insbesondere das im Serum erhöhte Methionin sowie das Hydroxyprolin zeigten gegenüber der Kontrollgruppe keine signifikante Erhöhung der Ausscheidung.
Was die Chemogramme betrifft, so konnte bisher nur eine Erniedrigung des Phosphor-Spiegels, jedoch ohne Signifikanz, gefunden werden.
Es konnte somit bei der ersten Auswertung unserer Ergebnisse als bemerkenswertestes Resultat eine Verminderung des Serumspiegels und Erhöhung der Ausscheidung im Harn der schwefelhaltigen Aminosäure Zystin gefunden werden. Dies könnte

Tab. I: Art und Anzahl der Untersuchungen.

Pat.		Analysen
41	Aminosäuren im Serum	je 13
44	Hydroxyprolin im Serum	je 1
52	Aminosäuren im Harn	je 25
32	Aminosäuren im hydrolysierten Harn	je 8
75	Chemogramme	je 22
S		3783

---

* Diese Arbeit wurde durch den Jubiläumsfonds der Nationalbank unterstützt und damit ermöglicht.

Tab. II: Überblick über die Aminosäuren im Serum im Abhängigkeit zum Alter.

	6 Kinder 7 - 11 a		9 Kinder 11 - 13 a		27 Kinder über 13 a		Standard 10 - 15 a	
	mittel	S	mittel	S	mittel	S	mittel	S
Asparagin	33	13	35	8	28	9	46	7
Threonin und Serin	402	29	437	100	390	74	304	74
Glutaminsäure	112	16	140	37	109	39	214	71
Prolin	143	52	126	36	150	47	217	91
Glycin	299	41	287	60	256	50	269	49
Alanin	368	108	398	95	407	119	415	99
Zystin	39	9	33	9	42	18	87	14
Valin	216	53	187	47	226	62	218	41
Methionin	40	12	50	9	48	12	18	6
Isoleucin	72	10	76	27	75	19	50	11
Leucin	131	20	152	42	137	29	105	20
Thyrosin	64	9	66	14	64	14	67	17
Phenylalanin	59	13	72	25	67	16	47	12

Tab. III: Aminosäuren im Serum in Abhängigkeit vom Skoliosegrad.

	21 Kinder Skoliosewinkel bis 25°		21 Kinder Skoliosewinkel über 25°		12 Kinder Progrediente Skoliose			
	mittel	S	mittel	S	mittel	S	mittel	S
Asparagin	30	9	33	13	29	8	46	7
Threonin und Serin	382	60	428	85	403	93	304	74
Glutaminsäure	111	34	121	42	121	47	214	71
Prolin	140	50	145	45	134	44	217	91
Glycin	210	52	267	45	264	57	269	49
Alanin	388	86	418	122	390	102	415	99
Zystin	36	14	44	16	41	18	87	14
Valin	225	64	212	50	206	37	218	41
Methionin	47	16	44	10	49	10	18	6
Isoleucin	68	16	82	21	75	22	50	11
Leucin	133	31	144	31	142	31	105	20
Thyrosin	65	12	64	16	62	13	67	17
Phenylanin	62	13	71	22	67	21	47	12

Tab. IV: Zystinausscheidung im Harn.
11 Mol/die

-11 a	: x̄ 66	S 27
11-13 a	: x̄ 70	S 25
über 13 a	: x̄ 84	S 43
bis 25°	x̄ 71	S 23
über 25°	x̄ 86	S 40
progrediente Skoliose	x̄ 92	S 42
Kontrollgruppe		
8-11 a	x̄ 40	S 20
11-13 a	x̄ 41	S 27
über 13 a	x̄ 34	S 12

als Hinweis auf einen gestörten „Schwefelstoffwechsel" bei der Skoliose ausgelegt werden, umso mehr, als frühere Arbeiten über den Lathyrismus bereits in die gleiche Richtung gewiesen haben. Über eine allerdings noch nicht nachgewiesene Störung des „sulfating factors" wäre via Somatrotropin (HGH) eine Beeinflussung des enchondralen Knochenwachstums denkbar.

Ob es möglich sein wird, weitere Schlüsse zu ziehen, kann erst nach gezielter Überprüfung unserer bisherigen Resultate und Beendigung unserer Untersuchung gesagt werden.

Die Spurenelemente Kupfer, Mangan und Zink bei der idiopathischen Skoliose

von K. Milachowski und K. A. Matzen

Etwa 70% aller Skoliosen sind unbekannter Genese; man bezeichnet sie als idiopathische Skoliosen. Zunehmende Fortschritte der Biochemie und die Analyse großer Teile des Kollagenmetabolismus konnten einige der bisher als „idiopathisch" geltenden Skoliosen als eigenständige Krankheitsbilder definieren. Es handelt sich zumeist um genetisch bedingte Enzymdefekte (z. B. *Ehlers-Danlos*-Syndrom). Einige dieser Enzyme sind spurenelementhaltige Metalloenzyme. So ist die Lysin-Oxidase ein Kupfer-II-Metalloenzym. Sie ist erforderlich zur kovalenten Quervernetzung der Peptidketten im kollagenem und elastischem Bindegewebe. Ebenso wie Kupfer ist auch das Spurenelement Mangan für den Knorpel- und Bindegewebsstoffwechsel essentiell. So werden für die Ankoppelung von Kohlehydraten an die Peptidketten des Prokollagens zwei Mangan-Metalloenzyme benötigt. Zink ist für den Proteinstoffwechsel unentbehrlich, es sind inzwischen über 70 Zinkmetalloenzyme bekannt (alkalische Phosphatase, DNA-Polymerase, etc.). In einer ersten Analyse wird der Spurenelementgehalt der Wirbelsäule von zehn Patienten mit idiopathischer Skoliose anläßlich der dorsalen Fusionsoperation mit dem *Harrington*-Instrumentarium mittels Atomabsorptionsspektrophotometrie bestimmt. Es wurden jeweils die Dornfortsätze aus dem fusionierten Abschnitt der Brust- und Lendenwirbelsäule analysiert, als Vergleichskollektiv dienten die Dornfortsätze der BWS und LWS von zehn normalen Wirbelsäulen. Das Alter der Skoliosepatienten betrug 14,7 ± 1,6 J., es handelte sich um zwei Jungen und acht Mädchen. Das Alter der normalen sieben männlichen und drei weiblichen Wirbelsäulen lag bei 30,3 ± 9,6 J. Abb. 1 zeigt die Kupferkonzentration der Wirbelsäule bei den einzelnen Skoliosepatienten im Vergleich zu den normalen Werten. Im Normalkollektiv findet sich eine Cu-Konz. von 3,15 mg/kg TG (zwischen 1,77 und 4,91 mg/kg TG.) Bei den Skoliosepatienten finden sich extreme Schwankungen des Kupfers zwischen 1,35 und 13,91 mg/kg TG. Der t-Test zeigt keine statistisch signifikanten Unterschiede. Abb. 2 zeigt die Mangankonzentration im Vergleich zu den Normalwerten. In den Dornfortsätzen der Kontrollgruppe beträgt die mittlere Mn-Konz. 1,48 mg/kg TG (zwischen 0,90 und 2,61 mg/kg TG). Die Skoliosepatienten zeigen eine Mn-

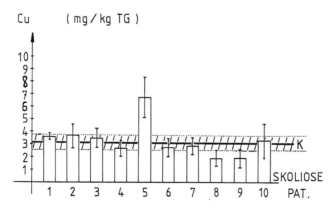

Abb. 1: Cu-Konz. in der WS der Skoliosepatienten im Vergleich zum Normalkollektiv (K).

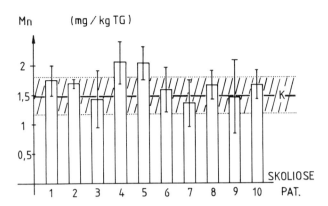

Abb. 2: Mn-Konz. in der WS der Skoliosepatienten im Vergleich zum Normalkollektiv (K).

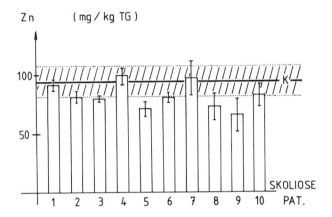

Abb. 3: Zn-Konz. in der WS der Skoliosepatienten im Vergleich zum Normalkollektiv (K).

Konz. von 1,67 mg/kg TG (zwischen 0,97 und 3,12 mg/kg TG). Es findet sich eine signifikante Erhöhung der Mangankonzentration in der Wirbelsäule bei Patienten mit idiopathischer Skoliose ($p < 0,05$). Abb. 3 zeigt die Zinkkonzentration der einzelnen Skoliosepatienten im Vergleich zum Normalkollektiv. In den normalen Dornfortsätzen schwankt die Zn-Konz. zwischen 77 und 164 mg/kg TG (Mittelwert: 94,10 mg/kg TG). Die Skoliosepatienten zeigen eine mittlere Zn-Konz. von 81,11 mg/kg TG (zwischen 51,8 und 112 mg/kg TG). Es findet sich eine hochsignifikante Erniedrigung der Zinkkonzentration in der Wirbelsäule bei der idiopathischen Skoliose ($p < 0,001$).

Zusammenfassend läßt sich feststellen, daß das Spurenelement Mangan eine signifikante Mehranreicherung in der Wirbelsäule bei Patienten mit idiopathischer Skoliose aufweist. Infolge der großen Streubreite der Kupferkonzentration im Skoliosenkollektiv – die Einzelwerte liegen um eine Zehnerpotenz auseinander – lassen sich keine signifikanten Unterschiede zu den Normalwerten feststellen. Das Spurenelement Zink ist bei Patienten mit idiopathischer Skoliose in der Wirbelsäule hochsignifikant vermindert.

Inwieweit die dargestellten Ergebnisse ursächliche Bedeutung für mögliche Knochen- und Bindegewebsstoffwechselstörungen der Skoliosepatienten besitzen, müssen weitere Untersuchungen klären. Bezüglich des Kupferstoffwechsels ist ein größeres Patientenkollektiv zur Klärung möglicher kausaler Zusammenhänge zwischen Kupferstoffwechsel und Skoliose erforderlich.

Psychosoziale Probleme bei der Skoliosebehandlung

von Ch. Sluga-Gloger und H. Neugebauer

Bei der Behandlung von Kindern und Jugendlichen, die an einer Skoliose leiden, ergeben sich zahlreiche Probleme, die außerhalb der unmittelbaren medizinischen Betreuung liegen.

Schon bei gesunden Jugendlichen ist die Pubertät eine Zeit des kritischen Umbruches und erfordert behutsames Umgehen mit dieser Altersgruppe. Jedes „Anderssein", jedes „Verbot", jedes „Versagen" kann schon beim gesunden Pubertären zu katastrophalen Reaktionen bis zu Suizidandrohungen führen.

Daraus ergeben sich die spezifischen Probleme der Skoliosebehandlung in dieser, nunmehr durch die Skoliose und deren Behandlung verschärften, kritischen Lebensphase. Die Konfrontation mit der gesunden Umwelt führt zur Minderung des Selbstvertrauens. Das Kind ist mit dauernden Mahnungen, Verboten und bei Nichtbefolgung derselben, mit der Androhung einer Verunstaltung belastet, ohne aber die Sicherheit zu erhalten, bei Befolgung aller Anweisungen einer solchen Verunstaltung letztendlich doch entgehen zu können. Dazu kommt in der Regel ein „overprotecting" durch die Eltern, die bewußt oder unbewußt ein schlechtes Gewissen haben, Lehrer und unverständige Mitschüler, eine Umwelt, die den Skoliosepatienten als bemitleidenswert oder als krank bis krüppelhaft etikettiert.

Wir haben jugendlichen Skoliosepatienten Fragebögen vorgelegt und sie ersucht, ihre Erlebnisse und Erfahrungen schriftlich wiederzugeben. 140 Bögen konnten bisher ausgewertet werden. Fast alle haben ihre Umwelt als unverständig bezeichnet und den Wunsch geäußert, von den Mitmenschen nicht durch falsches Mitleid belästigt zu werden. Sie wollen einerseits nicht „anders" sein, fühlen sich aber doch mit dem Makel des „Außenseiters" behaftet.

Dem Beginn der Behandlung sollte deshalb ein eingehendes Gespräch mit dem jugendlichen Patienten und den Eltern vorangehen. Bewährt hat sich bei uns die Erstmiederversorgung stationär gemeinsam mit anderen Skoliosepatienten vorzunehmen. Durch diese „Gemeinsamkeit" erkennen die Kinder, daß sie nicht die einzigen sind, die ein solches Schicksal zu tragen haben.

Ferner haben wir viel Erfolg mit stationären Sommerkursen, bei denen ein intensives heilgymnastisches Programm gemeinsam mit sportlichen Tätigkeiten und Spielen angeboten wird. Wir veranstalten Wettläufe und Ballspiele, so daß die Kinder lernen, sich auch im Mieder völlig ungezwungen zu bewegen. Die Jugendlichen können ihre Probleme untereinander besprechen und durch Vermehrung des Gemeinschaftsgefühles auch in ihrem Selbstwerterleben erstarken. Ferner erlauben wir die kurzzeitige Miederabnahme beim Schulturnen, Sport und Tanzkursen, wodurch die Miederbehandlung eher akzeptiert wird.

Hat der Jugendliche einen Lieblingssport, sei es Tennis oder sogar Reiten, so sind wir sehr großzügig. Die ärztliche Behandlung muß darauf ausgerichtet sein, die Freuden der Jugend nicht zu zerstören.

Wichtig ist auch ein dauernder ärztlicher Kontakt mit den jungen Patienten und Eltern durch regelmäßige Kontrollen alle vier Wochen, wobei auch eine optimale Versorgung durch notwendige, auch kleine Miederkorrekturen und Kontrolle der heilgymnastischen Übungen gewährleistet ist.

Eine Aufgabe des Arztes ist es auch, das Verhältnis zwischen den Kindern und ihren Eltern zu klären. Oft gilt es sogar, die Kinder vor einer sinnlosen Behandlungsstrenge seitens der Eltern zu schützen, die damit eine tatsächliche oder eingebildete Schuld wieder gut machen wollen.

Untrennbar mit den psychologischen Problemen verbinden sich aber auch gewisse soziale Fragestellungen. Ein Mieder ist teuer und wird von den Krankenkassen nicht zur Gänze bezahlt. Es muß aber oft wegen Wachstums oder aus medizinischen Gründen im Laufe der Behandlung mehrmals erneuert werden. Hier können bei finanziellen Schwierigkeiten noch der Leistungszuschuß der Krankenkassen und z. B. die Fürsorge der Gemeinde Wien helfen.

Ferner ergeben sich finanzielle Mehrbelastungen durch regelmäßige Fahrten — oft von sehr weit her — zu ambulanten Kontrollen. Hier könnte die erhöhte Familienbeihilfe beim zuständigen Wohnungsfinanzamt beantragt werden. Wir zögern aber sehr, einen solchen Antrag zu unterstützen. Nichts fördert mehr das Stigma der „Körperbehinderung" als eine auch nur geringe finanzielle Zubuße. Als psychosoziale Probleme müssen auch gewisse Schwierigkeiten in der Schule, in der Lehre und am Arbeitsplatz betrachtet werden.

Wir setzen uns dafür ein, daß Kinder am Schulturnen, Wandertag und Skikurs teilnehmen, um in der Schulklassengemeinschaft nicht zu „Außenseitern" zu werden. Eine Skoliose soll keinesfalls — wie ein Fall bekannt wurde — als „behindert" in eine Sonderschule abgeschoben, noch aus einem Sportgymnasium verbannt werden. Wenn sich die Frage der Berufswahl stellt, raten wir von fast keiner beruflichen Tätigkeit ab, klären aber den jungen Menschen für seine späteren Jahre über eventuell auftretende Schwierigkeiten auf.

Die Beachtung der psychosozialen Probleme ist jedenfalls ein wesentlicher Bestandteil einer ganzheitlichen Skoliosebehandlung.

LITERATUR

Brocher, J. E.: Prognose der Wirbelsäulenleiden. Georg Thieme Verlag, Stuttgart.

Götze, H. G., G. Rompe: Empfehlungen zur gutachtlichen Bewertung von Personen mit Skoliosen Z.Orthop. 115 (1977) 239-243.

Hinz, P.: Fehlhaltung und Fehlform am Arbeitsplatz. Z.Orthop. 113 (1975) 651-652.

Junghanns, H.: Die Wirbelsäule in der Arbeitsmedizin. Einflüsse der Berufsarbeit auf die Wirbelsäule. Wirbelsäule in Forschung und Praxis, Band 79.

Kaminski, G.: Psychische Auswirkungen operativer Korrektur der Skoliose. Zeitschrift für Orthopädie 1976, 114, 618-620.

Kaminski, G., H. M. Walleczek: Psychosoziale Probleme im Umkreis der operativen Skoliosebehandlung. Die Wirbelsäule in Forschung und Praxis, Band 72.

Muthmann, D.: Zur beruflichen Situation des Skoliotikers. Z. Orthop. 114 (1976) 621-622.

Myers, B. A., B. Stanford, F. u. I. B. Weiner: Coping with a Chronic Disability: Psychosozial Observations of Girls with Scoliosis. American Journal of Diseases of Children, Sept. 1970, 120 (3), 175-181. Copyright 1970, American Medical Association.

Nöh, E.: Befragungsergebnisse zur psychischen Situation der Mädchen im Milwaukee-Korsett. Z. Orthop. 114 (1976) 616-617.

Polster, J., J. Kreuz: Beobachtungen aus sozialer Sicht an konservativ behandelten Skoliosekranken. Zeitschrift f. Orthopädie, 1971, 109, 637-649.

Prokop, L., R. Jelinek, R. Suckert: Sportschäden. Gustav Fischer Verlag, Stuttgart — New York. (1980).

Skoliose und Sport

von A. Engel und G. Lukeschitsch

Um die Fragestellung zu klären, ob bei Leistungssportlern eine skoliotische Veränderung in verstärktem Maße auftritt und auch Ursache von Schmerzzuständen ist, wurden in einem Zeitraum von zweieinhalb Jahren 587 Sportler orthopädisch begutachtet. Davon waren 414 männliche und 173 weibliche Personen. Sie verteilten sich auf 29 verschiedene Sportarten, die übersichtsmäßig in Tab. I zusammengefaßt wurden.

Bei 49 Sportlern wurde eine echte Skoliose festgestellt, das entspricht einem Prozentsatz von 8,3%, der über dem Prozentsatz in der Normalbevölkerung liegen dürfte.

Bei den weiblichen Sportlern liegt der Prozentsatz an Skoliosen bei 13,8%, bei den männlichen hingegen bei 4,1%. Dieser Unterschied ist signifikant und entspricht auch den bisherigen Erkenntnissen, daß die skoliotischen Veränderungen beim weiblichen Geschlecht häufiger auftreten als beim männlichen Geschlecht.

Bei 41 Sportlern konnte eine genaue Anamnese für die Skoliose erhoben werden. Das Verhältnis weiblicher zu männlichen Sportlern betrug 24:17. Die Familienanamnese bei diesen Sportlern war bis auf drei Sportler unauffällig (zweimal hatte die Mutter Skoliose, einmal eine Schwester). Von 19 Sportlern übten die Eltern keinen Leistungssport aus, bei 16 hingegen der Vater und bei 6 beide Eltern. Eine Skoliose wurde bei den Sportlern in 15 Fällen bereits vor oder während der Sportausübung festgestellt. 26 Fälle hatten von ihrer Skoliose keine Ahnung.

Ordnet man die 41 Sportler nach ihrer sportlichen Leistungsfähigkeit ein, so ergibt sich folgende Verteilung: Lokale Erfolge 9 (21,9%), regionale Erfolge 19 (46,3%), internationale Erfolge 11 (26,4%), Olympiateil-

Tab. I: Zusammenstellung nach Sportart, Geschlecht und diagnostizierten Skoliosen bei 587 Sportlern.

Sportart	gesamt	männl.	weibl.	Skol.
Rudern	124	112	12	15
Schwimmen	106	48	58	12
LA	125	84	41	9
FB	35	34	1	0
Tennis	15	10	5	2
Basketb.	10	9	1	1
Eiskunstl.	12	8	4	1
Volleyball	16	10	6	1
Handball	13	7	6	0
Freizeitsp.	64	40	24	2
Turnen	7	4	3	0
5-Kampf	24	22	2	2
Verschied.	36	26	10	4
	587	414	173	49

Tab. IIa: Aufschlüsselung von 41 Skoliosen nach der Form (n = 41).

T dext.	7
TL dext.	2
L dext.	9
T sin.	10
TL sin.	4
L sin.	6
Duplex.	3

Tab. IIb: Aufschlüsselung von 41 Skoliosen nach dem Typ.

idiopathische	24	(58,5%)
kongenitale	4	(9,75%)
Scheuermann	7	(17,0%)
funktionelle	6	(14,6%)

Tab. IIIa: Schwimmen — Rudern — Leichtathletik: Gegenüberstellung anhand der Skolioseform.

	sch	ru	la
T dext.	2	1	1
TL dext.	0	1	0
L dext.	3	2	1
T sin.	1	4	2
TL sin.	1	2	1
L sin.	2	2	1
Duplex.	0	0	2

Tab. IIIb: Schwimmen — Rudern — Leichtathletik: Gegenüberstellung anhand des Typs.

	sch	ru	la
idiopathische	6	4	6
kongenitale	1	0	1
Scheuermann	1	4	0
funktionelle	1	4	1

nehmer 2 (4,8%). Der niedrige Prozentsatz bei den internationalen oder Olympiateilnehmern erklärt sich sicher aus der Selektionierung durch die härteren Trainingsbeanspruchungen. Eine Zuordnung nach Skolioseform und Skoliosetyp ist aus den Tab. IIa und IIb zu ersehen.

Der Grad der Hauptkrümmung betrug durchschnittlich 17° ± (5 - 77°), Standardabweichung. Die Nebenkrümmung hatte durchschnittlich 15,6° ± (2 - 77°) Standardabweichung. Eine paradoxe Rotation konnte nur zweimal in der Nebenkrümmung festgestellt werden; achtmal in der Hauptkrümmung.

Aufgrund des vorhandenen Zahlenmaterials stellten wir nun einen Vergleich hinsichtlich Skolioseform, Skoliosetyp bei den Sportarten Schwimmen, Rudern und Leichtathletik an (Tab. IIIa und IIIb).

Auffällig war dabei das Überwiegen der idiopathischen Skoliose bei den Schwimmern und Leichtathleten, eine Scheuermann- oder funktionelle Skoliose trat bei den Ruderern am stärksten in Erscheinung. Eine Signifikanz konnte jedoch nicht festgestellt werden, da das Zahlenmaterial noch zu gering ist. Die Ursache für die Skolioseform bei den Ruderern dürfte zum Großteil eine Folge der kontinuierlichen Belastung und vor allem des Zeitpunktes der Belastung sein (extreme Belastungen vor dem 2. Wachstumsschub). Die idiopathische Skoliose bei Schwimmern und Leichtathleten findet man vielleicht bei diesen Sportarten häufiger, da Schwimmen und Leichtathletik als Therapie angesehen wird. Interessant ist auch die Verteilung im Grad der Kyphose, wobei sich zeigte, daß der Durchschnittswert der Kyphosegrade von den Schwimmern zu den Leichtathleten abnimmt. Sportbedingte Haltungen dürften hierbei eine beträchtliche Rolle spielen (z. B. Delphin-Schwimmen oder Ruderhaltung). Kyphose: Schwimmen 28 ± (10-61°), Rudern 23° ± (12 - 40°), Leichtathletik 17° ± (0 - 34°).

Auf die Frage nach den Schmerzen im Bereich der BWS und LWS vor dem Leistungssport, während des Leistungssportes zum Zeitpunkt der Untersuchung wurden die Angaben in Tab. IV gemacht.

Von Interesse hierbei ist die Feststellung, daß bei den Ruderern und Schwimmern vor Ausübung des Leistungssportes keine Schmerzen angegeben wurden, hingegen sechs Sportler zum Zeitpunkt der Untersuchung Schmerzen angaben, die sich in Form von Myalgien äußerten. Ob diese aufgrund eines extremen Trainings oder aufgrund des gestörten Muskelgleichgewichtes bei Skoliosen entstanden sind, konnte nicht beantwortet werden.

Tab. IV: Schmerzanamnese bei Schwimmen, Rudern, Leichtathletik.

	sch	ru	la
Vor dem Leistungssport	0	0	2
Während Leistungssport	3	4	2
Zum Zeitpunkt d. Untersuch.	3	3	3

Als vorläufiges Ergebnis dieser Untersuchung kann man sagen:

1. Es besteht die Gefahr, daß es unter der sportlichen Belastung und gleichzeitigem Wachstum zu einer Verstärkung der Skoliose kommt.
2. Eine durch die Skoliose bedingte muskuläre Imbalance kann Beschwerden verursachen bzw. verstärken.
3. Eine genaue Untersuchung im Hinblick auf Skoliose muß bei Mädchen gefordert werden, da ein signifikant höherer Prozentsatz an Skoliosen bei weiblichen Sportlern gefunden wurde.
4. Leistungssportler mit einer Skoliose sind Risikosportler. Wenn Skoliotiker Sport als Leistungssport betreiben, ist eine regelmäßige orthopädische Kontrolle unbedingt Voraussetzung dafür.

Angeborene Fehlbildungen der Lendenwirbelsäule – ihr Einfluß auf die Wirbelsäulenstatik

von U. Müller und P. Demmer

Die Abhängigkeit von Form und Funktion ist ein grundlegendes Kriterium bei der Beurteilung der Leistungsfähigkeit der Wirbelsäule.
Das gilt nicht nur für erworbene Formstörungen, sondern auch für angeborene Mißbildungen der Wirbelsäule. Wie bei erworbenen Veränderungen sind auch bei angeborenen Mißbildungen eine Phase reversibler Leistungsstörung und eine Phase sekundärer Folgestörungen erkennbar.
Die Störung der Statik kann nicht nur durch eine Veränderung der knöchernen Wirbelsäulenelemente bedingt sein, auch andere Anteile der kongenital veränderten Wirbelsäule, vor allen Dingen der LWS, werden nicht immer im gewünschten Maße angelegt sein. Auch sie haben jedoch einen wichtigen Einfluß auf die Wirbelsäulenstatik.
Trotz der Abhängigkeit Form – Statik muß nicht jede abweichende Form der LWS oder eines einzelnen Wirbels unter dem Gesichtspunkt eines Krankheitswertes betrachtet werden. Auch bei sogenannten normalen Wirbelsäulen gibt es eine große Streubreite der Formen und statischen und funktionellen Größen.

Angeborene Störungen der LWS wie der gesamten Wirbelsäule lassen sich zurückführen auf Störungen bei der Entwicklung des Neuralrohres mit Auswirkung auf die Wirbelbögen oder Störungen bei der Bildung oder Rückbildung der Chorda dorsalis mit Auswirkungen auf die Wirbelkörper. Eine seltene Störung ist die frontale Wirbelkörperspaltbildung (Abb. 1).
Nur ein Teil der vielfältigen Fehlbildungsformen läßt sich ohne weiteres bestimmten Entwicklungsphasen zuordnen. Hierbei leistet der von *Putti* beschriebene sogenannte Elementarwirbel wertvolle Hilfe. Sekundäre Folgeveränderungen erschweren jedoch manchmal die Einordnung.
Ein Teil der Mißbildungen ist von Geburt an manifest. Hierzu zählen die verschiedenen Schweregrade der Bogenschlußstörungen mit und ohne Beteiligung des Myelons. Häufig ist hierbei zu einem frühen Zeitpunkt eine neurochirurgische Intervention unerläßlich. Fernsymptome solcher komplexen Mißbildungen sind der myelodysplastische Fuß und die Lähmungsluxation.

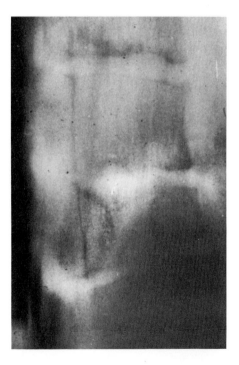

Abb. 1: Schichtaufnahme einer frontalen Wirbelkörperspaltbildung.

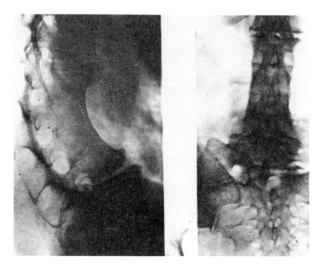

Abb. 2: Blockwirbelbildung mit sekundärer Kyphose, zusätzlich asymmetrische Übergangsstörung.

Als Ursache für Störungen der Wirbelsäulenstatik sind angeborene Veränderungen der Wirbelkörper fast immer von größerer Bedeutung als solche der Wirbelbögen. Wenn Blockwirbelbildungen symmetrisch sind und keine Verminderung der Segmenthöhe aufweisen, werden sie häufig nur als Zufallsbefund entdeckt. Kommt es aber durch solche Fehlbildungen zu Abweichungen im Laufe des Wachstums, so offenbart sich klinisch die Erkrankung durch eine Skoliose oder Kyphose, durch eine Störung der Wirbelsäulenform und Wirbelsäulenstatik (Abb. 2). Einige der angeborenen Skoliosen und Kyphosen führen zu einer Progredienz und müssen operativ meist durch Resektion von Halbwirbeln behandelt werden (Abb. 3).

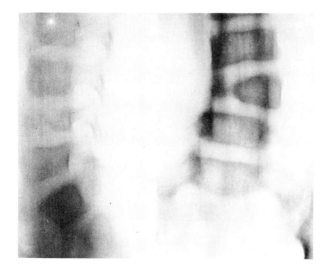

Abb. 3: Schichtaufnahme bei Keilwirbelbildung.

Durch die angeborenen Wirbelkörperveränderungen kommt es zu einer echten Beschränkung der Leistungsfähigkeit der Wirbelsäule mit vorzeitigen Aufbrauchserscheinungen und verminderter Gebrauchsfähigkeit der Segmente. Dies gilt für angeborene Skoliosen wie für Kyphosen unabhängig davon, ob nur ein oder ob mehrere Segmente betroffen sind und unabhängig davon, welche Form der Keil- oder Blockwirbelbildung vorliegt.

Fehlbildungen der Bogenfortsätze sind vor allem dort für die Statik der Wirbelsäule von Bedeutung, wo sie asymmetrisch auftreten oder wo sie eine Unstabilität mit statischen Folgen bedingen. In diese Reihe gehören auch die asymmetrischen Störungen der Gelenkfortsätze (Abb. 4).

Übergangsstörungen LWS/Kreuzbein zählen nicht zu den echten angeborenen Fehlbildungen, sondern sind als Variationen zu betrachten. Nur bei asymmetrischem Auftreten haben sie Auswirkungen auf die Wirbelsäulenstatik.

Schwerste Entwicklungsstörungen der LWS sind vielfach mit weiteren Mißbildungen verknüpft. Häufig sind die Behandlungsmöglichkeiten von anderer Seite her zusätzlich eingeengt.

Eine physiologische Form der Lendenwirbelsäule ist für die ungestörte Statik des Achsenorgans und für Schmerzfreiheit von großer Bedeutung. Trotzdem kann bei vielen angeborenen Störungen der Lendenwirbelsäule, vor allen Dingen wenn die Stabilität der Segmente erhalten ist, lange Zeit eine volle Leistungsfähigkeit bestehen. Statische Abweichungen auf Grundlage ange-

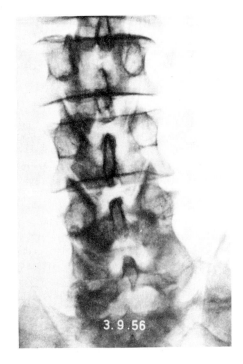

Abb. 4: Asymmetrie der Gelenkfortsätze L 4/L 5.

borener Fehlbildungen der LWS, vor allen Dingen bei asymmetrischen Auftreten, führen dagegen zum vorzeitigen Aufbrauch. Sie sind Ausgangspunkt chronischer, häufig schmerzhafter Wirbelsäulenerkrankungen.

Literatur beim Verfasser.

Ursachen und Auswirkungen des Sakrumtiefstandes

von P. Edelmann

Als Ursachen eines Sakrumtiefstandes kommen Beinlängendifferenzen, Asymmetrien des Beckens und Fehlbildungen im Beckenring in Frage. Ich möchte meine Ausführungen auf die ersten beiden Ursachen beschränken.

Seitdem aus Gründen der Vorsorge zunehmend mehr Kinder und Jugendliche mit leichten WS-Seitverkrümmungen in unserer Sprechstunde vorgestellt werden, müssen wir uns Klarheit über die Ursache dieser WS-Seitverkrümmungen verschaffen, um ihre Prognose richtig einzuschätzen.

Während die Beinlängendifferenz als mögliche Ursache einer Lendenwirbelsäulenverkrümmung schon seit jeher beachtet wurde, fand die Asymmetrie des Beckens mit einer Rotation des Sakrums bisher wenig Berücksichtigung. Beide Ursachen des Sakrumschiefstandes können einzeln oder in unterschiedlicher Stärke gemeinsam auftreten. Im letzteren Falle kann es zu einer gleichsinnigen oder gegensinnigen Beeinflussung der LWS kommen. Die dabei zu beobachtenden klinischen und röntgenologischen Befunde sollen im nachfolgenden dargestellt werden.

Bei der isolierten Beinlängendifferenz steht der hintere und vordere Darmbeinstachel auf der Seite des kürzeren Beines tiefer als auf der Gegenseite und bei Rumpfvorneigung entsteht auf der Seite des längeren Beines ein hinterer Beckenvorschub. Im Röntgenbild ist die Sakrumoberkante zur Seite des kürzeren Beines geneigt und die LWS ist konvex zur Seite des kürzeren Beines gekrümmt.

Bei der isolierten Sakrumrotation beobachtet man klinisch einen Tiefstand des hinteren Darmbeinstachels einer Seite und des vorderen Darmbeinstachels der Gegenseite. Bei Rumpfvorneigung tritt auf der Seite des tiefstehenden hinteren Darmbeinstachels ein Lendenwulst auf. Röntgenologisch ist die Sakrumoberkante zur Seite des tieferstehenden hinteren Darmbeinstachels geneigt und die LWS ist zur gleichen Seite konvex gekrümmt. Die Darmbeinschaufel auf der Seite des tieferstehenden hinteren Darmbeinstachels ist in der Projektion

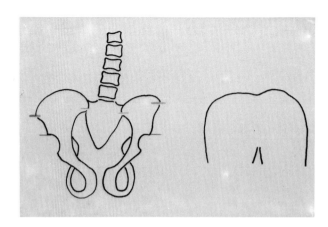

Abb. 1: Darstellung der isolierten Sakrumrotation.

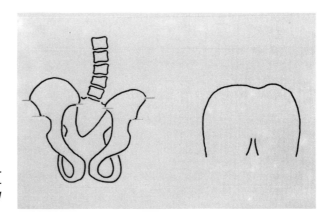

Abb. 2: Darstellung der typischen Befunde bei Beinlängendifferenz und gleichsinnig wirkender Sakrumrotation.

schmaler abgebildet als auf der Gegenseite (Abb. 1).
Bei gleichzeitig auftretender, gleichsinnig wirkender Beinlängendifferenz und Sakrumrotation steht der hintere Darmbeinstachel auf der Seite des kürzeren Beines deutlich tiefer und die vorderen Darmbeinstachel stehen gegensinnig verschieden hoch oder gleich hoch. Lendenwulst und hinterer Beckenvorschub heben sich in unterschiedlichem Ausmaß gegeneinander auf. Im Röntgenbild steht der Hüftkopf des kürzeren Beines deutlich tiefer. Das Sakrum ist zur Seite des kürzeren Beines geneigt und die LWS zur Seite des kürzeren Beines gekrümmt. Die Darmbeinschaufel auf der Seite des kürzeren Beines bildet sich schmaler ab als auf der Gegenseite (Abb.2).
Wirken Beinlängendifferenz und Sakrumrotation gleichzeitig gegensinnig mit einem Überwiegen der Beinlängendifferenz, so steht der hintere Darmbeinstachel wieder auf der Seite des kürzeren Beines tiefer als auf der Gegenseite, der hintere Beckenvorschub überwiegt den Lendenwulst. Die vorderen Darmbeinstachel stehen gegensinnig verschieden hoch oder gleich hoch. Im Röntgenbild steht der Hüftkopf des kürzeren Beines tiefer. Das Sakrum ist zur Seite des kürzeren Beines gekrümmt (Abb. 3).
Wirken Beinlängendifferenz und Sakrumrotation gegensinnig mit Überwiegen der Sakrumrotation, so steht der hintere Darmbeinstachel auf der Seite des längeren Beines tiefer. Lendenwulst und hinterer Beckenvorschub addieren sich auf der Seite des längeren Beines, während die vorderen Darmbeinstachel gegensinnig verschieden

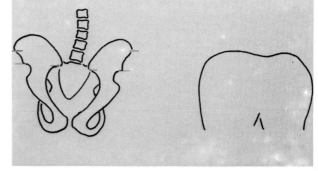

Abb. 3: Darstellung der typischen Befunde bei Beinlängendifferenz und gegensinnig wirkender Sakrumrotation – Überwiegen der Beinlängendifferenz.

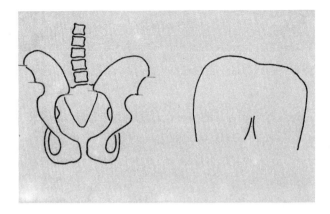

Abb. 4: Darstellung der typischen Befunde bei Beinlängendifferenz und gegensinnig wirkender Sakrumrotation – Überwiegen der Sakrumrotation.

hoch oder gleich hoch stehen. Im Röntgenbild zeigt sich der Hüftkopftiefstand auf der Seite des kürzeren Beines, dazu eine paradoxe Neigung der Sakrumoberkante zur Seite des längeren Beines. Die Darmbeinschaufel ist auf der Seite des längeren Beines schmaler dargestellt als auf der Gegenseite (Abb. 4).

Beinlängendifferenz und Sakrumrotation können sich in einem Sonderfall gegensinnig wirkend aufheben, so daß die Sakrumoberkante trotzdem horizontal steht. Andererseits gibt es auch den anderen Sonderfall, daß das Sakrum im Beckenring isoliert rotiert steht und auf diese Weise eine Seitverkrümmung der LWS erzeugt.

Die Berücksichtigung der Beinlängendifferenz und der Sakrumrotation bei der Deutung leichter Seitverkrümmungen der LWS hat sich in den vergangenen vier Jahren bei uns sehr bewährt. Sie ist gleichzeitig eine Erklärung für die paradoxe Lumbalskoliose. Über unsere Meßergebnisse an einer großen Zahl von Patienten werde ich später noch berichten.

LITERATUR

Cramer, A.: Iliosakralmechanik, Asklepios 6 (1965) 261.

Debrunner, H. U.: Orthopädisches Diagnostikum. G. Thieme-Verlag, Stuttgart, 1978.

Eichler, J.: Methodische Fehler bei Feststellung der Beinlänge und der Beinlängendifferenz. Orthopäde 1 (1972) 14-20.

Lewit, K.: Manuelle Therapie. J. Ambrosius Barth Verlag, Leipzig, 1972, S. 84 u. 85.

Morscher, E.: Ätiologie und Klinik der Beinlängenunterschiede. Orthopäde 1 (1972) 1-8.

Morscher, E., G. Figner: Die Messung der Beinlängen. Orthopäde 1 (1972) 9-13.

Heufelder, P.: Die Beinlängendifferenz aus der Sicht des Allgemeinarztes. Z. Orthop. 117 (1979) 345-354.

Krämer, J., J. M. Heisel, C. H. Ulrich: Spätschaden am Bewegungsapparat bei Oberschenkelamputierten und deren Begutachtung. Z. Orthop. 117 (1979) 801-807.

Ingelmark B. E., J. Lindström: Asymmetries of the lower extremities and pelvis and their relation to lumbar scoliosis. Acta morph. scand. 5 (1963) 221-234.

Ingelmark B. E., Th. Lewin: Asymmetrien und Formabweichungen des Achsenskeletts, besonders im Hinblick auf die Skoliose. WS in Forschung und Praxis 40 (1968) 83-95.

Masse, P., G. Taussig: Inégalités de longueur des membres inférieurs chez l'enfant Ed. J.-B. Baillière 1978.

Scheller, M. L.: Über den Einfluß der Beinverkürzung auf die Wirbelsäule. Inaug. Diss. Köln 1964.

Lumbalskoliose und Beckenschiefstand

von F. Machacek

Wir wollen mit dieser Untersuchung vor allem auf die Existenz der sogenannten paradoxen lumbalen Skoliose hinweisen. Für diese ist es kennzeichnend, daß die Konvexität der lumbalen Skoliose nicht, wie zu erwarten wäre, zur tiefer liegenden Beckenschaufel hinweist, sondern im Gegenteil die lumbale Seitverkrümmung in Richtung des höheren Beckenkammes und damit in Richtung des längeren Beines verläuft.

Da dieser Skoliosetyp in der Literatur nur selten erwähnt wird und einige besondere therapeutische Probleme aufwirft, haben wir in unserem Patientengut nach diesen Skoliosen gesucht.

Es wurden 200 Röntgenbilder von Skoliosen durchgemustert. Bei 56 Patienten fanden wir dabei einen Beckenschiefstand und eine Beinlängendifferenz. Von diesen wiederum waren 48 sogenannte reguläre lumbale Skoliosen, acht wiesen die Charakteristika der erwähnten paradoxen Lumbalskoliose auf.

Um zu klären, ob die skoliotische Verkrümmung auf der Basis einer Sakrumrotation entsteht oder erst in der Seitneigung und Verdrehung der unteren Lumbalwirbel ihren Ausgang nimmt, haben wir verschiedene Ebenen durch Becken und Lendenwirbelsäule gelegt und ihre Winkel zur Horizontalen bestimmt. Es wurde also eine Linie durch die obere Deckplatte L 4, die obere Deckplatte L 5, die Sakrumoberkante, durch die Verbindung der Beckenkämme und durch die Hüftköpfe gelegt.

In den ersten vier Fällen ist die Sakrumoberkante noch im Sinne des Beckenschiefstandes geneigt. In den nächsten drei Fällen steht die Sakrumoberkante horizontal, es scheint somit eine Sakrumrotation die Beinlängendifferenz auszugleichen. In einem Fall beginnt die Skoliose bereits mit einer Sakrumschrägstellung. Es ist hier wohl eine erhebliche Sakrumrotation anzunehmen.

Interessant ist, daß in allen Fällen recht deutliche Abweichungen vom Lot vorkamen, und zwar regelmäßig in Richtung der höher stehenden Beckenschaufel bzw. der Konvexität der Lumbalskoliose.

Wenn man allerdings bedenkt, daß etwa

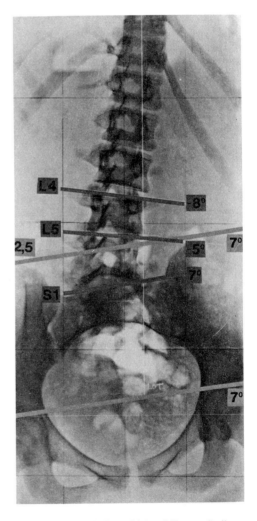

Abb. 1: Verschiedene Linien klären mit die Genese der skoliotischen Verkrümmung.

Tab. I: Überblick über die Patienten mit paradoxer Lumbalskoliose.

Pat.	K.M.	B.U.	K.S.	Ba.U.	M.K.	W.E.	K.R.	B.S.
Skol. lumb.	dx. 20°	sin. 28°	dx. 25°	sin. 28°	sin. 25°	sin. 27°	sin. 40°	sin. 23°
Beckenkamm-differenz	25 mm	5 mm	5 mm	5 mm	5 mm	11 mm	10 mm	7 mm
∢ L4	-8°	-9°	-6°	-9°	-14°	-6°	-9°	-8°
∢ L5	-5°	-6°	-10°	-6°	-10°	-2°	-11°	-6°
∢ S1	7°	1°	1°	1°	0°	0°	0°	-1°
∢ Beckenkamm	7°	1°	1°	2°	2°	4°	2°	3°
∢ Hüftköpfe	7°	2°	1°	2°	1°	8°	1°	3°
Lot	32 mm	15 mm	10 mm	14 mm	20 mm	42 mm	16 mm	5 mm

ORTHOP. GERSTHOF

75% aller untersuchten Skoliosen überhaupt keinen Beckenschiefstand aufweisen und von den 56 untersuchten Skoliosen mit Beckenschiefstand 8, das sind 14%, statisch paradoxe Skoliosen sind, wird man aber vielleicht doch eher annehmen, daß die Lumbalskoliosen generell nicht statisch verursacht sind. Es scheint eher so, daß die skoliotische Deformität sich von oben nach unten auswirkt und so korkenzieherartig in das Becken eindringt und dabei wechselnd tief die Lendenwirbel und das Sakroiliakalgelenk beeinflußt.

Ich komme jetzt zum wichtigsten Problem, nämlich zum praktisch-therapeutischen Handeln. Es erhebt sich nämlich die Frage, ob man durch einen logischen Schuhausgleich das Becken bzw. die Sakrumoberkante gerade stellen soll. Man würde damit die lumbale Skoliose verschlechtern und die Wirbelsäule im allgemeinen noch mehr aus dem Lot drängen. Bei einer auf den ersten Blick unlogisch weiteren Schuherhöhung unter dem sowieso schon längeren Bein und der schon erhöhten Beckenschaufel würde man eine Tendenz zur Begradigung der Skoliose erreichen und zugleich die Skoliose besser ins Lot bringen. Der Nachteil wäre eine schlechtere Kosmetik des Taillendreiecks.

Trotz der scheinbaren Unlogik dieses Vorgehens neigen wir doch zu dieser Behandlung. Das größte Problem aller lumbalen Skoliosen ist wohl der oft frühzeitig eintretende Kreuzschmerz. Die Verminderung der lumbalen Skoliose scheint uns daher das wichtigste therapeutische Anliegen. Gerade bei der paradoxen Skoliose ist dazu noch die statisch kompensatorische Beckenverwringung wahrscheinlich ein zusätzlicher Kreuzschmerzauslöser, da das Kreuzbeindarmbeingelenk in eine Extremstellung gedrängt wird.

Wir sind uns unserer Meinung aber keineswegs ganz sicher und würden gern zur Diskussion stellen, ob bei einer derartigen Skoliose ein Beinlängenausgleich angestrebt werden soll, die Verhältnisse einfach belassen oder soll man wie wir, eher dazu neigen, die Beinlängendifferenz noch vergrößern, um die Skoliose ins Lot zu bringen, die lumbale Krümmung zu verbessern und die Extremstellung des Sakrums in seinem Gelenk zu verringern.

Die kindliche Wirbelsäulenfraktur als Ursache der Skoliose

von L. Rabenseifner und Th. Stuhler

Wirbelkörperverletzungen im Kindesalter werden im Zervikal-, Thorakal- und Lumbalbereich diagnostiziert. Gegenüber allen Phasen des Erwachsenenalters werden diese Verletzungen jedoch wesentlich seltener beobachtet.
Die Seltenheit kindlicher Wirbelfrakturen wird durch vergleichende Statistiken belegt. So sieht jede Klinik eine bis drei kindliche Wirbelfrakturen pro Jahr. Von 1965 bis 1979 sahen wir in unserer Klinik 13 Kinder bis 14 Jahre, die insgesamt 25 Wirbelfrakturen erlitten hatten. In der Gesamtzahl nicht eingeschlossen sind einige Kinder, die aufgrund der Schwere der Verletzung moribund in die Klinik eingeliefert wurden.
Wie beim Erwachsenen, so bevorzugen wir auch bei Kindern die Einteilung der Verletzungsformen in stabile, bedingt stabile und instabile Wirbelfrakturen. Die Gefahr neurologischer Komplikationen wächst mit dem Grad der Instabilität der Wirbelfraktur. Die Besonderheit der kindlichen Wirbelfraktur gegenüber des Erwachsenen liegt in der Möglichkeit der Verletzung der germinativen Zone.
Auch auf die wachsende Wirbelsäule ist die von *Aitken* geschaffene Einteilung der Epiphysenfugenverletzungen übertragbar. Die sowohl für die Prognose als auch Therapie so wichtige Abklärung der Wachstumsfugenverletzung ist mit der einfachen Röntgenübersichtsaufnahme nicht möglich. Der gezielte Einsatz der Computertomographie scheint hier neue diagnostische Möglichkeiten zu eröffnen, da es mit dieser Methode gelingt, die Wachstumsfuge zu dokumentieren. Abb. 1 zeigt die unverletzte Wachstumsfuge BWK 12 eines 7jährigen Jungen.
In unserem Krankengut sahen wir zwei instabile Wirbelkörperfrakturen, die jedoch keinerlei neurologische Ausfälle aufwiesen.
In allen anderen Fällen handelte es sich um stabile Wirbelkörperfrakturen mit ventraler bzw. ventrolateraler Keilwirbelbildung.
Wie andere, so sahen auch wir die meisten Frakturen im mittleren Brustwirbelbereich. Unfallursache waren Sturz aus unterschiedlicher Höhe, Verkehrsunfälle, Schulturnen. In 12 unserer Fälle wurde funktionell behandelt, einmal erfolgte eine Aufrichtung in Narkose mit anschließender Gipskorsettversorgung für acht Wochen. Auch die beiden Luxationsfrakturen wurden auswärts funktionell behandelt.
Aus unserem Krankengut ergab sich die Möglichkeit, die Patienten teils 10 bis 20 Jahre nach dem Unfallereignis nachzuuntersuchen. Dabei gaben belastungsabhängige Beschwerden im ehemaligen Frakturbereich vier Patienten mit ehemals stabilen Wirbelfrakturen an. Sieben Patienten waren vollkommen beschwerdefrei. Die beiden Patienten mit Luxationsfrakturen klagten über belastungsabhängige Wirbelsäulenbeschwerden und Schmerzen bei Witterungsumschwung.
Die Beweglichkeit im Bereich der BWS war – im Gegensatz zu allen anderen Patienten – hier eingeschränkt. Neben den beiden Kyphoskoliosen schweren Grades bei den Luxationsfrakturen, bestanden bei fünf Patienten Skliosen leichteren Grades. Alle anderen Patienten zeigten lotrechten Aufbau des Achsenorgans.
Als Konsequenz ergibt sich aus den Untersuchungen:
Obwohl Seitverbiegungen der Wirbelsäule sich auch bei Nachuntersuchungen mehr als 20 Jahre nach dem Unfallereignis bei Kindern nur in sehr seltenen Fällen nachweisen lassen, ist dieser Komplikation dennoch ein erheblicher Krankheitswert beizumessen.
Entgegen den bisherigen Gewohnheiten,

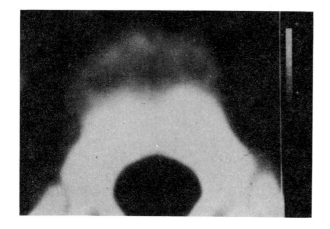

Abb. 1: Unverletzte Wachstumsfuge BWK 12 eines 7jährigen Jungen (Röntgeninstitut W. Keil, E. Lenz, Semmelstr. 15, 8700 Würzburg).

kindliche und jugendliche Patienten mit Wirbelsäulenfrakturen als „gesund" zu entlassen, ist eine Nachkontrolle zu empfehlen. Ihre Häufigkeit ist mit der klinischen Verlaufsentwicklung abzustimmen.

LITERATUR

Aitken, A. P.: The end of the fractures distal tibial epiphysis. J. Bone Jt. Surg 18, 3, 685 (1936).

Gelehrter, G.: Die Wirbelbrüche im Kindes- und Jugendalter. Arch. orthop. Unfallchir. 49, 253 (1957).

Magerl, F., Ch. Brunner, K. Zöch, P. Berreux: Frakturen und Luxationen der Wirbelsäule. In: Die Frakturenbehandlung bei Kindern und Jugendlichen. Weber, B. G., Ch. Brunner, F. Freuler (Hrsg.) Springer, Berlin, Heidelberg, New York (1978).

Rabenseifner, L., Th. Stuhler, P. Stankovic, K. Schwabe: Komplikationen nach kindlichen Wirbelsäulenverletzungen. Orthp. Praxis 9, 753 (1980).

Rabenseifner, L.: Zur Behandlung und Prognose kindlicher Wirbelfrakturen. Unfallheilk. 1981 (im Druck).

Salter, R. B., R. Harris: Injuries involving the epiphysial plate. J. Bone Jt. Surg. 45 A, 587 (1963).

Die Bedeutung der Interkostalmuskulatur für die Pathogenese der idiopathischen Thorakalskoliose

von O. Schmitt

Mit der Entwicklung des aufrechten Ganges kommt den Rippen eine besondere Bedeutung bei der seitlichen Abstützung und rotatorischen Sicherung der Brustwirbelsäule zu. Während beim Vierfüßer die Brustwirbelsäule über den kielförmig daran hängenden Thorax durch die Schwerkraft der Brusteingeweide hervorragend stabilisiert ist, wird die rotatorische Stabilität der Brustwirbelsäule des Menschen durch die Ventralverlagerung derselben in den Thorax erreicht. Auf diese Weise erhalten die Rippen eine Blattfeder-ähnliche Funktion, die zusammen mit der Zwischenwirbelscheibe und den Bandverbindungen die rotatorische Stabilität der Thorakalsegmente garantiert. Darüber hinaus können die schräg ansetzenden Rippen eine zusätzliche seitliche Abstützfunktion auf die Brustwirbelsäule ausüben (Abb. 1).

Entsprechende Untersuchungen von *James* (1967) haben gezeigt, daß die schwersten Deformitäten im Bereich der Brustwirbelsäule entstehen, die gleichzeitig die häufigste Lokalisation der idiopathischen Skoliose darstellt. Er konnte auch zeigen, daß dabei die Rechtskonvexität deutlich überwiegt.

Unsere eigenen Untersuchungen haben darüber hinaus gezeigt, daß die Rechtskonvexität eine prognostisch ungünstige Konvexitätsrichtung darstellt, indem ihr prozentualer Anteil mit zunehmender Progredienzneigung ansteigt (Abb. 2).

Somit ist das Stabilitätsgleichgewicht der Wirbelsäule bei der idiopathischen Thorakalskoliose deutlich zuungunsten der rechten Seite gestört. Wir glauben, daß dabei der Interkostalmuskulatur, die, wie Untersuchungen von *Roaf* (1974) gezeigt haben, in

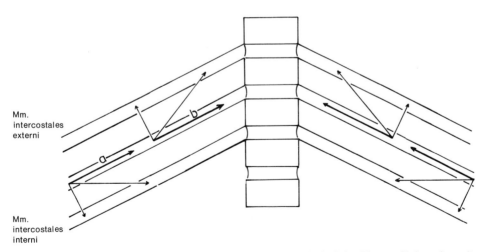

Abb. 1: Abstützfunktion der Interkostalmuskulatur über die Hebel der Rippen. Neben der seitlichen Abstützung erfolgt zusätzlich eine rotatorische Stabilisierung.

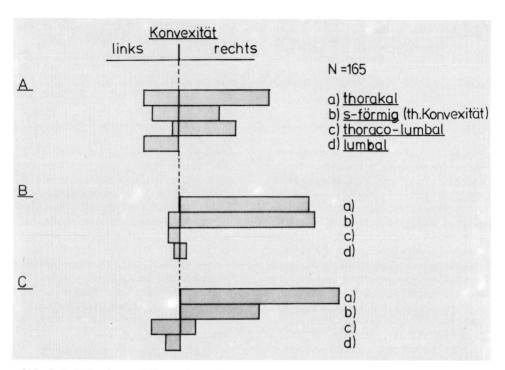

Abb. 2: Lokalisation und Konvexitätsrichtung der idiopathischen Skoliose bei unterschiedlicher Progredienzneigung (A, B, C). Gruppe A: durchschnittlicher Skoliosewinkel etwa 10°. KG-Behandlung. Gruppe B: durchschnittlicher Skoliosewinkel 25°. KG-Behandlung und Korsett-Therapie (Milwaukee- bzw. Boston-K.) Gruppe C: Skoliosewinkel über 30° weitere Progredienz mit später erforderlicher op. Stabilisierung.

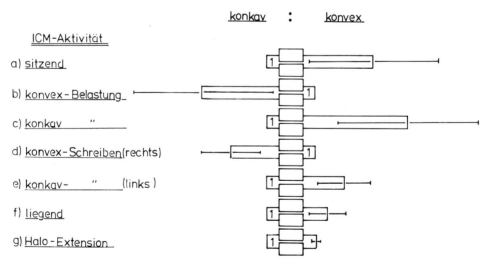

Abb. 3: Elektromyographische Muskelaktivitäten der Interkostalmuskulatur bei verschiedenen Belastungen. Die Ableitung erfolgte jeweils im Bereich des zum Apexwirbel ziehenden Interkostalraumes.

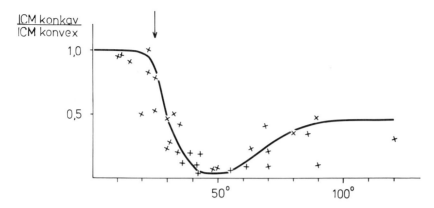

Abb. 4: Abhängigkeit der Interkostalmuskelaktivität zum Skoliosewinkel (nach Lippmann-Cobb).

einer gewissen reflektorischen Verbindung mit der Betätigung der oberen Extremitäten stehen, zusammen mit der „Lateralisation" (Händigkeitsentwicklung) eine entscheidende Bedeutung zukommt.

Um diese Zusammenhänge näher zu untersuchen, haben wir elektromyographische Untersuchungen der Interkostalmuskulatur bei verschiedenen Wirbelsäulenbelastungen durchgeführt, indem wir Aktivitätsmessungen in normaler Sitzposition, bei einseitiger Belastung des rechten bzw. linken Armes, in Rechts- bzw. Linksschreibstellung sowie bei Entlastung der Wirbelsäule in Bauchlage und in Halo-Extension vornahmen (Abb. 3).

Die Messungen erfolgten intramuskulär und wurden quantitativ während jeweils einer Minute mit Hilfe eines sogenannten „Myointegrators" (Fa. Dr. Stefan, Bad Godesberg, Typ M 114/2) bei normaler Atemtätigkeit bestimmt.

Dabei zeigte sich, daß in normaler Sitzhaltung stets die Interkostalmuskulatur der konvexen Seite deutlich stärkere Aktivität aufwies (Abb. 3a). Bei einseitiger Belastung des rechten bzw. linken Armes war dagegen stets die nicht belastete Seite stärker aktiviert (Abb. 3b, c). Ähnliche Verhältnisse fanden sich beim Schreiben mit der rechten bzw. linken Hand, indem stets die Gegenseite der Schreibhand verstärkte Aktivität aufwies (Abb. 3d, e). Bei Entlastung der Wirbelsäule in Bauchlage und noch deutlicher in Halo-Extension waren die beidseitigen Interkostalmuskelaktivitäten nahezu seitengleich (Abb. 3f, g).

Somit können wir feststellen, daß:

1. Bei einseitiger Betätigung der oberen Extremitäten jeweils die Interkostalmuskulatur der Gegenseite verstärkt aktiviert wird,
2. bei der idiopathischen Thorakalskoliose die Interkostalmuskulatur der konvexen Seite bereits ohne Belastung verstärkt aktiviert ist,
3. die asymmetrischen Interkostalmuskelaktivitäten der idiopathischen Thorakalskoliose bei vollständiger Entlastung der Wirbelsäule nicht zu beobachten sind.

Aufgrund dieser Beobachtungen muß man annehmen, daß der Interkostalmuskulatur bei der idiopathischen Thorakalskoliose zusammen mit den Rippen eine stabilisierende Funktion zukommen muß, die der bestehenden Deformität entgegenwirken kann bzw. bei entsprechender einseitiger Belastung geeignet ist, die Deformität zu verstärken. Dies wird besonders deutlich, wenn man das Verhältnis der konvexseitigen zur konkavseitigen Interkostalmuskelaktivität in Abhängigkeit vom Skoliosewinkel bestimmt (Abb. 4).

Man sieht dabei eine ständige Zunahme der konvexseitigen Aktivität bis zu einem Skoliosewinkel von etwa 50° (*nach Cobb.*). Der Quotient steigt danach wieder leicht an, bedingt durch eine geringfügige Zunahme der konkavseitigen Muskelaktivitäten jenseits dieser Grenze.

Unsere Untersuchungsergebnisse sind zum Verständnis der Pathomechanik der idiopathischen Thorakalskoliose von Bedeutung und lassen im Einzelfall bei entsprechender Verlaufsbeobachtung eine zusätzliche Aussage bezüglich des Progredienzverhaltens zu.

LITERATUR

James, J. I. P.: Scoliosis. Livingstone Ltd., Edinburgh and London 1967.

Roaf, R.: The postural function of intercostal muscle. In: Scoliosis and muscle, Ed.: Zorab, P. A., W. Heinemann, Medical Books, Ltd., London, 1974.

Schultasche und Skoliose

von M. Rütten

Jeder Mensch durchläuft eine Zeitspanne, in der seine Wirbelsäule von der Schultasche einseitig belastet wird. Aber nur wenige bekommen eine Skoliose. Bei jeder festgestellten Skoliose wird vom Patienten oder dessen Eltern ein Unfall oder die Schultasche als Skolioseursache beschuldigt. Die Besprechung dieser Frage ist deshalb bei jedem Skoliosethema notwendig. Eine endgültige Klärung dieses Zusammenhangs kann nie erbracht werden, weil Blindversuche nicht möglich sind.

Betrachtet man wahllos Schüler vor einer Schule, erkennt man, daß der Ranzen nur noch von den unteren Klassen getragen wird. Der nicht zu schwere Ranzen beeinflußt die Haltung günstig, außerdem haben die Kinder auf dem Schulweg beide Hände frei. Doch bald wollen die Kinder Taschen tragen, wie sie die Erwachsenen haben. Der Zwang im Schulklassenkollektiv ist derart groß, daß Eltern das Übergehen auf Taschen aller Arten einschließlich Umhängetaschen nicht verzögern können. Der kleine wachsende Organismus wird durch die einseitige Belastung mit einer Schultasche negativ beeinflußt. Seit wenigen Jahren sind Ranzen aus Segeltuch und Taschen mit zusätzlichen Schulterriemen auf dem Markt, diese tragen die Kinder außerhalb des Schulbereichs 2-3 Jahre länger. Der ungünstige Militärbrotbeutel-Look

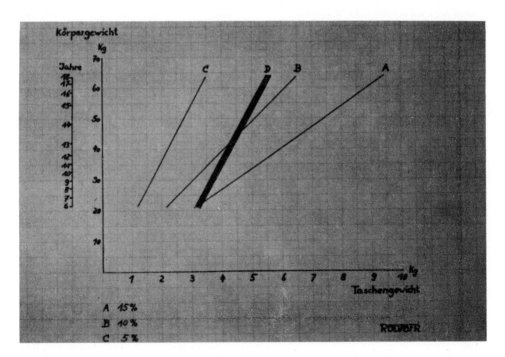

Abb. 1: Relation des Schultaschengewichts zum Körpergewicht. Günstige Einstellung der Wirbelsäule bei Linie D.

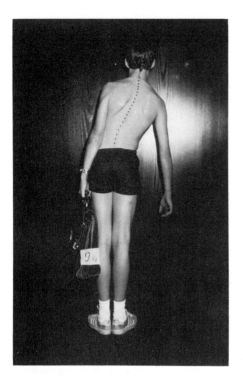

Abb. 2: Schwere Schultasche in der Hand getragen.

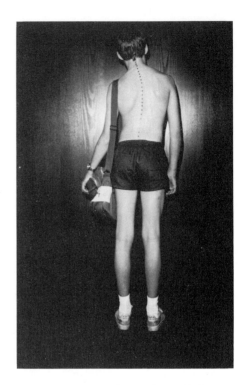

Abb. 3: Schwere Schultasche als Umhängetasche getragen.

scheint glücklicherweise überwunden zu sein.

Je älter die Schüler werden, umso leichter werden die Schultaschen. Die älteren Schüler werden vom Lehrer nicht mehr kontrolliert; die Bücher bleiben zu Hause oder in der Schule. Muß sich der 20-30 kg schwere junge Schüler mit einem Taschengewicht von 6-10 kg abmühen, beträgt das Taschengewicht des 50-60 kg schweren älteren Schülers nur 1,5-3 kg.

Bei einseitigem Tragen der Schultasche nimmt die Wirbelsäule eine entsprechende Korrekturstellung ein. Die Seitschwingung der Wirbelsäule geht zur Seite der leichten Umhängetasche hin und bei der schweren Umhänge- oder Handtasche zur Gegenseite.

Die Abb. 1 zeigt mit den Linien A, B und C das Verhältnis des Taschengewichts zum Körpergewicht entsprechend 15%, 10% und 5%. Lange Beobachtungen haben gezeigt, daß sich bei Gewichten der Linie D die Wirbelsäule lotgerecht einstellt. Bei längerem Tragen kann sich die Linie durch Ermüdung verschieben. Die Linie D läuft etwa im Bereich der 10%-Linie, so daß daraus resultiert, daß die Schulhandtasche und -umhängetasche etwa 10% des Körpergewichts betragen sollte. Größere und kleinere Taschengewichte sind ungünstig.

Die Schultasche wird auf dreifache Weise getragen:

1. in der Hand. Bei leichtem Gewicht hängen die Schulter und der Arm mit der Schultasche herab, bei größerem Gewicht wird der Tasche durch Überhängen des Körpers zur Gegenseite ein Gegengewicht entgegengebracht (Abb. 2).

2. Als Schulterumhängetasche. Bei leichtem Gewicht wird die Schulter hochgezogen, um das Herabrutschen des Riemens zu verhindern. Dagegen zieht die schwere Tasche die Schulter herab (Abb. 3).
3. Auf der Hüfte. Hier kommt es unabhängig vom Taschengewicht zur stärksten Fehlstellung des Körpers (Abb. 4).

Trotz der deutlichen Fehlbelastung der Wirbelsäule durch das Schultaschetragen glaube ich nicht, daß die Schultasche als Ursache für eine Skoliose in Frage kommt.

Dagegen spricht:

1. Skoliosen treten nicht vermehrt auf, wenn die Schüler vom Ranzen auf die Schultasche übergehen. Bei bestehender Skoliose kann die Schultasche sicher zusätzlich schädigend wirken, weil sie auf der Konkavseite und die Umhängetasche auf der Konvexseite getragen wird. Auch bei vermehrter Brustkyphose schädigt die Umhängetasche zusätzlich, weil die Schulter noch höher gezogen wird, um das Abrutschen des Riemens zu verhindern.
2. Gymnasiasten haben keinen größeren Skolioseanteil als Volksschüler.
3. Jeder Schüler bevorzugt eine Trageseite, eine vermehrte Skoliosezahl zu dieser Seite hin konnte nicht beobachtet werden.
4. Die Zeit, in der eine Schultasche insgesamt täglich getragen wird, ist seit Jahren immer kürzer geworden. Durch das Transportieren der Kinder mit Privatautos, Schulbussen und öffentlichen Verkehrsmitteln muß die Schultasche meist nur einige Minuten getragen werden. Zwischendurch wird die Tasche abgestellt.

Bedenkt man, daß der Schüler dann in vielleicht nicht körpergerechten Schulmöbeln in moderner Sitzhaltung mit Lendenkyphose und der vorgeschriebenen falschen Schreibhaltung 6-8 Stunden zubringt, kann die Schultasche nicht als Skolioseursache

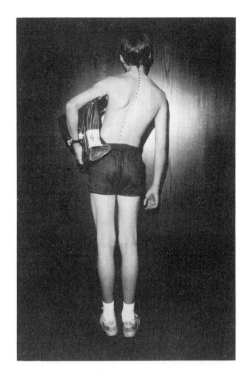

Abb. 4: Schultasche auf der Hüfte getragen.

angesehen werden. Hier gilt es vielmehr, durch aufklärende Hinweise die Schüler vor Haltungsschäden zu bewahren.

Hinweisen müssen wir auch auf den Haltungsschaden durch die modischen leichten Umhängetaschen, die von älteren Mädchen statt einer Schultasche und außerhalb des Schulwegs täglich über Stunden getragen werden. Hier kann es durch den Schulterschiefstand zu bleibenden Schäden kommen.

Die Schultasche ist trotz der deutlichen Beeinträchtigung der Wirbelsäule aus den genannten Gründen meines Erachtens nicht in der Lage, eine Skoliose zu verursachen.

Die Skoliose beim Klippel-Feil-Syndrom

von N. Walker und B. Suter

Das *Klippel-Feil*-Syndrom wurde 1745 durch *Haller*, ein Jahr später durch *Morjanie* beschrieben. Die Zuordnung zu den Autoren *Klippel* und *Feil* erfolgte aufgrund einer Publikation aus dem Jahre 1912. Die Differenzierungsstörung der Chorda dorsalis *(Töndury,* 1958) ist häufig mit anderweitigen Mißbildungen im Bereiche der Extremitäten, des zentralen Nervensystems und seiner Organe sowie von Herz, Lunge und Urogenitaltrakt vereinbar. Im eigenen Patientengut war ein halbjähriges Kind, das neben Schultergürtel- und Wirbelsäulenmißbildungen beidseitige Unterarmdefekte aufwies und ein Jahr später an einem Herzvitium verstarb. Relativ häufig, nämlich bei ca. 10% der Patienten sind weniger ausgeprägte radikuläre Störungen eruierbar, etwa im Sinne einer radikulären Thenaratrophie oder der segmentalen Hypoplasie eines einzelnen Fingers, z. B. des Daumens (*Walker*, 1981).

Eine der häufigsten Mißbildungen beim *Klippel-Feil*-Syndrom ist die Skoliose. 1919 unterschied *Feil* bereits drei morphologisch verschiedene Typen. Beim Typ 1 besteht eine Blockbildung mehrerer Wirbelkörper in Hals- und oberer Brustwirbelsäule, beim Typ 2 eine unterschiedliche Anzahl Fusionen von jeweils zwei Segmenten und beim Typ 3 ausgedehnte zervikale und hochthorakale Blockbildungen mit Differenzierungsstörun-

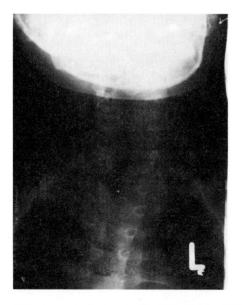 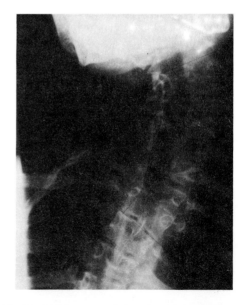

Abb. 1 und 2: Patient C. K., 1968, P.-Nr. 260887: Blockbildung von C 2 – Th 4, mit Wirbelkörper- und Bogendefekt C 7/Th 1, mit Rippenverschmelzung der ersten und zweiten Rippe rechts. Asymmetrische Verknöcherung.

gen auch in anderen Wirbelsäulenabschnitten. Anhand eines Krankengutes von 51 Patienten wurden die skoliotischen Verkrümmungen ausgemessen und die Entwicklung über 5 bis 30, im Durchschnitt über 17 Jahre verfolgt. Tatsächlich hatten 32 von 51 Patienten eine Skoliose von mehr als 10°. Bei 30 bestand distal der eigentlichen *Klippel-Feil*-Mißbildung, d. h. im thorakalen bis lumbalen Bereiche eine Skoliose, die als Sekundärkrümmung anzusehen ist und bei 10 kongenitale Veränderungen in BWS und LWS, die mit ausgeprägter skoliotischer Deformation in Verbindung standen. Von 41 Patienten, die bei der Langzeitstudie zur Beurteilung kamen, hatte die Hälfte keine Progredienz der Skoliose. Bei 17 kam es zu einer Progredienz der vorbestehenden Skoliose, bei drei Patienten entwickelte sich ohne Anfangsskoliose späterhin eine Verkrümmung. Typischerweise sind *Klippel-Feil*-Formen mit symmetrischem Wirbelblock ohne nennenswerte Skoliose. Sofern die Verkrümmung auch bei asymmetrischem Block im Lot ist, finden wir keine Progredienz der Skoliose. Sieben Patienten zeigten eine Zunahme der Skoliose von 10°, 7 von 10-20° und sechs von mehr als 20°. Die schwereren Zunahmen fallen vorwiegend in die Gruppe 3 nach der Einteilung von *Feil* und sind vorwiegend auf zusätzliche kongenitale Mißbildungen im thorakalen und lumbalen Bereiche zurückzuführen. Die Abb. 1 zeigt die prognostisch ungünstigen Veränderungen der asymmetrischen Defektbildung mit einseitiger Spange. Bei Blockbildung der gesamten Halswirbelsäule bis in die oberen Brustsegmente reichend, finden wir im pubertären Wachstumsschub eine Zunahme der Skoliose von ursprünglich 5° auf 60° und eine Ausbildung einer zunehmenden sekundären Verkrümmung in der Brustwirbelsäule, die zwischen dem 10. und 12. Lebensjahr von 38 auf 52° zunimmt. Die mißbildungsbedingte Schiefstellung des Kopfes fördert die Ausbildung der Sekundärskoliose, indem sie die Patientin zwingt, um horizontal sehen zu können, die Wirbelsäulenachse neben das Körperlot zu verschieben.
Operationsindikationen sind neurologische

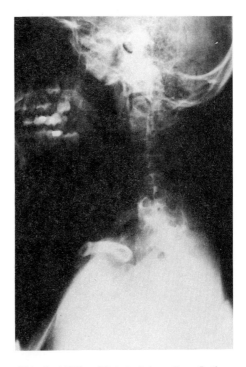

Abb. 3: HWS seitlich bei derselben Patientin.

Störungen und progrediente Wirbelsäulenverkrümmungen. In einem Falle eines 4jährigen Mädchens mit progredienter Tetraparese bei Wirbeldefekt zervikothorakal mit zunehmendem kyphotischem Abrutsch haben wir mit gutem Erfolg eine ventrale Span-Fusion durchgeführt, wobei regelmäßige Kontrollen erforderlich sind, um das weitere Wachstum der dorsalen Wirbelsäulenstrukturen zu überwachen. Bei einem ähnlich gelagerten Fall einer Parese bei einem 9jährigen Knaben wurde ebenfalls eine ventrale Span-Fusion von C 5-Th 1 durchgeführt, 15 Monate später kam es durch das Weiterwachsen der dorsalen Strukturen zum Kyphoseknick am oberen Spondylodesebezirk und zum Abrutsch der kranialen Halswirbelsäule. Es mußte in einer zweiten Operation die dorsale Fusion C 2 – C 7 ergänzend hinzugefügt werden. Dadurch kam die

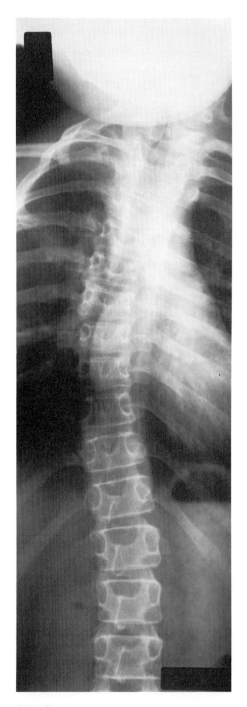

Abb. 4

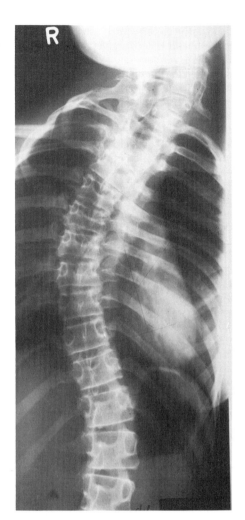

Abb. 5

Abb. 4 und 5: Progredienz der Sekundärskoliose von 38° im Alter von 10 Jahren, auf 52° im Alter von 12 Jahren bei derselben Patientin.

Kopfstellung sagittal aus dem Körperlot heraus, so daß auch hier der weitere Verlauf beobachtet werden muß. Nachdenklich stimmen Resultate aus früherer Zeit, bei denen im frühen Kindesalter (1½ Jahren) eine Span-Fusion zervikothorakal durchgeführt wurde, die ursprünglich wohl das Abkippen der Halswirbelsäule verhindert hat, zum späteren Zeitpunkt aber Ausgang einer grotesken Kyphoskoliose wurde, die Patientin starb im 32. Lebensjahr an den Folgen eines Herz-Lungen-Versagens.

In der Literatur sind lediglich Untersuchungen von *Hensinger* aus dem Jahre 1974, ebenfalls über 50 Patienten mit einem *Klippel-Feil*-Syndrom, zu berichten. Im eigenen Patientengut hatten 32 von 51 Patienten eine mehr als 10°ige Skoliose, 7 mehr als 20°, 6 mehr als 30°. Betroffen sind einerseits umschriebene zervikothorakale Blockbildungen mit ausgiebiger Sekundärkrümmung, die allerdings nur ausnahmsweise mehr als 30° auch im Langzeitverlauf ausmachen. Die *Klippel-Feil*-Syndrome der Gruppe 3 mit Mißbildungen im Bereiche der thorakalen und lumbalen Wirbelsäule sind nicht in diesen relativ gutartigen Verlauf einzubeziehen und sind besonders im Wachstumsalter kurzfristig auf progrediente Veränderungen zu kontrollieren. Wegen der Seltenheit dieser Fälle wäre eine Zusammenarbeit der Kliniken auf diesem Gebiet wünschenswert.

LITERATUR

Feil, A.: L'absence et la diminution des vertèbres cervicales (étude clinique et pathologique) : Le syndrom de reduction numérique cervicale. Thesis des Paris (1919).

Hensinger, R. N., J. E. Lang, D. M. Mac Ewen: Klippel-Feil-Syndrome: A Constellation of Associated Anomalies. J. Bone Joint Surg. 56 A, 1246 (1974).

Klippel, M., A. Feil: Un cas d'absence des vertèbres cervicales. Nov. Iconogr. Salpet., 25, 223, (1912).

Töndury, G.: Entwicklungsgeschichte und Fehlbildungen der Wirbelsäule. Die Wirbelsäule in Forschung und Praxis. Hippokrates, Stuttgart (1958).

Walker, N.: Der klinische Verlauf des Klippel-Feil-Syndroms. Z. Orthop. 1981 (im Druck).

2. Konservative Behandlung

Ergebnisse konservativer Skoliose-Therapie

von G. Anders und M. Menge

Skoliosen mit einem Verkrümmungswinkel unter 15 (bzw. 20) Grad, gemessen nach *Cobb*, werden heute in der Regel mit Krankengymnastik behandelt.

Bei Skoliosen, die einen Verkrümmungswinkel über 15 (bzw. 20) Grad bis einschließlich 50 Grad zeigen, reicht eine alleinige krankengymnastische Behandlung nicht aus. Hier wird zusätzlich eine Korsettversorgung nötig. Im Gebrauch sind das Lyoner-Korsett nach *Stagnara*, das Boston-Korsett *(Watts* und Mitarb., 1977), die Derotationsorthese nach *Chêneau* und das Milwaukee-Korsett *(Blount* und *Schmidt,* 1954), um die gebräuchlichsten zu nennen. Wir selbst verwenden die letzten drei, wobei wir beim Boston-Korsett und der Orthese von *Chêneau* erst über Kurzzeit-Ergebnisse verfügen. Nur von Patienten, die mit dem Milwaukee-Korsett behandelt wurden, liegen uns größere Zahlen vor.

Seit 1968 besteht an der Orthopädischen Universitätsklinik Bonn eine Sonderambulanz für Skoliosekranke. Bis März 1981 wurden hier 843 Patienten untersucht und zum Teil behandelt. Davon waren 662 weiblichen (= 78,5%) und 181 männlichen Geschlechts (= 21,5%). Aus der Gesamtzahl wurden 273 Krankheitsverläufe ausgesucht, die sich über wenigstens 22 Monate verfolgen ließen. Eine erste Auswertung war bereits im März 1975 erfolgt. Damals konnten die Unterlagen von 72 Patienten ausgewertet werden. Davon hatten 15 Kinder und Jugendliche eine rein krankengymnastische Behandlung und 57 zusätzlich ein Milwaukee-Korsett erhalten. Während der durchschnittlichen Behandlungsdauer von 34 Monaten besserte sich in 37 Fällen (51,4%) die Wirbelsäulenverkrümmung oder blieb gleich, bei 35 Patienten (48,6%) nahm sie zu. In dem Zeitraum von März 1975 bis März 1981 wurden 201 Patienten behandelt, im Durchschnitt 42 Monate lang; davon 57 nur mit Krankengymnastik und 144 zusätzlich mit einem Milwaukee-Korsett (Tab. I). Von diesen 144 zeigten 20 (= 13,9%) eine Besserung von 5 Grad und mehr, 58 (= 40,3%) blieben gleich, wenn man eine Meßfehlerbreite von ± 5 Grad annimmt, und 66 (= 45,8%) verschlechterten sich, davon 18 um 20 Grad und mehr. Es trat nicht nur eine Verschlechterung auf, wenn der Ausgangswinkel über 40 Grad lag, sondern auch bei

Tab. I: Ergebnisse konservativ behandelter Skoliosepatienten.

a) mit Milwaukee-Korsett und Krankengymnastik (n = 144).

	besser						schlechter				
Grad n. *Cobb*	20. u. m.	16-20	11-15	6-10	1-5	0	1-5	6-10	11-15	16-20	20 u. m.
Anz. d. Patienten	1	3	3	13	24	7	27	20	15	13	18

b) Krankengymnastik (n = 57)

	besser						schlechter				
Grad n. *Cobb*	20. u. m.	16-20	11-15	6-10	1-5	0	1-5	6-10	11-15	16-20	20 u. m.
Anz. d. Patienten	0	0	1	6	11	5	15	8	5	5	1

Tab. II: Anzahl der Patienten zu Beginn und bei Ende der Behandlung (n = 201).

Skoliosewinkel (nach Cobb)	≤20	21-30	31-40	41-50	51-70	71-80	90
Behandlungsbeginn	62	62	44	17	12	3	1
Behandlungsende	43	50	43	33	21	7	4

den Gruppen mit einer geringeren Verkrümmung, wie aus der Tab. II hervorgeht. Bis zum Ende der Behandlung bzw. der Beobachtungszeit trat eine deutliche Verschiebung in die Gruppen von 41 bis 50 Grad und von 50 bis 60 Grad ein (Abb. 1). Einen Krümmungswinkel über 50 Grad wiesen zu Beginn der Behandlung 16 Patienten auf, am Ende 32. Bei 16 Patienten war es also trotz Behandlung zu einer Verschiebung über die kritische Grenze von 50 Grad gekommen, bei der eine Operation heute bei einfachen Krümmungen allgemein empfohlen wird. Ein Teil der Patienten ist für die Operation vorgemerkt, ein anderer Teil lehnte sie ab.

Faßt man zusammen, so muß man feststellen, daß in nur 54,2% nach Milwaukee-Korsett-Behandlung eine Besserung oder ein Stillstand der Skoliose zu erzielen waren, in 45,8% dagegen eine Verschlechterung eintrat. Zum Vergleich hatten Götze und Mitarb. (1979) in einer retrospektiven Analyse bei 100 mit einem Milwaukee-Korsett versorgten Patienten nach einer wenigstens 2jährigen Behandlungszeit in einem

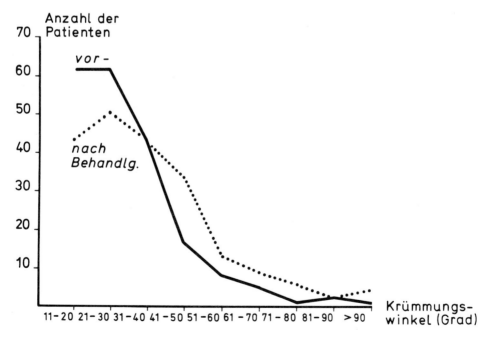

Abb. 1

Drittel der Fälle eine Korrektur gefunden, in 40% einen Stillstand der Progredienz und in 27% eine Verschlimmerung.

Versucht man eine Analyse der nicht gerade ermutigenden Ergebnisse, so kommt man zu dem Schluß, daß viele Faktoren zu einem Versagen führen können. Da man im wesentlichen nur die Progredienz einer Skoliose aufhalten kann, wie Nachuntersuchungen von *Moe* und *Kettleson* (1970) sowie *Edmonson* und *Morris* (1973) zeigten, muß das Korsett rechtzeitig gegeben werden. Die Diagnose muß so früh wie möglich gestellt werden. Bei der Verordnung des Korsetts sollten Arzt, Orthopädie-Mechaniker und Krankengymnast eng zusammenarbeiten. Dies war bei uns häufig nicht der Fall. Wegen Überlastung der eigenen Werkstatt erhielten die Patienten ein Rezept und das Korsett wurde außerhalb, oft in einer anderen Stadt, angefertigt. Von den Patienten wurde das Korsett oft nicht oder nur unzureichend getragen. Nicht selten beklagten sich hier die begleitenden Eltern über ihre Kinder. Nicht zu unterschätzen ist in diesem Punkt die psychische Komponente, die beim Boston-Korsett oder der Orthese von *Chêneau* sicher weniger ins Gewicht fällt, weil diese unauffälliger getragen werden können. Entsprechende ergänzende krankengymnastische Übungen wurden nur unvollständig ausgeführt. Die Befundkontrollen lagen zeitlich zu weit auseinander. Die Patienten wurden immer wieder von verschiedenen Kollegen betreut.

Eine Besserung der Situation und damit der Ergebnisse läßt sich nach unserer Auffassung nur durch kurzzeitige Kontrollen und die fortlaufende Behandlung durch ein gleichbleibendes, eingearbeitetes „Team" erzielen.

Zusammenfassung

Es wird über die Behandlungsergebnisse von 273 Skoliosepatienten, die 22 Monate und länger mit dem Milwaukeekorsett und Krankengymnastik oder nur mit Krankengymnastik behandelt wurden, berichtet. Als Schlußfolgerung ergeben sich Frühversorgung, kurzzeitige regelmäßige Überwachung und die „Betreuung" durch ein eingearbeitetes, möglichst konstantes „Team".

LITERATUR

Blount, W. P., A. C. Schmidt: Das Milwaukee-Korsett. Verh. dtsch. orthop. Ges. 41 (1954) 221.

Chêneau, J.: Persönliche Mitteilung, 1980.

Edmonson, A. S., J. F. Morris: Follow up study of Milwaukee-brace treatment in patients with idiopathic scoliosis. J. Bone Jt. Surg. 55 A (1973) 439.

Götze, H. G., D. Wenger, J. Heine: Langzeitergebnisse der funktionellen Skoliosebehandlung mit dem Milwaukee-Korsett. Med.-orthop.-Techn. 99 (2/79) 45.

Moe, J. H., D. H. Kettleson: Idiopathic scoliosis. Analysis of curve patterns and the preliminary results of Milwaukee brace treatment in one hundred sixty-nine patients. J. Bone Jt. Surg. 52 A (1970) 1509.

Watts, H. G., J. E. Hall, W. Stanish: The Boston Brace System for the treatment of low thoracic and lumbar scoliosis by the use of a girdle without superstructure. Clin. Orthop. 126 (1977) 87.

Indikationen und Grenzen in der Skoliosebehandlung mit dem Milwaukee-Mieder

von Th. Cermak und H. R. Schönbauer

Einleitung

Im Orthopädischen Spital Wien-Speising wurde das Milwaukee-Mieder zur konservativen Therapie der Skoliose erstmals 1956 eingesetzt. Während die Zeit von 1956 bis in die späten sechziger Jahre von der Suche nach dem optimalen Indikationsbereich geprägt war, wurde es von 1970 bis vor wenigen Jahren zum dominierenden konservativen Behandlungsinstrument für Skoliose bis zum Wachstumsabschluß.

Die Schwierigkeiten der konsequenten Versorgung und Übungsbehandlung sollen im folgenden erläutert und die zunehmende Verwendung von Derotationskorsetten begründet werden.

Krankengut

In unserem Krankengut wurden von 1956 bis dato 220 Patienten bei einem Durchschnittsalter von 12,7 Jahren mit einem Milwaukee-Mieder versorgt. Von diesen haben 99 die Behandlung so abgeschlossen, daß sie ausgewertet werden konnten, 76 brachen die Therapie vorzeitig ab, 19 führten sie auswärts weiter und 26 waren nach den folgenden Kriterien nicht verwertbar.

Auswertungskriterien

Beurteilt wurde die Aufrichtung oder Zunahme des Skoliosewinkels nach *Cobb*, sofern die Patienten das Mieder mindestens zwei Jahre getragen hatten und eine Röntgenkontrolle mindestens ½ Jahr nach gesichertem Wachstumsabschluß bzw. dem Ende der Miederbehandlung erfolgt war. 83 Fälle wurden im „klassischen" Indikationsbereich von 20°-50° nach *Cobb* behandelt, 16 im oberen Grenzbereich von 50°-60°.

Die Krümmungszunahmen häuften sich bei den im oberen Grenzbereich versorgten mit 44% gegenüber 21% bei im Normbereich behandelten, fünf Patienten wurden operiert.

Diskussion

Aufrichtung und Zunahme des Skoliosewinkels halten sich bei idiopathischen Skoliosen mit ± 11,5° die Waage, was in unserem Krankengut das Milwaukee-Mieder als Stabilisierungsmaßnahme während des pubertären Wachstumsschubes bestätigt, eine echte Abnahme der Verkrümmung aber nur in Einzelfällen erwarten läßt.

Tab. I: Behandlungsergebnisse nach Milwaukee-Mieder-Versorgung (Skoliosewinkel nach Cobb).

	P	∢	$\bar{x}$
Aufrichtung	27	5°-25°	11,5°
Zunahme	21	5°-35°	11,6°
	2	50°, 90°	(1 neuro-, 1 fibropathogene Skoliose)
unverändert	49	–	–

Vorzeitig abgebrochen wurde die Behandlung von 35% der Patienten, wobei sich der Anteil der Mädchen bei einem Durchschnittsalter von knapp unter 14 Jahren von 85% auf 95% gegenüber der Gesamtzahl erhöht. Hauptfaktor ist hier wohl der psychologisch störende Gestängeaufbau samt Halsring.

Zwei Fünftel dieser Patienten unterbrachen die Behandlung noch im ersten Jahr und waren samt Eltern wohl für eine technisch so aufwendige, prophylaktische Behandlung mit häufigen Kontrollen, Miederanpassungen und aktiven Übungen nicht zu motivieren oder zu uneinsichtig.

Aus dem ländlichen Bereich kamen 66% der Behandelten, von denen wiederum ein Drittel für die Kontrollen Entfernungen von teilweise weit über 100 km zurücklegen mußte.

Bei 13% war eine nur teilweise Miederbenützung dokumentiert, die tatsächliche Zahl liegt sicher höher.

Die Schätzungen der Behandler über mangelhafte aktive Übungen bewegen sich zum Teil deutlich über 50%. Um diese Schwierigkeiten der technischen Handhabung teilweise zu reduzieren, verwenden wir seit ca. 1977 Derotationskorsette, ursprünglich das Boston-Mieder, jetzt zunehmend das *Chêneau*-Mieder. Der Gestängeaufbau als einer der Hauptfaktoren des Behandlungsabbruches fällt bei diesem weg, die Derotation als Behandlungsprinzip setzt sich gegenüber der Aufrichtung auch immer mehr durch. Über die Ergebnisse wird hier noch berichtet.

Das Milwaukee-Mieder oder sein Gestängeaufbau in Kombination mit anderen Miederformen behalten aber ihre Indikation bei hochbogigen Skoliosen oder Gegenkrümmungen über Th 6 sowie bei kyphotischen Verkrümmungen wie z. B. beim M.*Scheuermann*.

LITERATUR

Blount, W. P., A. C. Schmidt: Das Milwaukee-Korsett. Verh. dtsch. orthop. Ges. 41 (1953) 221.

Blount, W. P., K. H. Müller: Möglichkeiten und Grenzen der nicht-operativen Skoliosebehandlung mit dem Milwaukee-Korsett. Der Orthopäde 1/4 (1973) 232.

Götze, H. G., J. Heine: Ergebnisse der konservativen Skoliosebehandlung mit dem Milwaukee-Korsett. Z. Orthop. 112 (1974) 1010.

Götze, H. G. und Mitarb.: Aufbau und Anpassen des Milwaukee-Korsettes. Hans Blum GmbH 1977.

Götze, H. G., D. Wenger, J. Heine: Langzeitergebnisse der funktionellen Behandlung mit dem Milwaukee-Korsett. Med. orth. Technik 2 (1979) 45.

Müller, K.: Das Milwaukee-Korsett und seine Indikationen. Z. Orthop. 114 (1976) 476.

Siguda, P., E. Röhm: Erfahrungen mit der Skoliosetherapie im Milwaukee-Korsett. Orthopädie-Technik 2 (1980) 26.

Wittenhorst, H. und Mitarb.: Behandlungsergebnisse mit dem Milwaukee-Korsett, Z. Orthop. 114 (1976) 484.

Vienna-Brace und andere Derotationsmieder in der konservativen Skoliosetherapie

von T. Drnek und H. Neugebauer

In den letzten Jahren wurde an unserer Abteilung in der konservativen Skoliose-Therapie das Milwaukee-Mieder weitgehend durch Derotationsmieder ersetzt. Anhand der guten Erfolge mit dem Boston-Brace versuchten wir nach demselben Derotationsprinzip auch eine optimale Korrektur der thorakalen Skoliose zu erzielen. In diesem Bemühen kam es über zahlreiche Zwischenversuche zur Entwicklung eines Mieders, das wir Vienna-Brace nennen.

Da die Beobachtungszeit der mit einem Vienna-Brace versorgten Patienten noch zu kurz ist, um eine exakte statistische Darstellung zu ermöglichen, beschränken wir uns derzeit auf eine Vorstellung des Mieders und werden zu einem späteren Zeitpunkt über unsere Erfahrungen damit berichten.

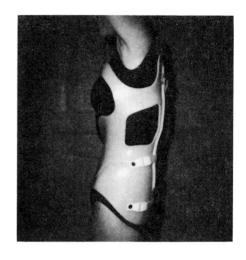

Abb. 2: Vienna-Brace (Seitansicht).

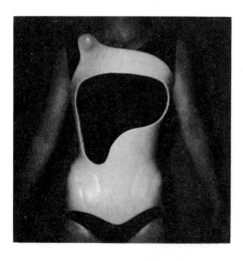

Abb. 1: Das Vienna-Brace, das sowohl aktiv – durch die Atmung – als auch passiv korrigierend wirkt.

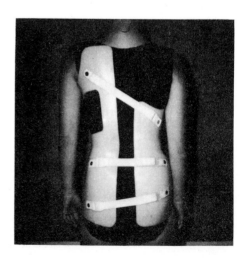

Abb. 3: Vienna-Brace von hinten.

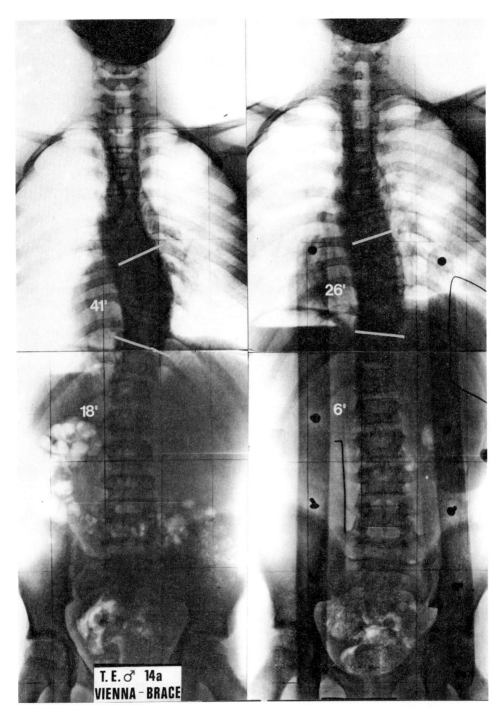

Abb. 4: 14jähriger Skoliosepatient vor und während der Vienna-Brace-Behandlung.

Das Vienna-Brace ist ein hohes Kunststoffmieder. Die Pelotten sind mit Draht markiert, so daß deren Positionskontrolle im Röntgen exakt durchgeführt werden kann.

Es handelt sich um ein asymmetrisches Mieder, welches sowohl aktiv – durch die Atmung – als auch passiv korrigierend wirkt (Abb. 1). Das Wirkungsprinzip des Vienna-Brace beruht auf einer Entdrehung des Rumpfes auf vier Ebenen gegeneinander: Becken – LWS – BWS – Schultergürtel. Die durch den Beckenkorb bedingte Aufrichtung des Beckens führt zu einer Verminderung der physiologischen Lendenlordose, wodurch die lumbale Derotation erleichtert wird. Im Beckenkorb wird das Becken durch eine vordere Spinapelotte und eine gegenüberliegende hintere Druckflächenpelotte derotiert. Im Bereich der LWS und BWS übt das Mieder an der konvexen Seite der Krümmung – unterhalb bis knapp zum Krümmungsscheitelwirbel – einen dorsotransversalen Druck aus, welcher durch zusätzliche flache Pelotten verstärkt wird. An der gegenüberliegenden Konkavseite wird zwecks Ermöglichung der Derotation bzw. des Seitenausgleiches ein Freiraum bzw. ein Fenster geschaffen sowie unter Umständen eine ventrale Gegenrotationspelotte.

Die Abdominalpelotte fördert durch ihre die lendenlordosevermindernde Wirkung die lumbale Derotation. Der ventrale Thoraxanteil ist breitflächig gefenstert. Der Schultergürtel wird asymmetrisch gehalten. Die dem Skoliosetypus entsprechende Schulter wird durch eine Reklinationspelotte der thorakalen Rotation entgegengedreht. Die Wirkung der ventralen Schulterreklinationspelotte kann gegebenenfalls durch eine gegenüberliegende dorsale Schulterpelotte verstärkt werden.

Das Vienna-Brace ist im Gegensatz zum *Chêneau*-Korsett dorsal geöffnet und wird mit einer Dreifach-Zuggurtung geschlossen, wobei die oberste eine Schrägzuggurtung ist, um die optimale Stellung des Mieders zu gewährleisten. Außerdem bedingt die dorsale Zuggurtung einen seitlichen Schiebedruck der Lumbalpelotte, welcher sich ebenfalls günstig auf die Korrektur der Lumbalskoliose auswirkt.

Wie die ersten Röntgenkontrollen nach der Miederversorgung ergeben, ist es uns gelungen, zufriedenstellende Korrekturen sowohl der thorakalen als auch der lumbalen Krümmungen zu erzielen, obwohl es sich um Patienten mit hohen thorakalen Krümmungen bzw. relativ hohem Knochenalter handelt (Abb. 4). Bei einem Teil der Patienten war die Diagnose Skoliose nämlich relativ spät gestellt worden, der andere Teil des Patientengutes war schon längere Zeit mit einem Milwaukee-Mieder versorgt. Bei den Letztgenannten führen wir die Miederabschlußtherapie mit dem Vienna-Brace durch, da anhand des kosmetischen Vorteiles das Vienna-Brace eher getragen wird als das Milwaukee-Mieder.

Bisher haben wir 38 Patienten mit einem Vienna-Brace versorgt und konnten damit zahlreiche Milwaukee-Mieder abbauen. Selbstverständlich gelten auch für diese Derotationsmröber die üblichen Behandlungsvorschriften über Tragdauer, Begleitgymnastik usw. wie für das Boston-Brace. Je nach Skolioseform setzen wir bei vorwiegend lumbalen Skoliosen das Boston-Brace ein, bei stärkerer thorakaler Gegenkrümmung und Lotabweichung das hochgezogene Boston-Brace und bei primär thorakalen Skoliosen das Vienna-Brace, wobei manchmal auch das Vienna-Brace auf der Basis eines Boston-Moduls Verwendung findet.
Letztlich bleibt natürlich auch ein Indikationsbereich für das Milwaukee-Mieder.
Es ist unser Bestreben, für jede Skolioseform Behandlungsindikation und Lebensalter das günstigste Mieder einzusetzen, um eine perfekte Korrektur zu erlangen.

Drei Jahre Erfahrungen mit dem Boston-Mieder

von F. Machacek

Im Dezember 1978 haben wir in Wien unsere ersten Erfahrungen in der Skoliosebehandlung mit dem Boston-Mieder mitgeteilt. Die Ergebnisse waren so erfreulich, daß wir dieses Mieder jetzt hauptsächlich zur konservativen Behandlung von Skoliosen einsetzen.
Das Wirkungsprinzip dieser Orthese darf inzwischen als bekannt vorausgesetzt werden. Durch eine spezielle, anatomisch sehr durchdachte Anordnung der Pelotten wird neben der Seitverbiegung vor allem die Rotation der Skoliose korrigiert.
Wir können jetzt auf eine knapp dreijährige Erfahrung mit diesem Mieder zurückblicken. In dieser Zeit haben wir einige Modifikationen vorgenommen, die ich Ihnen vorstellen möchte.
Im Bestreben, die häufigen, etwas höher liegenden Thorakal-Skoliosen ebenfalls zu korrigieren, haben wir das sogenannte „hochgezogene Boston-Mieder" entwickelt. Im wesentlichen war dazu ein Achselhalt sowie eine Korrekturrotation der Schulter erforderlich. Wir können dadurch einerseits höher liegende thorakale Krümmungen korrigieren, andererseits eine Skoliose wirkungsvoller ins Lot bringen.
Eine weitere kleine, aber sehr nützliche Verbesserung haben wir durch die Röntgenmarkierung der Pelotten erreicht. Wir glauben, daß nur dadurch ein wirklich ganz exakter Pelottensitz und damit die optimale Korrektur der Skoliose erreicht werden kann.
Wir überblicken bisher 305 Versorgungen mit dem Boston-Mieder. Ich konnte davon 203 Patienten nachuntersuchen. In den übrigen Fällen waren entweder nicht alle Unterlagen verfügbar oder die Versorgung geschah aus anderer Indikation, wie zum Beispiel Morbus *Scheuermann,* Rundrücken oder Spondylolisthese.
Die Sofortkorrektur im Mieder blieb bisher gleichbleibend zufriedenstellend. Diese erste Röntgenkontrolle führen wir im allgemeinen ein bis zwei Tage nach der Miederversorgung aus.

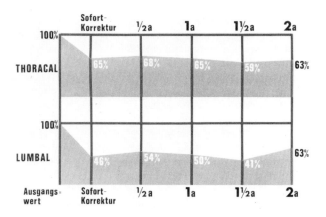

Abb. 1: Überblick über die Zwei-Jahresergebnisse nach Boston-Miederbehandlung.

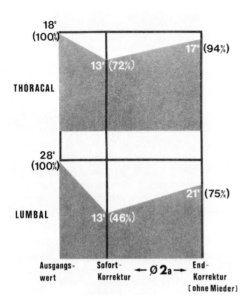

Abb. 2: Endergebnisse nach abgeschlossener Boston-Miederbehandlung.

Da sich die Pelotten durch ihre Kupferdrahtmarkierung im Röntgenbild genau abzeichnen, können wir noch während des stationären Aufenthaltes die Pelottenlage korrigieren.

Im Durchschnitt erzielten wir eine Korrektur der lumbalen Krümmung auf 46%, der thorakalen Gegenkrümmung auf 65% des Ausgangswertes.

Nach der Entlassung werden die Mädchen monatlich kontrolliert. Dabei wird zunächst auf den korrekten Sitz des Mieders sowie auf etwaige Druckstellen geachtet. Vor allem aber können persönliche Probleme besprochen und die Motivation zum Miedertragen gestärkt werden. Häufig werden auch einige ambulante Heilgymnastikstunden zur Auffrischung verordnet.

Röntgenkontrollen führen wir im Mieder halbjährlich durch. Bei unseren Patienten blieb dabei die Korrektur der lumbalen Krümmung bei etwa 50%, der thorakalen Krümmung bei 65% ziemlich konstant.

Da die Mädchen in diesem Alter sehr schnell wachsen und sich vor allem ihre Figur um Taille und Hüfte stark ändert, ist es oft schon nach einem Jahr unbedingt erforderlich, ein neues Mieder zu verordnen. Wir haben das früher vielleicht zu wenig beachtet, ersetzen aber in letzter Zeit jedes nicht mehr optimal passende Mieder sofort durch ein neues.

Vielleicht läßt sich dadurch die weitere Korrekturverbesserung nach 1½ Jahren erklären.

Der Korrekturverlust nach zwei Jahren hängt wohl damit zusammen, daß in dieser schwierigen Altersstufe und nach so langem Tragen des Mieders es den Mädchen einfach zu viel wird.

Es ist anzunehmen, daß das Mieder nur ausnahmsweise, wie vorgeschrieben, 23 Stunden am Tag getragen wird.

Bei 15 Patienten haben wir die Skoliosebehandlung mit dem Boston-Mieder beenden können. Wir orientieren uns dabei an der Reife des Handskelettes, dem *Risser*-Zeichen und dem Beenden des Längen- und Rumpfwachstums.

Die Röntgenkontrollen wurden ein viertel bis ein Jahr nach Weglassen des Mieders angefertigt. Sie sehen, daß die lumbale Krümmung gegenüber dem Ausgangswert immerhin um ¼ verringert ist. Die thorakale Gegenkrümmung konnte dagegen kaum bleibend verringert werden.

Nach drei Jahren Erfahrung mit dem Boston-Mieder-System glauben wir, daß es in seinem Indikationsbereich die derzeit effektivste konservative Korrektur einer Skoliose ermöglicht. Eine nicht beherrschbare Progredienz der Skoliose haben wir in diesem Mieder in keinem Fall gesehen. Der Korrekturverlust nach Beendigung der Miederbehandlung war zu erwarten, er hält sich aber durchaus in akzeptablen Grenzen.

Trotz dieser überwiegend positiven Erfahrungen mit dem Boston-Mieder möchte ich aber abschließend doch betonen, daß meiner Erfahrung nach jede Miederbehandlung der Skoliose eine sehr schwere Belastung für den Patienten darstellt, ja deren Belastbarkeit oft überschreitet.

Das Problem der konservativen Skoliosebehandlung ist daher mit dem Boston-Mieder noch keineswegs gelöst.

Das Boston-Korsett in der Behandlung der Skoliose

von M. Moritz und R. Bauer

Das Boston-Korsett stellt eine direkte Weiterentwicklung des Milwaukee-Korsettes dar. Auf die Herstellung und Anpassung dieser Orthese wird hier nicht weiter eingegangen.

Von April 1979 bis September 1980 wurden an der Universitätsklinik für Orthopädie in Innsbruck 60 Patienten mit einem Boston-Korsett versorgt, davon 56 Patienten mit einer idiopathischen Skoliose. Von diesen Patienten waren 19 Patienten mit einem EDF-Korsett oder Milwaukee-Korsett vorbehandelt worden. 37 Patienten wurden ohne Vorbehandlung primär mit einem Boston-Korsett versorgt. Die überwiegende Mehrheit der Patienten waren Mädchen (50 Mädchen, 6 Knaben). Bei Anlage des Korsettes betrug das Alter der Patienten 7,5 bis 16,5 Jahre, im Durchschnitt 13,6 Jahre.

Die Indikation zur Korsettversorgung bestand in einer flexiblen Krümmung bis 50 Grad mit ausreichendem Wachstumspotential, wobei der Scheitelpunkt der thorakalen Krümmung nicht über Th 8 liegen sollte. Abb. 1 zeigt die Verteilung der Scheitelwirbel.

Die Patienten wurden zur Fertigstellung des Korsettes und langsamen Gewöhnung daran eine Woche stationär aufgenommen. Am Ende des stationären Aufenthaltes wur-

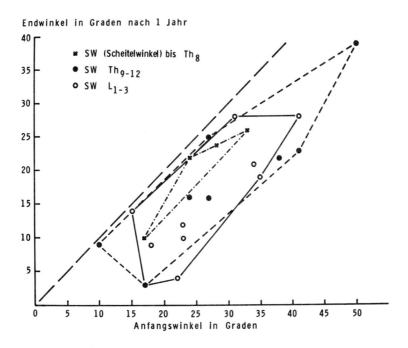

Abb. 1: Verteilung der Scheitelwirbel.

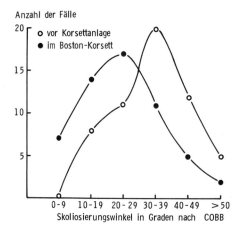

Abb. 2: Verteilung der Skoliosierungswinkel vor Korsettanlage und im Boston-Korsett. Die Linksverschiebung der Kurve mit den vollen Punkten zeigt den primären Korrektureffekt an.

de ein Röntgenbild mit gut sitzendem Korsett angefertigt, um den primären Korrektureffekt beurteilen zu können. Die Winkelwerte der Hauptkrümmungen lagen vor der Versorgung mit dem Boston-Korsett zwischen 15 und 61 Grad, im Mittel bei 33,6 Grad. Nach Korsettanlage lagen die Werte zwischen 3 und 53 Grad. Es konnte ein primärer Korrektureffekt von 0 bis 24 Grad erreicht werden, im Durchschnitt von 10,4 Grad. Dies entspricht bei dem durchschnittlichen Ausgangswert von 33,6 Grad einer Besserung des Winkelwertes um 30,9%. Abb. 2 zeigt die Verteilung der Skoliosierungswinkel vor Korsettanlage und im Boston-Korsett. Die Linksverschiebung der Kurve mit den vollen Punkten zeigt den primären Korrektureffekt an.

Es wurden nun die 14 mit EDF-Korsett vorbehandelten Patienten mit insgesamt 24 Krümmungskurven gesondert nachunter-

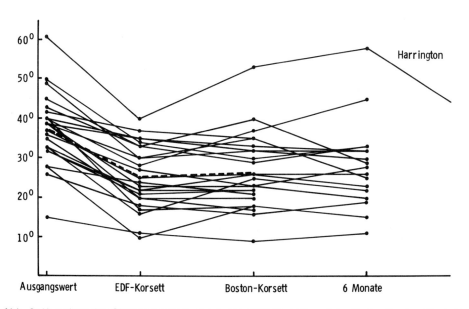

Abb. 3: Korrektur des Skoliosewinkels durch das EDF-Korsett und durch das Boston-Korsett.

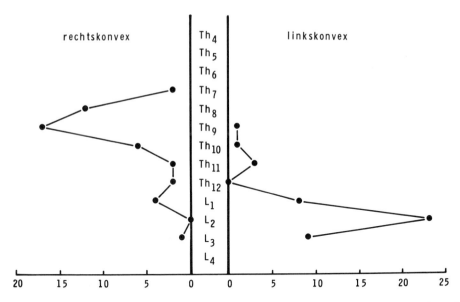

Abb. 4: Korrektur des Skoliosewinkels ein Jahr nach Beginn der Korsett-Therapie, aufgeteilt nach Höhe des Scheitelwirbels in drei Gruppen.

sucht. Die Ausgangswerte lagen wiederum zwischen 15 und 61 Grad, der Durchschnittswert lag jedoch etwas höher (37,5 Grad). Nach Anlage des EDF-Korsettes lagen die Werte zwischen 10 und 40 Grad, im Mittel bei 25,4 Grad. Nach Versorgung mit dem Boston-Korsett lag der Durchschnittswert bei 26,7 Grad (Winkelwerte von 9 bis 53 Grad). Es konnte somit durch das EDF-Korsett ein mittlerer Korrektureffekt von 12,1 Grad (32,2%), durch das Boston-Korsett ein mittlerer Korrektureffekt von 10,8 Grad (28,8%) erreicht werden. Abb. 3 zeigt die Korrektur des Skoliosierungswinkels durch das EDF-Korsett und durch das Boston-Korsett. Die gestrichelte Linie gibt den Mittelwert an. Nicht berücksichtigt ist hier jedoch die Progredienzneigung der idiopathischen Skoliose, da die Patienten unmittelbar nach Abnahme des EDF-Korsettes mit einem Boston-Korsett versorgt wurden, so daß kein neuer Ausgangswert vorliegt.

Die Nachkontrolle der mit Boston-Korsett versorgten Patienten erfolgte im Rahmen unserer Korsettambulanz, gemeinsam mit dem Orthopädietechniker. Bei gut sitzendem Korsett wurden die ambulanten Kontrollen in sechswöchentlichen Abständen durchgeführt. Ein halbes Jahr und ein Jahr nach Korsettversorgung wurden Röntgenbilder angefertigt. 13 Patienten mit 22 Skoliosekurven trugen das Korsett schon über ein Jahr, so daß das Einjahresergebnis mit dem Ausgangswert verglichen werden konnte. Mit Hilfe einer Korrelationsanalyse wurden alle Änderungen des Skoliosewinkels nachuntersucht. Es konnte ein Korrektureffekt von 1 bis 18 Grad erreicht werden, im Durchschnitt von 9,6 Grad. In Prozentzahlen ausgedrückt ergab sich ein Jahr nach Beginn der Korsett-Therapie bei einem durchschnittlichen Ausgangswert von 27 Grad eine Besserung des Skoliosewinkels um 35,5%. Es kam bei keinem Patienten zu einer Zunahme des Skoliosewinkels. Bei der bekannten Progredienzneigung der idiopathischen Skoliose muß dieses Ergebnis als zufriedenstellend betrachtet werden. Es wurde nun versucht, eine Korrelation zwischen Korrektureffekt und Höhe des Scheitelwirbels der Skoliosekurven herzustellen, da ja bekannt ist, daß das Boston-Korsett bei Verkrümmungen mit einem Vertex über Th 9 nicht empfohlen wird. Wegen der großen Streuung der Individualwerte sagt aber eine Analyse der Durchschnittswerte wenig aus. Es scheinen Skoliosekurven mit einem Scheitelpunkt knapp über Th 9 durch das Boston-Korsett nicht signifikant weniger beeinflußt zu werden als tiefersitzende Verkrümmungen. Abb. 4 zeigt die Korrektur des Skoliosewinkels ein Jahr nach Beginn der Korsett-Therapie, aufgeteilt nach Höhe des Scheitelwirbels in drei Gruppen. Es bleibt allerdings eine letzte Analyse der Ergebnisse noch offen, da noch zu wenig Daten vorliegen. Des weiteren zeigte sich, daß der Korrektureffekt der Haupt- und Nebenkrümmung etwa gleich groß und unabhängig ist von der Größe des Ausgangswertes.

Physiopathologische Grundlagen der Funktion des Münster-Chêneau-Mieders

von J. Chêneau

I. Einleitung

Die sogenannte „Chêneau-Orthese", einschalig und aus Polyäthylen bestehend, ist auch weitgehend die Folge der Arbeit von Prof. *Matthiaß,* und wir bezeichnen sie deshalb als Chêneau-Münster-Mieder. In den folgenden Zeilen möchten wir die Grundlagen ihrer Herstellung und Wirkung beschreiben.

II. Skoliose – und ihre Beziehungen zum Korsett

Wir nehmen als Beispiel eine rechtsthorakale linkslumbale kombinierte Krümmung. Eine Skoliose besteht nicht nur in einer Verformung der Wirbelsäule, sondern auch in Mißbildungen aller sich zwischen zwei bestimmten Ebenen befindenden Körperteile.

Neutrale Ebenen: Diese Ebenen bezeichnen wir „als neutrale Ebenen". Sie bilden die Grenzen zwischen dem deformiertem Rumpf und den unterhalb und oberhalb stehenden Körperteilen. Sie befinden sich in „Referenzposition", d. h. an der genauen Stelle, wo sie sich bei einer Person gleicher Körpergröße, die aber keine Wirbelsäulendeformierung hat, befinden sollten. Sie entsprechen den unteren und oberen Scheitelwirbeln, der die Skoliose angrenzenden Halbkurven. Sie werden unten durch die Beckenkämme, oben durch den 4. Thoralkalwirbel und die beiden 4. Rippen umgeben. Die von uns sogenannte Haltungsstütze des Korsetts umschließen sie fest und statisch, damit um sie eine Wanderung, wie um eine Scharniere, wie beim Umblättern des Buches, im Sinne der Krümmungsverbesserung möglich wird.

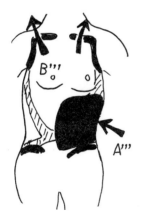 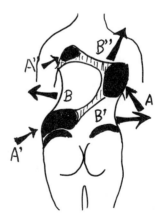

Abb. 1 (von vorne) und 2 (von hinten): Skoliosenbestandteile und Grundlagen der Korsettverbesserung: A. A'. A''. A''': Buckel, die den Konvexitäten entsprechen, und dynamisch (zentripetale Pfeile) durch die gegenüberstehenden Pelotten gedrückt werden. B, B', B'', B''': Hohlwölbungen, die den Konkavitäten entsprechen und mittels des Drucks der Pelotten und der gezielten Übungen danach streben, in Richtung der Korrektur zu expandieren (zentrifugale Pfeile).

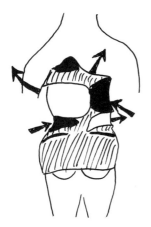 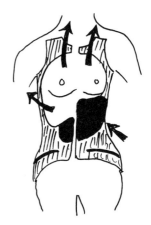

Abb. 3 und 4: Münster-Orthese. Man beachte, wie sie der theoretischen Orthese der Abb. 1 und 2 gleicht. Nur die sich zwischen den Buckeln erstreckenden Verbindungsstücke sind, aus Stärkegründen, breiter. Diese „Stärkestücke" stehen etwas weit von der Haut entfernt und bilden Expansionskammern, in die die Hohlwölbungen schon viel gewandert sind. Die oberhalb und unterhalb des Rumpfes stehenden ringförmigen, fetten Striche sind die Erhaltungsstütze, die die Rolle von Scharnieren spielen, um die die Korrektur verläuft.

Konvexitäten: Jede Konvexität entspricht einem Buckel, der stufenartig jeden Monat durch Modellierung der Druckpelotte und durch Zusatz von Schaumstoff nach medial verschoben wird.

Konkavitäten: An jeder Konkavität besteht eine breite Hohlwölbung, die unbedingt zur vollen Atemexpansion frei gehalten werden soll, damit durch die Atemtätigkeit die Korrektur der Hohlwölbung erfolgen kann. Jedesmal, wenn eine Hohlwölbung in unerwünschten Kontakt mit einem sie durchkreuzenden Korsett-Teil tritt, soll an diesem Niveau der Kunststoff erhitzt, erweicht und von der Haut entfernt werden. Damit werden die Expansionskammern frei und unangetastet.

III. Grundlagen der Verbesserung im Korsett

Die Münster-Orthese ist wie üblich nach Gipsabdruck und Abguß hergestellt. Sie verzichtet auf axiale Traktion. Sie besteht aus einer bestimmten Anzahl von Dreipunktsystemen, in unserem Beispiel vier Dreipunktsysteme, mit insgesamt acht Kontaktpunkten, vier dynamischen Druckpelotten und vier statischen Erhaltungslinien. Innerhalb des Korsetts soll der Patient Ausweichübungen im Sinne der Verminderung der Buckeln, der Expansion der Hohlwölbungen beim Einatmen, des Wachstums, durchführen.

IV. Indikationen

Die Orthese ist bei Skoliosen indiziert, deren Scheitelwirbel unter dem 5. thorakalen stehen. Sie kann auch in alten, starr skoliosierten Ischialgien und, im weiteren Sinne, in gewissen subakuten Ischialgien verwendet werden, indem die höhere Stütze den oberen Teil des Körpers in Richtung der Entlastung des beschädigten Teils der Bandscheibe verschiebt.

Zum Schluß scheint die Münster-Orthese mit etwa denselben Ergebnissen als die anderen schon lange bekannten Korsette viel weniger Belastung für die betroffenen, heranwachsenden und Jugendlichen zu versprechen. Aber ihre Herstellung und Pflege sind sehr schwer. Wir hoffen, daß in einer nahen Zukunft Fortschritte in den Kunststoffen und eine Modulherstellung, ähnlich dem Boston-Mieder, dieses Mieder wirksamer und leichter benutzbar machen werden.

Erfahrungen mit der Chêneau-Münster-Orthese

von F. Grill und J. Chêneau

Das *Chêneau*-Mieder ist eine Thorakolumbosakral-Orthese mit zwei Stütz- bzw. Neutrallinien. Becken und oberer Thoraxanteil werden gegen die Rotation fixiert. Diese sichere Fixierung ist Voraussetzung für eine erfolgreiche Derotationswirkung der Orthese. Eine Derotation ist also nur dann möglich, wenn die obere Stützlinie und die untere Stützlinie einander einen Gegenhalt liefern. Dazwischen kann dann nach dem Dreiflächensystem Druck und Entlastung so verteilt werden, daß daraus eine Derotationswirkung auf die Wirbelsäule erfolgt.

Mit Hilfe von Pelotten wird im Bereich der Konvexität der Skoliose auf den Rippenbuckel ein Druck ausgeübt, im Bereich der Konkavität wird Hohlraum geschaffen, damit eine Expansion der Hohlwölbung möglich wird, diese Expansion erfolgt durch die richtige Atemtechnik. Die Berücksichtigung und Einbeziehung der Atembewegung des Thorax als weitere dynamische Therapiekomponente muß besonders hervorgehoben werden. Die Atemexkursionen des Thorax sind daher auch beim Bau des Mieders zu berücksichtigen. Bei der Atmungsexkursion verändert sich die Stellung der Achsen der Rippenbewegung je nach Höhe der Etagen. Im Bereich der oberen Rippen kommt es zu einer Ausbreitung des Thorax besonders nach ventral und kranial, im Bereich der unteren Rippen kommt es eher zu einer Ausweitung des Thorax nach lateral. Die Erlernung der richtigen Atemtechnik ist genauso wichtig wie die regelmäßige Durchführung der heilgymnastischen Übungen. Es muß in die Hohlwölbung eingeatmet und vom Rippenbuckel weg ausgeatmet werden.

Die Herstellung der Orthese erfordert also eine genaue Planung, die Kenntnis der Pathophysiologie der skoliotisch verkrümmten Wirbelsäule und die Anfertigung eines Gipsmodells. Nach der Fertigung des Mieders muß die Orthese während der Behandlung etwa alle vier Wochen kontrolliert und der Pelottendruck erhöht werden.

Seit September 1980 wurden an der Kinderabteilung des orthopädischen Spitals in Wien 28 Chêneau-Miederversorgungen von Skoliosen durchgeführt. Bei allen 28 Fällen lag die Hauptkrümmung zwischen Th 6 und Th 12 und betrug im Durchschnitt 32 Grad nach *Cobb*. Schon bei der Erstversorgung konnte eine Korrektur der Hauptkrümmung um 37 Prozent erzielt werden. Acht Fälle waren vorher schon mit einem Milwaukee-Mieder versorgt gewesen. Nach der Versorgung mit dem Chêneau-Mieder konnte bei diesen Fällen eine so-

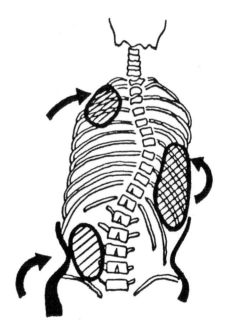

Abb. 1: Das Drei-Flächen-System zur derotierenden Korrektur der Wirbelsäule bei Skoliose.

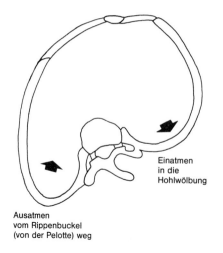

Abb. 2: Das Chêneau-Mieder erlaubt die Einbeziehung der Atembewegung des Thorax als weitere Therapiekomponente.

fortige weitere Verbesserung der Krümmung um 6 Grad im Durchschnitt erzielt werden. Sechs Fälle waren vorher mit einem Boston-Mieder versorgt worden. Während Skoliosen mit Krümmungsscheiteln von L 3 bis D 12 sich meist ideal mit dem Boston-Mieder versorgen lassen, zeigten sich bei höher gelegenen Hauptkrümmungen oft Schwierigkeiten, die sich auch durch Modifikationen des Mieders wie zum Beispiel durch den Einbau einer Axillarstütze nicht ideal beheben ließen. Fehlrotationen des Oberkörpers, Abweichungen der Wirbelsäule aus dem Lot und mangelhafte Beeinflussung von Krümmungen oberhalb von D 10 waren häufig festzustellen. Diese Mängel des Boston-Mieders sind dadurch zu erklären, daß sich das Boston-Mieder nur an den Beckenkämmen abstützt und ein entsprechender oberer Gegenhalt für die Rotation fehlt. Bei sechs dieser Fälle, die schließlich mit dem Chêneau-Mieder versorgt wurden, zeigte sich eine Verbesserung der Krümmung um durchschnittlich 9 Grad.

Lang- und mittelfristige Ergebnisse zeigen eine Korrektur thorakaler Krümmungen von 50 Prozent nach etwa einem Jahr und 53,5% nach zwei Jahren. Bei den thorakolumbalen Krümmungen ergibt sich eine Korrektur sogar von 55,7% nach 12 Monaten.

Bezüglich der Verträglichkeit und des Ankommens bei den Patienten war es natürlich klar, daß das Mieder gegenüber dem Milwaukee-Mieder von allen Patienten bevorzugt wurde, da es keine Kinnpelotte hat und unsichtbar unter dem normalen Gewand getragen werden kann. Aber auch im Vergleich mit dem Boston-Mieder schnitt das Chêneau-Mieder besser ab. Das Aus- und Anziehen ist einfach, die Patienten benötigen keine Hilfsperson, da sämtliche Verschlüsse vorne liegen. Das bringt vor allem im Schulbetrieb große Vorteile. Ein weiterer Vorteil ist, daß im Gegensatz zum Boston-Mieder das Chêneau-Mieder nicht verrutschen und daher auch nie fehlerhaft angezogen werden kann.

Insgesamt hat sich die Chêneau-Münster-Orthese als wirksames Mieder in der Skoliosebehandlung erwiesen. Indikation für das Chêneau-Mieder sind thorakale, thorakolumbale und kombinierte Skoliosen.

Tab. I: Zwei-Jahres-Ergebnisse der Behandlung mit dem Chêneau-Korsett.

	n	prä	post	% Korrektur (Miederübernahme)
thorakale Krümmung	28	32	21	37%
lumbale Krümmung		23	8,2	65%

Tab. II: Frühergebnisse der Behandlung mit dem Chêneau-Korsett.

	n	prä	primär Korr.	% Korr.	6 Monate	% Korr.	12 Monate	% Korr.
thorakale Krümmungen	63	30,8°	24,8°	19,4	23,9°	22,4	15,3°	50,3
thorakolumbale Krümmungen	14	28,6°	14,2°	50,4			13,8°	55,7
lumbale Krümmungen	60	25,5°	19,5°	23,6	16,3°	35,9	14,8°	41,9

Unser derzeitiges therapeutisches Vorgehen bei der Miederbehandlung von Skoliosen ist daher wie folgt: Skoliosen mit einem Scheitelwinkel oberhalb Th 6 werden nach wie vor mit einem Milwaukee-Mieder versorgt, Skoliosen mit einem Scheitelwinkel der Hauptkrümmung zwischen Th 6 und Th 12 werden mit dem *Chêneau-Mieder versorgt. Skoliosen mit einem Scheitel im Bereich der LWS bis Th 12 werden mit dem Boston-Mieder behandelt.*

LITERATUR

Blount, W. P., H. P. Müller: Die nichtoperative Behandlung der Skoliose mit dem Milwaukee Korsett. Orth. Praxis 8 (1972) 139.

Chêneau, J., J. Heine, H. J. Lucas, H. H. Matthiass: Erfahrungen in der Behandlung der Skoliose mit der Orthese nach Chêneau. Wissenschaftliche Ausstellung, DGOT-Kongreß Münster 1980.

Chêneau, J.: Die Derotationsorthese n. Chêneau. (Chêneau-Korsett, Kurs in Tübingen 1981).

Gaubert, J., J. Chêneau, J. Bec, P. Beteille: Das Plexiglaskorsett in der Behandlung der Skoliose. Unveröffentl. Manuskript (Tagung der deutschen, österreichischen und schweizerischen Gesellschaft für manuelle Medizin), Basel 1970.

Matthiass, H. H., H. Lucas, B. Benkelberg: Erste Erfahrungen mit der Derotationsorthese von Chêneau. Med. Orthop. Technik 99, 2 (1979) 64-77.

Matthiass, H. H.: Die Derotationsorthese nach Chêneau. in: Communication zwischen Partnern, Teil 2, Heft 11, Skoliosen. Verlag Bundesarbeitsgemeinschaft Düsseldorf, 1980.

Psychologische Aspekte der Skoliosetherapie mit Milwaukee- und Chêneau-Korsett

von P. Siguda, M. Menn-Hauptvogel, D. Hauptvogel und K. Mitzkat

Skoliose-Patienten werden in der Orthopädischen Univ.-Klinik Tübingen in einer Sonderambulanz betreut. Von ihnen wurden 20 Milwaukee-Korsett-Trägerinnen und 13 Mädchen, die mit einem Chêneau-Korsett versorgt worden waren, befragt. Das Durchschnittsalter der Mädchen mit Milwaukee-Korsett lag bei 15 Jahren, das der zweiten Gruppe bei 14 Jahren. Die Schulbildung der Mädchen, der soziale Status der Eltern und die Ausprägung der Skoliose waren bei beiden Patientengruppen annähernd gleich. Ins Gewicht fallende Unterschiede bestanden jedoch in der Dauer der Behandlung, das Milwaukee-Korsett war durchschnittlich für 3½ Jahre, das Chêneau-Korsett erst für durchschnittlich sechs Monate benutzt worden. Die Daten der Mädchen mit Milwaukee-Korsett wurden durch ein Interview mit zwei Diplomanden der Psychologie sowie durch einen Fragebogen gewonnen. Die Chêneau-Gruppe wurde lediglich durch einen standardisierten Fragebogen erfaßt. Von den 16 Mädchen sandten 13 die Bögen vollständig ausgefüllt zurück. Die Auswahl der Patienten erfolgte nach der räumlichen Entfernung von Tübingen (60 km Umkreis).

Im Fragebogen wurden folgende Bereiche behandelt:

1. Compliance
2. Motivation für die Compliance
3. Einfluß und Beteiligung der Eltern an den therapeutischen Maßnahmen
4. Beeinträchtigung durch das Korsett
5. Kognitive Auseinandersetzung mit der eigenen Skoliose und deren Folgen
6. Persönlichkeitsstruktur der Patienten
7. Sozialverhalten.

Bis auf wenig statistisch gesicherte Daten ist die Studie im jetzigen Stadium lediglich im Sinne einer Trendanalyse auszuwerten.

1. Compliance

Unter Compliance versteht man das Befolgen von medizinisch-therapeutischen Anweisungen. Alle Patienten sollten das Korsett für 23 Stunden am Tag tragen. Das Milwaukee-Korsett wurde jedoch nur durchschnittlich für 17,3, das Chêneau-Korsett für 21,9 Stunden benützt. Von den 20 Milwaukee-Korsett-Trägerinnen benutzten 12 die Orthese in der Schule, während 12 von 13 Mädchen das Chêneau-Korsett auch während des Unterrichts anhatten. Auch in bezug auf die Krankengymnastik waren die Mädchen im Chêneau-Korsett eifriger. Während die Milwaukee-Gruppe bei einer Streuung von 0-40 Minuten täglich für 11 Minuten übte, betrug der Wert bei der Vergleichsgruppe bei einer Streuung zwischen 0 und 30 Minuten 20 Minuten pro Tag. Die Zahl der Kinder, die ihre Gymnastik täglich ausführten, war bei den Chêneau-Patienten doppelt so groß wie bei den anderen Mädchen.

2. Motivation für die Compliance

Wie zu erwarten, führten die Jugendlichen die Anordnung des Arztes besonders sorgfältig aus, wenn bei ihnen Hoffnung auf Besserung der Wirbelsäulenerkrankung oder die Angst vor Verschlimmerung bzw. Operation besonders groß war. Die Furcht vor einer Verschlimmerung war bei den Mädchen mit Chêneau-Korsett doppelt so groß wie bei der Vergleichsgruppe. Dies kann darin eine Erklärung finden, daß beim Anpassen des Chêneau-Korsetts eine einwöchige stationäre Behandlung stattgefunden hatte, bei der Gelegenheit bestand, Patienten kennenzulernen, die einer operativen Behandlung bedurften.

3. Einfluß und Beteiligung der Eltern an den therapeutischen Maßnahmen

Bei den Mädchen mit *Chêneau*-Korsett fand sich nur ein Kind, das von den Eltern angehalten werden mußte, das Korsett zu tragen, während dies bei der Milwaukee-Gruppe bei fast der Hälfte der Mädchen notwendig war. Auch bei der Gymnastik mußten die Mädchen mit Milwaukee-Korsett doppelt so häufig ermahnt werden. Bei fast allen Kindern waren auch die Väter weitgehend um die Durchführung der Therapie bemüht.

4. Beeinträchtigung durch das Korsett

Um diesen Fragenkomplex abzuklären, wurden den Patientinnen Verrichtungen des täglichen Lebens geschildert, über die sie entsprechende Angaben zu machen hatten. Dabei zeigte es sich, daß bei Alltagstätigkeiten und leichten sportlichen Übungen 20 Prozent der *Chêneau*-Patientinnen Beschwerden hatte, während dies bei Benutzung des Milwaukee-Korsetts in 50 Prozent der Fälle angegeben wurde. Als unangenehme Begleiterscheinung des Korsett-Tragens wurde von den Mädchen folgende Reihenfolge mit zunehmender Belästigung angegeben:

Chêneau
1. Wenig Bewegungsfreiheit
2. Schwitzen
3. Sichtbarkeit
4. Reiben und Drücken

Milwaukee
1. Reiben, Drücken
2. Schwitzen
3. Sichtbarkeit
4. Wenig Bewegungsfreiheit.

Erstaunlich ist, daß Reiben und Drücken bei dem engen *Chêneau*-Korsett wenig stören soll, während die Einschränkung der Bewegungsfreiheit durch das Milwaukee-Korsett

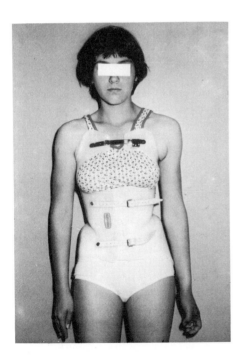
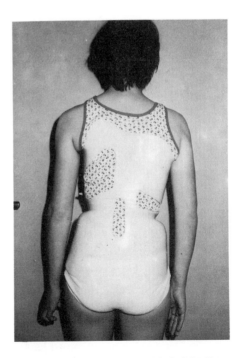

Abb. 1a und 1b: Bei konservativ zu behandelnden Skoliosen, deren Scheitelwirbel nicht über TH 8 liegt, kann das *Chêneau*-Korsett zur Anwendung kommen.

an letzter Stelle stand. Die Jugendlichen im Milwaukee-Korsett erachten ihre Skoliose selbst nicht als stark sichtbar, fühlten sich jedoch für ihre Umgebung durch das Korsett wesentlich auffälliger als die Vergleichsgruppe.

5. Kognitive Auseinandersetzung mit der eigenen Skoliose und deren Folgen

Etwa die Hälfte der Milwaukee-Korsett-Trägerinnen nahm an, daß sie sich ohne Erkrankung und ohne Notwendigkeit, ein Korsett zu tragen, in ihrer Persönlichkeit anders entwickelt hätten. Der gleichen Ansicht waren drei von 13 Mädchen mit *Chêneau*-Korsett. Fünf Mütter von Milwaukee-Korsett-Trägerinnen hatten den Eindruck, daß sich ihre Tochter seit Beginn der Therapie stark verändert hätte, während dies bei der Vergleichsgruppe nur einmal der Fall war. Nach eigenen Angaben litten von den Milwaukee-Patienten zwei stark unter ihrer Erkrankung, während dies drei Mädchen im *Chêneau*-Korsett berichteten. Einen Leidensdruck durch das Korsett fühlten sechs Patientinnen im Milwaukee-Korsett und vier Patientinnen im *Chêneau*-Korsett.

6. Persönlichkeitsstruktur der Patienten

Die Persönlichkeitsstruktur der Probanden wurde mit den Hamburger Neurotizismus Extraversions-Skalen untersucht. Ins Gewicht fallende Unterschiede zur Normalpopulation fanden sich bei den Probandengruppen nicht.

7. Sozialverhalten

In bezug auf die soziale Integration fand sich zwischen beiden Gruppen kein deutlicher Unterschied.
Bringt man die Befolgung therapeutischer Anordnungen in Zusammenhang mit dem Ausmaß der Zu- und Abnahme der Wirbelsäulenverbiegung, läßt sich zeigen, daß die Patienten, die das Korsett regelmäßig trugen, die Gymnastik ausführten und häufig zum Schwimmen gingen, ein deutlich besseres Behandlungsergebnis aufweisen als Mädchen, die die Anordnungen nur säumig befolgten. Die Korrelation war bei den Mädchen im Milwaukee-Korsett deutlicher. Dies dürfte durch die eindeutig längere Behandlungsdauer zu erklären sein. Weiterhin kann summarisch gesagt werden, daß sich die Mädchen durch das *Chêneau*-Korsett weniger belästigt fühlten und es daher wohl auch williger aufnahmen. Nicht vergessen werden darf jedoch die Dauer der Behandlung, die bei den Mädchen im Milwaukee-Korsett bereits zu einer Aufgabe der Hoffnung auf kosmetische Korrektur geführt haben kann, während bei kurzer Behandlung noch ein starker Optimismus bestehen kann. Im Umfeld der Befragung fiel den Interviewern auf, daß man sehr häufig Fragen stellte, die vom Arzt während der Verordnung des Korsetts besprochen worden waren, oder deren Antwort leicht den mitgegebenen Merkblättern entnommen werden konnte. Im wesentlichen ging es um die Ursache der Erkrankung, ob die Erkrankung durch Ernährungsverbesserung geheilt werden könne, und ob das Korsett ganztägig getragen werden müsse. Die Mahnfunktion des Milwaukee-Korsetts war den meisten Patienten trotz mehrfacher Erklärung offensichtlich nicht klar geworden. Im Brennpunkt des Patienteninteresses während der ambulanten Untersuchung und Betreuung stand eindeutig die Entwicklung der Seitverbiegung. Wir stellen fest, daß es bei der ambulanten Untersuchung nicht genügt, die klinisch relevanten Befunde zu kontrollieren und das Korsett zu korrigieren, sondern dem Patienten muß zum wiederholten Male der Sinn der Therapie dargelegt werden. Übungsteile aus dem krankengymnastischen Programm müssen dem Untersucher vorgeturnt werden, da nur so zu erfahren ist, wieweit die richtigen Übungen durchgeführt und vom Patienten beherrscht werden. Des weiteren muß der Patient noch mehr Gelegenheit erhalten, zu berichten, wie er im Alltagsleben mit seinem Korsett zurechtkommt. Die Kommunikation zwischen den Patienten ist zu fördern, damit die Jugendlichen ihre eigenen Erfahrungen austauschen können. Da bei den Patienten kein Krankheitsgefühl besteht, der

Rücken nicht schmerzt, keine eindeutige Behinderung besteht, und sich die Umwelt bei den leichten Ausprägungsbildern der Erkrankung an die kosmetische Auffälligkeit gewöhnt hat, ist es sehr schwer, die Patienten dazu zu bringen, die konservative Behandlung der Skoliose korrekt auszuführen. Nicht selten versichern vermeintlich wohlmeinende Freunde, daß sich die Skoliose im zunehmenden Alter verwachsen werde, und daß das Korsett doch wirklich scheußlich sei.

LITERATUR

Buggel, F., F. Baumgärtel: Hanes-Test für Kinder und Jugendliche. Hogrefe-Verlag (1972) Göttingen.

Eulert, J., H. Mau, P. Siguda: Beratung von Skoliosekranken. Rehabilitation 18 (1979) XVII-XXIV.

Jäger, R. et al.: Mannheimer biographisches Inventar. Hogrefe-Verlag (1973) Göttingen.

Kaminski, G., H. M. Walleczek: Fragebogen im Rahmen eines Projektes über psychosoziale Probleme im Umkreis der operativen Skoliosebehandlung. Durchgeführt am Psych. Institut der Universität Tübingen (1976).

Fertilitätsuntersuchungen nach Mieder-Hormon-Therapie

von H. Neugebauer

1967 habe ich im Rahmen dieser Vereinigung erstmals auf die praktische Möglichkeit einer hormonellen Wachstumsbremsung bei idiopathischen Skoliosen hingewiesen und diese Methode als Mieder-Hormon-Therapie bezeichnet. Seither sind 14 Jahre vergangen und außer mir haben auch schon andere Autoren die Methode durchgeführt und über gute Ergebnisse berichtet.

Ein gewisses Problem in all diesen Jahren war jedoch immer die Frage nach den etwaigen Nebenwirkungen der Hormonbehandlung, wobei man in erster Linie an eine Störung der endokrinen Entwicklung der jungen Mädchen dachte.

Solche Störungen sind keineswegs leicht festzustellen, da man bei einem mit Hormonen behandelten Mädchen ja im nachhinein nicht sagen kann, ob sie ohne Behandlung mehr oder weniger Dismenorrhoen gehabt, einen größeren oder kleineren Busen bekommen hätte, ein mehr oder weniger feminines Extérieur, ob sie dicker geblieben oder dünner geworden wäre und lediglich die Endgröße läßt sich mit einiger Sicherheit berechnen, so daß man auf eine Wirksamkeit oder Unwirksamkeit der Hormonbehandlung in dieser Richtung doch schließen kann.

Die letzthin entscheidende Frage für ein junges Mädchen, das sich einer Hormontherapie unterzieht, ist jedoch die Frage nach der späteren Fertilität. Wenn eine junge Frau gesunde Kinder zur Welt bringt, kann man mit Fug und Recht annehmen, daß keine gravierenden Störungen des Hormonhaushaltes vorliegen. Da die Mieder-Hormon-Therapie in einem Alter zwischen 10 und 14 Jahren beginnt und seit den ersten Fällen, wie erwähnt, 14 Jahre vergangen sind, ist ein Teil der behandelten Mädchen bereits in einem gebärfähigen Alter. Ich habe daher gemeinsam mit zwei Gynäkologen jene 33 Mädchen befragt und nachuntersucht, die inzwischen im Durchschnitt 21 Jahre alt geworden sind.

Bei neun dieser Mädchen war die Hormonbehandlung vor Eintritt der Menarche eingeleitet worden, bei vier zum Zeitpunkt der Menarche, bei den übrigen 20 6-24 Monate nach der Menarche.

Die Beurteilung der Fertilität stößt heutzutage bei jungen Frauen natürlich auf ein sehr großes Hindernis, da viele von ihnen ständig oder zeitweise, gleichgültig, ob verheiratet oder nicht, die „Pille" nehmen. Die Fertilität kann natürlich nur bei solchen beurteilt werden, die keine Kontrazeptiva verwenden und mehr oder minder regelmäßig Geschlechtsverkehr haben. 11 junge Frauen mit regelmäßiger Pilleneinnahme mußten daher aus der Statistik ausgeschieden werden, so daß 22 überblieben, von welchen 17 keine Kontrazeptiva verwendeten und fünf einnahmefreie Intervalle hatten. Diese 22 Frauen, die alle eine Skoliose haben und seinerzeit mit der Mieder-Hormon-Therapie behandelt worden waren, hatten bei einem Durchschnittsalter von 21 Jahren bereits zehn Schwangerschaften. Zum Zeitpunkt der Untersuchung waren acht, heute bereits neun, gesunde Kinder geboren. Einmal erfolgte ein Abortus im 3. Monat; zwei dieser Frauen stehen wegen Amenorrhoe in gynäkologischer Behandlung.

Dieses Ergebnis ist in beiden Richtungen beachtenswert. Auf der einen Seite muß man annehmen, daß die beiden Amenorrhoen und vielleicht auch der Abortus auf die Hormonbehandlung zurückzuführen sind, was bei der relativ kleinen Zahl immerhin 13,5% ausmacht. Natürlich gibt es zahlreiche andere Ursachen für das Ausbleiben der Regel, doch soll man sich damit keine Ausreden verschaffen. Auf der anderen Seite liegt die Zahl der Lebendgeburten für junge Mütter bis 21 Jahre in Österreich

Tab. I: Überblick über 33 hormonbehandelte Patientinnen.

Hormonbehandlung bei	33 Pat.
Kontrazeptiva nehmen	11 Pat.
Möglichk. d. Schwangerschaft bei	22 Pat.
schwanger wurden	10 Pat.
gesunde Kinder (5♂, 4♀) bekamen	9 Pat.
Abortus im 3. LM	1 Pat.
noch Amenorrhoe bei	2 Pat.

nach dem demographischen Jahrbuch bei 19,9%, was eine durchschnittliche Geburtenerwartung von vier für die restlichen 20 Mädchen ergeben würde. Diese haben aber trotz ihrer Jugend bereits neun Kindern das Leben geschenkt; fünf Knaben und vier Mädchen (Tab. I).

Zusammenfassend können wir also feststellen, daß, soweit man aus der relativ kleinen Zahl Rückschlüsse ziehen darf, die Fertilität bei fast 90% der behandelten Mädchen keineswegs gestört erscheint, daß man aber bei einem kleinen Prozentsatz unter Umständen doch damit rechnen muß. Jede Therapie, die wirksam ist, hat auch gewisse Nebenwirkungen und Gefahren; auch für die Mieder-Hormon-Therapie gilt es daher, Wirksamkeit und Risiko entsprechend abzuwägen und vor Beginn der Behandlung mit den Patientinnen und deren Eltern ein aufklärendes Gespräch zu führen.

Die Zusammenarbeit mit dem Gynäkologen und einem Endokrinologen aber sollte eine Conditio sine qua non sein.

Das EDF-Korsett in der Behandlung der Skoliose

von J. Ecker und H. Erschbaumer

Das EDF-Korsett stellt eine Weiterentwicklung des Abbot-Gipses dar. Cotrel hat die EDF-Gipstechnik 1964 angegeben und sie nach den Korrekturprinzipien Extension, Detorsion und Flexion laterale bezeichnet. An der Orthopädischen Klinik Innsbruck wird das EDF-Korsett seit 1968 zur konservativen Therapie idiopathischer Skoliosen zwischen 25°-50° nach *Cobb* eingesetzt. Das Korsett wird an dem in maximaler Korrektur gelagerten Patienten ungepolstert angelegt. Zur Erreichung einer maximalen Korrektur liegt der Patient in Rückenlage mit leicht gebeugten Hüften im *Cotrel*-Rahmen. Es werden dann die beiden Beckenzügel sowie die modifizierte Glissonschlinge am Kopf angelegt und Extensionszug ausgeübt. Der Derotationszügel, von dorsal und konkavseitig aus ziehend, übt einen Druck auf die Konvexseite der Krümmung aus. Ein dreiteiliger Schulterriemen, durch den Bereich der konkavseitigen Achsel ziehend, vervollständigt die Anordnung. Mit nach Maß zugeschnittenen Longuetten wird nun das Rumpfkorsett unter primärem Freilassen des von *Cotrel* empfohlenen Korsettfensters angelegt.

Vom 1.5.1968 bis zum 30.4.1981 wurden bei 238 Patienten insgesamt 890 EDF-Korsette (Tab. I) angelegt, wobei bei 25 Patienten aufgrund der im Operationsbereich liegenden Krümmungswerte die EDF-Behandlung als präoperative Korrekturmaßnahme diente.

69 Patienten mit einem EDF-Behandlungszeitraum zwischen 13 und 74 Monaten wurden 1-10 Jahre nach Korsettabbau nachuntersucht (Abb. 1).

Bei den Patienten mit einem Behandlungszeitraum von 13-24 Monaten fand sich bei der Dorsalskoliose bei einem durchschnittlichen Ausgangswert von 36° *Cobb* eine Korrektur auf 22° im EDF-Korsett (39% Gewinn). 1-10 Jahre nach dem Korsettabbau (Mittelwert 4,2 Jahre) fand sich eine Krümmung von 32°, das entspricht einem Gewinn von 11% zum Ausgangswert. Bei den dorsolumbalen Krümmungen (SW Th 12/L 1) lag die mittlere Korrektur im EDF bei 22° (59% Gewinn); nach durchschnittlich 4,5

Tab. I: Verteilung unserer Patienten mit EDF-Therapie.

Skoliosebehandlung	Patienten n	EDF n	Geschlechtsvert. männl.	weibl.	Durchschn. Beh. Zeit im EDF
EDF-Beh. bis 1a	41, noch in Beh. 2	73	1	40	6,8 Mon. (2-11 Mon.)
EDF-Beh. 1-2 a	46, noch in Beh. 3	159	2	44	14,9 Mon. (11-23 Mon.)
EDF-Beh. über 2 a	67, noch in Beh. 11	402	7	60	34 Mon. (15-74 Mon.)
EDF + OP	46	153	5	41	15,4 Mon. (1-59 Mon.)
EDF + Boston	16	44	1	15	17,7 Mon. (1-68 Mon.)
EDF + weitere Maßn.	22	59	4	18	14,3 Mon. (2-62 Mon.)
	238	890	20	218	19 Mon.

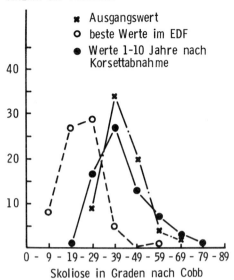

Abb. 1: Krümmungsänderung im EDF und bei den Kontrollen nach 1-10 Jahren. Langzeitverläufe von 69 Patienten (EDF-Behandlungszeitraum über 1 Jahr).

Jahren betrug der Gewinn zum Ausgangswert noch 9,7%. Lumbale Skoliosen fanden sich bei dieser Gruppe nur in 2 Fällen. Der Gewinn zum Ausgangswert betrug nach 4 Jahren 12%.

In der 2. Patientengruppe mit einem EDF-Behandlungszeitraum von 24-74 Monaten fand sich bei der Dorsalskoliose bei einem Nachkontrollzeitraum von 3,6 a durchschnittlich eine Zunahme der Krümmung von 5 Grad (= 13,5% des Ausgangswertes). Die dorsolumbalen Krümmungen zeigten eine Zunahme der Krümmung von 1 Grad (= 2,8%). Lediglich die lumbalen Krümmungen blieben 4° über dem Ausgangswert (12,3% Gewinn).

Wir führten die unterschiedlichen Spätkontrollwerte der beiden Behandlungsgruppen auf unterschiedliche Skolioseformen bezüglich ihres Auftretens (juvenile Skoliose – Adoleszentenskoliose) und der damit verbundenen unterschiedlichen Progredienz zurück. Dennoch gaben uns die unterschiedlichen Werte den Anlaß zu weiteren Untersuchungen. Wir verglichen die Krümmungswerte im letzten EDF-Korsett mit den Werten der Spätkontrolle (Abb. 2). Dabei sahen wir in der Patientengruppe mit kurzer Behandlungszeit bei den dorsalen Krümmungen 9°, bei den dorsolumbalen Krümmungen 10° und bei den lumbalen Krümmungen 4° Zunahme nach Korsettabbau.

In der Gruppe mit über zweijähriger Behandlungszeit zeigten sich Zunahmen von dorsal 17°, dorsolumbal 15° und lumbal 14°.

Wir führten diese divergierenden Werte auf die durch die lange Korsettversorgung ver-

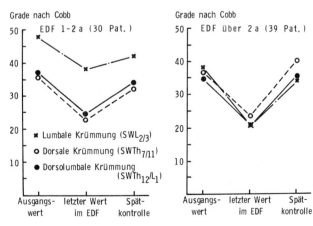

Abb. 2: Veränderung der Krümmungen nach Korsettabbau.

ursachte Insuffizienz der Rückenmuskulatur zurück. Um diesen Korrekturverlusten möglichst vorzubeugen, leiten wir alle EDF-Patienten zu Übungen im Korsett und nach Abbau des Korsetts zu Rückenmuskulaturkräftigungsübungen an.

Bei den von uns mit EDF-Korsett behandelten Patienten ergaben sich folgende Komplikationen:

a) Komplikationen durch das Korsett:
   Hautprobleme bei 27 Patienten; bei fünf Patienten mußte aus psychischen Problemen ein Korsettabbau durchgeführt werden; viermal traten Parästhesien im Bereich der Leiste oder des Oberschenkels auf; bei zwei Patienten führten abdominelle Beschwerden zu Korsettpausen (insgesamt 15,9%).
b) Komplikationen durch den Patienten:
   49 Patienten brachen die Korsettbehandlung vor Wachstumsabschluß ab (20,6%).
c) Komplikationen durch Zunahme der Krümmung, so daß eine Wirbelsäulenfusion erforderlich wurde:
   bei 15 Patienten durch Zunahme der Krümmung im EDF-Korsett. Bei sechs Patienten nahm die Krümmung nach anfänglicher EDF-Korsettbehandlung in einem abnehmbaren Korsett zu (21 Patienten, 10%).

LITERATUR

Bauer, R.: Das EDF-Korsett in der Behandlung der Skoliose, MOT 95 (1974) 31.

Cotrel, Y.: Die Skoliosebehandlung mit der EDF-Technik. Verh.Wiss. Sommertagung 1970 der Vereinigung d. Orthop. Österreichs (1971) 43.

Gföller, A., M. Moritz und R. Bauer: Der Einfluß des EDF-Korsetts auf Haupt- und Nebenkrümmungen sowie auf den Rippenbuckel, Orthop. Praxis 6 (1977) 386.

Die Rolle des Cotrel-Gipses im Rahmen der Behandlung der idiopathischen Skoliose

von U. Müller und W. Dreier

Dem therapeutischen Management bei der Betreuung Skoliosekranker steht heute eine Reihe von Hilfsmitteln zur Verfügung, je nach Schweregrad, Lokalisation und Form dieser Erkrankung. Welche Rolle kommt einer Behandlung mit dem EDF-Gips nach *Cotrel* dann noch zu, angesichts der vielfältigen Methoden der Krankengymnastik, der verschiedenen Orthesenformen, wie Milwaukee, Boston-Brace, *Chêneau*-Korsett, der Haloextension und der operativen Behandlung nach *Harrington* oder *Dwyer* und neuerdings der Elektrostimulation?

Bei Durchsicht der Wirkprinzipien der gebräuchlichen Skolioseorthesen stellt man fest: Die drei Wirkkomponenten nach *Cotrel*, Extension, Derotation und Flexion, sind auch die Wirkprinzipien der modernen Orthesen. Das eine oder andere Prinzip ist jeweils stärker betont, eine Verbesserung der Angriffspunkte und der mechanischen Wirkungsweise wurde durch die verschiedenen Orthesen erreicht. Auch der *Cotrel*-Gips hat, wie die Orthesen, nicht nur eine passive Korrektur zur Grundlage. Sein Nachteil ist vor allem seine große Ausdehnung und die damit verbundenen Behinderungen.

Die Anwendungshäufigkeit des EDF-Gipses ist bei den über 500 von uns regelmäßig in der Skolioseambulanz betreuten Jugendlichen deutlich zurückgegangen. Im Jahre 1980 wurde nur bei 21 Patienten eine solche Behandlung durchgeführt.

Der zweite Wachstumsschub macht sich beim Skoliosepatienten durch eine rasche Progredienz des Primärkrümmungswinkels und/oder dadurch bemerkbar, daß die bis dahin getragene Orthese in relativ kurzer Zeit zu klein wird. Unter stationären Bedingungen kann dann eine Behandlung im *Cotrel*-Gips für zweimal sechs Wochen zwischengeschaltet werden. Unterstützt wird die Wirkung des *Cotrel*-Gipses durch eine im Bereich der Hauptkrümmung unter das Mieder gebrachte Fußballblase, die mit zunehmender Stärke aufgeblasen wird. Zur Behandlung gehört auch die intensive krankengymnastische Beübung. Am Ende dieser Therapie wird die Neuversorgung mit der größeren Orthese angeschlossen.

Zur Überprüfung des Therapieergebnisses wurden bei 14 Patienten vor und nach der beschriebenen *Cotrel*-Behandlung Rönt-

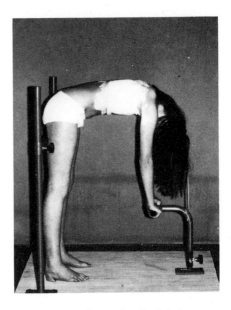

Abb. 1: Durch dieses Gerät wird eine reproduzierbare Haltung zur Abnahme eines Gipsabgusses vom Rippenbuckel möglich. Individuelle Einstellungen nach Größe des Patienten sind möglich.

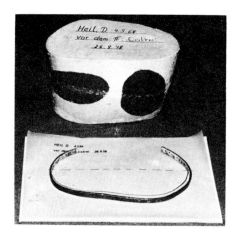

Abb. 2: Gipspositiv. Die Umrißlinien werden mit Hilfe eines Bleibandes auf ein Pergament übertragen.

genganzaufnahmen der Wirbelsäule mit und ohne Extension angefertigt, um festzustellen, ob sich bezüglich der Ausprägung des Rippenbuckels objektive Änderungen ergeben. Es wurde ein Gerät entwickelt, durch das eine absolut reproduzierbare Haltung des Patienten zur Abnahme des Gipsabgusses vom Rippenbuckel möglich ist (Abb. 1). Davon wurde ein Gipspositiv angefertigt, dessen Umrisse mit Hilfe eines Bleibandes auf Pergament übertragen wurden (Abb. 2). Durch Vergleich der Umrisse konnten Veränderungen des Rippenbuckels vor und nach der Behandlung objektiv dargestellt werden (Abb. 3).

In allen 14 untersuchten Fällen fanden wir vor und nach der Therapie mit dem *Cotrel*-Gips identische Umrißlinien, die wie im Beispiel der Abb. 3 zur Deckung gebracht werden konnten.

Die Messung des Krümmungswinkels ergab im Durchschnitt 38° ohne Extension und 33° mit Extension vor der Behandlung. Nach der Behandlung lagen die Werte bei 34° bzw. 28°. Die Verbesserung betrug also ohne Extension 4° ($\pm$ 2,7°) und mit Extension 5° ($\pm$ 2,4°).

Aufgrund der kleinen Fallzahl ergibt sich keine statistische Signifikanz, jedoch eine eindeutige Tendenz. Unter allen 14 Patienten fand sich nicht einmal eine Steigerung des Krümmungswinkels. Die Messungen des Rippenbuckels nach der angegebenen Methode zeigten keinerlei objektive Veränderungen der Umrisse.

Die vorgestellte Methode zur Messung des Rippenbuckels scheint uns optimal subjektive Momente bei dessen Beurteilung fern zu halten.

Durch die Behandlung mit dem *Cotrel*-Gips konnte in der Zeit des größten Wachstumsschubes, in der Zeit der größten Progredienzgefahr, eine Verringerung des Skoliosewinkels erreicht werden. Eine Verstärkung des Rippenbuckels wurde objektiv ausgeschlossen. Die Behandlung der Skoliose mit dem EDF-Gips nach *Cotrel* ist daher eine von mehreren geeigneten Methoden, die zur Zeit des zweiten Wachstumsschubes bei der Behandlung der Skoliose auch heute zur Verfügung stehen.

Literatur beim Verfasser.

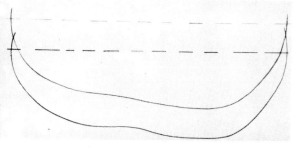

Abb. 3: Umrißlinien eines Rippenbuckels vor und nach Cotrel-Behandlung. Die Umrißlinien können zur Deckung gebracht werden. Heil, D., 4. 5. 64, vor dem 2. Cotrel 26. 9. 78; nach dem 2. Cotrel 8. 11. 78.

Die Umkrümmung als konservatives Behandlungsprinzip

von G. Lukeschitsch

Eine der wichtigsten, aber auch schwierigsten Aufgaben der konservativen Skoliosetherapie besteht in der Behandlung von hochgradigen Skoliosen, die zufolge ihrer skelettären Unreife für eine operative Intervention noch nicht geeignet sind. Die heute gängigste Behandlung ist das Anlegen eines Gipsmieders in maximalster Extension. Aktive Übungen zur Förderung der Flexibilität der Wirbelsäule und hygienische Maßnahmen sind bei diesen Gipsmiedern auf ein Minimum beschränkt. Außerdem kommt es in den notwendigen Therapiepausen aus hautpflegerischen Gründen meist zum völligen Verlust der durch die Therapie herbeigeführten Korrektur. Andererseits können abnehmbare Mieder nur durch seitlichen Druck korrigierend wirken, wobei aber mit zunehmendem Skolioseausmaß ein Verlust an Korrektureffekt einhergeht.

Zur Diskussion des Umkrümmungsmiederprinzips als alternative Maßnahme sei nun folgendes statisches Modell herangezogen: Eine gekrümmte Segmentkette, bei der die Segmente untereinander durch Drehfedern verbunden sind, wird nun nicht – wie im Kompressionsprinzip – durch seitlichen Druck korrigiert, sondern es wird als erster Schritt die Kette in ihrer Konkavität vorgekrümmt (Abb. 1). Dadurch wird der Scheitelpunkt medialisiert (korrigiert), anschließend mit einer Pelotte fixiert und als letzter Schritt erfolgt die Umkrümmung in die Konvexität. Geht man nun von der Annahme aus, daß diese Segmentkette nicht voll elastisch ist, sondern auch teilplastische Qualität besitzt und daß die durchgeführten Vor- und Rückkrümmungen durch die Segmentkette selbst, d. h. durch Autoredression, durchgeführt werden kann, so kann der Unterschied zwischen Kompressions- und Umkrümmungsprinzip in einem Kraftverformungsdiagramm graphisch dargestellt werden (Abb. 2). In diesem Diagramm ist ersichtlich, daß bei gleichen Krafteinheiten mit Hilfe des Umkrümmungsprinzips höher prozentuelle Korrekturen erreicht werden können, wobei der Unterschied zwischen Kompressions- und Umkrümmungsprinzip mit steigendem Winkelwert zunimmt. Ab einem bestimmten Korrekturausmaß wird jedoch das Kompressionssystem dem Umkrümmungssystem überlegen (bei 30° Umschlagspunkt etwa bei 81%). Sicherlich ist dieses hier vorgestellte Modell nur eine starke Simplifizierung der Wirbelsäule, jedoch weist es gewisse Tendenzen zugunsten des Umkrümmungsprinzips auf.

Mit Hilfe eines abnehmbaren Umkrümmungsmieders wird nun versucht, das Umkrümmungsprinzip in die Praxis umzusetzen

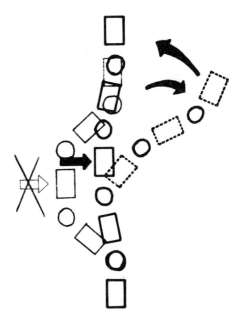

Abb. 1: Die Krümmung einer Segmentkette mit Drehfedern wird durch Umkrümmung korrigiert.

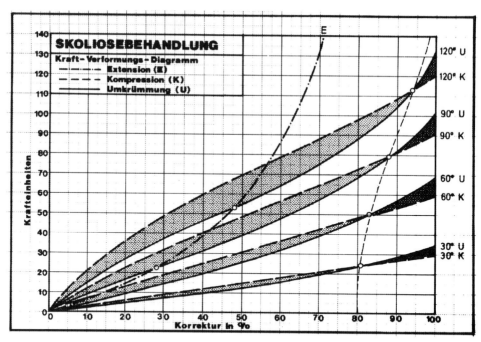

Abb. 2: Kraftverformungsdiagramm; statisches Modell fünfgliedrige Segmentkette, teilplastische Qualität, Vor- und Rückkrümmungen durch Autoredression.

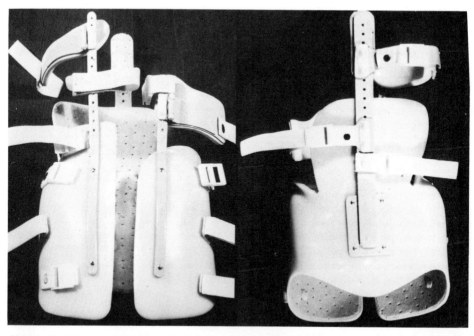

Abb. 3: Umkrümmungsmieder mit stufenlos fixierbaren Pelotten.

(Abb. 3). Das Mieder besteht aus einem vorne asymmetrischen Kunststoffbeckenkorb, in dem dorsal für den lumbalen Scheitel die Pelotte eingebaut ist, ferner aus einer ventralen und zwei dorsalen Metallspangen, an denen zwei Aluminiumpelotten mit Hilfe von Perlongurten und Scharnieren stufenlos justiert werden können. Der Einstiegsmechanismus in dieses Mieder wäre bei einer thorakalen Skoliose mit lumbaler Gegenkrümmung nun folgender: Zuerst beugt sich der Patient in die lumbale Konkavität, der Scheitelwirbel wird medialisiert und durch den nun festgezogenen Beckenkorb fixiert. Es erfolgt eine Umkrümmung in die thorakale Konkavität mit Fixierung des Scheitels durch die an der konvexseitigen dorsalen Metallspange befestigte Aluminiumpelotte. Es erfolgt eine weitere Umkrümmung in die Lotrechte und Fixierung einer axillären Aluminiumpelotte. Die Pelotten sind so angeordnet, daß sie zusätzlich kyphosierend wirken und durch ihren dorso-lateralen Druck gemeinsam mit dem vorne asymmetrischen Kunststoffbeckenkorb derotieren. Wird die axilläre Pelotte wieder gelöst, so können über die thorakale Scheitelpelotte aktive Autoredressionsübungen durchgeführt werden (Abb. 4-5). Bisher wurden an der Orthop.Univ.-Klinik in Wien 22 Patienten mit diesem Mieder versorgt. Bei vier Patienten wurde als Auflockerung zuerst eine halo-femorale Extensionsbehandlung durchgeführt. Innerhalb einer Woche hatten sich die Patienten an das Mieder gewöhnt, so daß die Orthese 23 Stunden täglich toleriert wurde. Alle Patienten waren zum Zeitpunkt der Versorgung in der Skoliose progredient, bei 15 Patienten von 22 hatte sich die vorangegangene Therapie mit einem Milwaukee- bzw. Extensions-Gipsmieder als insuffizient

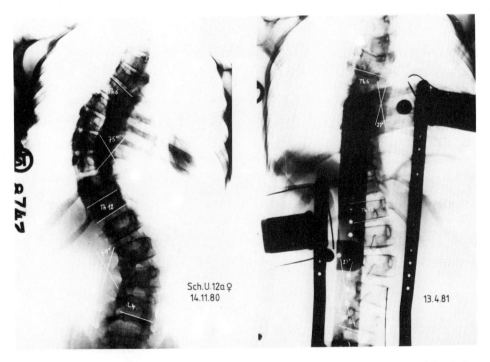

Abb. 4: 12jährige Patientin mit schwerer rechtsthorakaler Hauptkrümmung und lumbaler Gegenkrümmung; rechte Abbildung fünf Monate Behandlung mit Umkrümmungsmieder.

erwiesen. Sieben Patienten wurden erstmals einer Skoliosetherapie zugeführt. Als Komplikationen waren anfangs Druckstellen, insbesonders lumbal anzusehen, die jedoch durch Hautpflege und Verbesserungen in der Orthese beherrscht wurden. Außerdem wurden die Patienten angehalten, täglich 20 Minuten Autoredressionsübungen über die thorakale Scheitelpelotte durchzuführen; Sport war mit der Orthese erlaubt.

In Tab. I sind die ersten Frühergebnisse aufgezeigt. Auffällig erscheint die Tendenz, daß aus primär schweren thorakalen Skoliosen mit leichten Gegenkrümmungen leichtere Duplexformen entstehen, eine vom kosmetischem Aspekt her nicht unerfreuliche Entwicklung. Als Maßzahl für die mögliche Korrektur der thorakalen Hauptkrümmung kann auch die in die Konvexität durchgeführte Seitbeugeaufnahme im Liegen herangezogen werden. Durchschnitt-

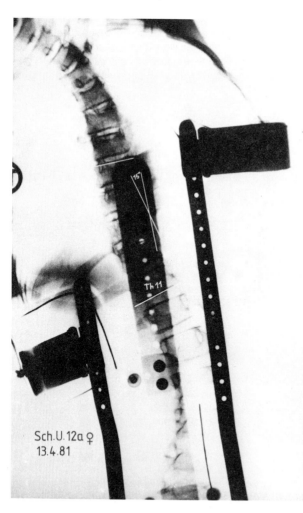

Abb. 5: Dieselbe Patientin während der Autoredressionsübung über dem thorakalen Scheitel.

Tab. I: Erste Frühergebnisse eines Umkrümmungsmieders.

Cobb	$\overline{m}$	% Korr.	S	max.	min.	n
thor. Letztbef.	52,8	0	18,4	92	27	22
lumb. Letztbef.	35,7	0	9,4	55	21	22
thor. n. 1 Wo.	34,3	36,8	15,8	66	9	22
lumb. n. 1 Wo.	23,8	33,1	9,3	46	4	22
thor. n. 3 Mo.	28,5	43,5	12,6	43	5	9
lumb. n. 3 Mo.	26,4	28,7	11	44	8	9

lich lag die Erstkorrektur im Umkrümmungsmieder 5° Cobb schlechter.

Ein abnehmbares Mieder mit Umkrümmungsprinzip bietet theoretisch viele Vorteile, insbesondere bei langdauernder Therapie kann durch Autoredressionsübungen die Flexibilität der Wirbelsäule gefördert werden, was für die präoperative Vorbehandlung von großer Bedeutung ist. Weitere Vorteile bieten sich in der Möglichkeit der ununterbrochenen Therapie, wochenlange Pausen zur Hautpflege erübrigen sich durch die Ermöglichung der täglichen Körperpflege. Die genauen Indikationen, Vorteile und Nachteile werden sich bei längerer Beobachtungszeit herauskristallisieren. Trotz der bisher guten Erfahrungen auch bei schweren Skoliosen erscheint es verfrüht, endgültige Aussagen und vergleichende Werturteile abzugeben.

Statisches Modell: Dipl. Ing. G. Parrer, Technische Hochschule, Wien
Orthopädietechnik: Franz Pistora, Wien

Die Behandlung der Skoliose mit der dynamischen Halo-Schwerkraft-Extension

von P. Pink

1960 wurde bei der präoperativen Behandlung der Skoliose die Halo-Extensionsbehandlung von *Nickel* das erste Mal beschrieben.

Das Problem ist hier aber die lange Immobilisierung, die dann zu Komplikationen führen kann. Unser Interesse galt daher einer Methode, in der man den Patienten trotz der Halo-Extension ausreichend mobilisieren kann. Uns beeindruckte besonders das Modell „Münster". Wir haben 1978 die dynamische Halo-Schwerkraft-Extension bei der präoperativen Vorbereitung der Skoliose mit Hilfe der Orthopädischen Klinik Münster in unserem Hause eingeführt. Ich möchte hier an dieser Stelle für die tatkräftige Unterstützung – besonders Herrn Prof. Dr. *Brinckmann* – danken.

Das Behandlungsschema der dynamischen Schwerkraft-Extension beinhaltet im Prinzip drei Behandlungsblöcke:

Die Distraktion mit Ruhigstellung ist im Prinzip nur während der Nacht erforderlich. Sie erfolgt mit der Lagerung im Schrägbett bei gleichzeitiger Dauerextension über dem Halo.

Für Bewegungsmöglichkeiten im gesamten Haus sorgt ein Rollstuhl mit eingebauter Extensionsvorrichtung.

Zur echten Mobilisierung des Patienten dient eine Deckenschiene. Mit Hilfe der Deckenschiene wird eine senkrecht nach oben gerichtete Zugkraft auf den Patienten ausgeübt. Diese Kraft wird über variable Gewichte, die an der Wand montiert sind, erreicht. Über mehrere Umlenkrollen wird die Extension über die Deckenschiene auf den Halo übertragen. An der Deckenschiene ist ein Wagen montiert, der beim Gehen mitgenommen wird. Die Deckenschiene ist 6 m lang. Damit ist eine ausreichende Bewegungsstrecke für den Patienten gegeben.

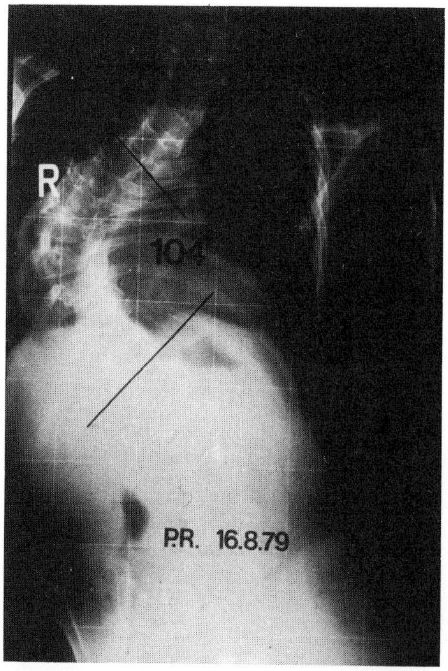

Wir haben nach Anlegen des Halos sehr rasch die Extensionskräfte gesteigert, oft wurde die Extension täglich um 1 kg erhöht. Die Zunahme der Extensionskräfte richtete sich nach der individuellen Verträglichkeit. Wir begnügten uns zum Unterschied von Münster mit einer Extensionskraft von etwa der Hälfte des Körpergewichtes. In Münster wurden allerdings Kräfte von ⅔ des Körpergewichtes in allen Fällen angestrebt. Allerdings haben wir bei der nachfolgenden *Har-*

Abb. 1: P. R., männl., 16. 8. 1979; re.-konv. Skoliose 104 Grad.

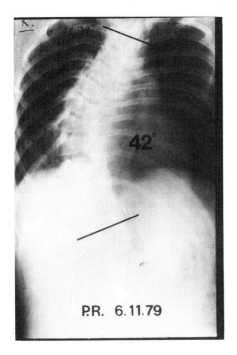 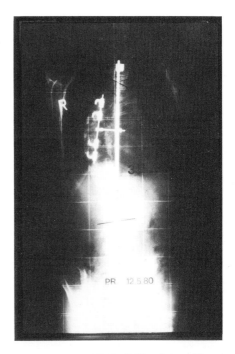

Abb. 2: P.- R., 6.11.1979; nach Extension 42 Grad.

Abb. 3: P. R., 12.5.1980; sieben Monate nach Harrington-Operation; 33 Grad.

rington-Operation immer eine zusätzliche Korrektur mit dem Harrington-Instrumentarium versucht, die auch bei allen Fällen deutlich gelang. Die durchschnittliche präoperative Extensionszeit betrug fünf Wochen.

Die Indikation für die präoperative Halo-Extension sind sehr rigide Kurven und Kurven über 80 Grad.

Ich möchte Ihnen jetzt noch kurz unser Patientengut und die Ergebnisse vorstellen: Wir haben in den Jahren 1979 und 1980 bei neun Patienten die dynamische Halo-Schwerkraft-Extensionsbehandlung präoperativ eingesetzt. Es handelte sich um fünf Patienten männlichen und vier Patienten weiblichen Geschlechts.

Das Durchschnittsalter betrug 16,6 Jahre. Der jüngste Patient war 10, der älteste 29 Jahre.

Als Ursache fanden sich acht idiopathische Formen und eine Mißbildungsskoliose. Der durchschnittliche Winkel der skoliotischen Verkrümmung betrug bei Behandlungsbeginn 94 Grad, der stärkste 133 und der geringste 75 Grad. Nach Ende der Extensionsbehandlung erreichten wir einen durchschnittlichen Korrekturgewinn von 40 Grad, wobei der höchste 63 und der geringste 20 Grad betrug. Bei der Harrington-Operation erreichten wir einen durchschnittlichen Korrekturgewinn von 14 Grad, wobei der höchste 28 und der geringste 4 Grad betrug. Insgesamt erreichten wir bei sehr rigiden und schwierigen Verkrümmungen einen Korrekturgewinn von durchschnittlich 54 Grad, wobei unser bestes Korrekturergebnis 77 und das schlechteste 35 Grad betrug.

An Komplikationen fanden sich bei unseren Patienten:

1. eine zwei Tage nach der Operation auf-

tretende partielle Querschnittssymptomatik. Da sie eine rasche Rückbildungstendenz zeigte, haben wir auf ein Nachlassen des *Harrington*-Instrumentariums verzichtet. Erfreulicherweise bildete sich die Querschnittssymptomatik nach vier Wochen vollständig zurück. Hier handelte es sich nach aller Wahrscheinlichkeit um eine temporäre Durchblutungsstörung des Rückenmarkes.

Die zweite Komplikation war ein Stabbruch etwa 14 Monate nach der Operation mit rasch folgendem Korrekturverlust. Wir haben den Stab gewechselt und konnten damit den Korrekturverlust stoppen.

Um die Wertigkeit unserer Methode zu überprüfen, haben wir die Patienten ein Jahr nach der Operation nachkontrolliert. Es fand sich hierbei nur ein Korrekturverlust von durchschnittlich 4,8 Grad, der stärkste betrug 8 Grad. Bei einer Patientin fand sich überhaupt kein Korrekturverlust.

Wir glauben, daß wir mit dieser Methode wirklich eine ausreichende Korrektur der skoliotischen Verkrümmung erzielen können. Das entscheidende aber ist die besonders gute Verträglichkeit und die geringe psychische Belastung des Patienten durch die dynamische Halo-Schwerkraft-Extensionsbehandlung als präoperative Vorbereitung.

Bisherige Erfahrungen mit der dreidimensionalen Skoliosebehandlung nach Schroth

von F. Grumeth

Die heilgymnastische Behandlung der idiopathischen Skoliose ist der Versuch, der zunehmenden Verkrümmung entgegenzuwirken. Sie muß aber konsequent mindestens bis zum Ende des Wirbelsäulenwachstums durchgeführt werden, denn nur ein permanenter Widerstand gegen die Verformung kann ihre Progredienz beeinflussen. Jeder, der Erfahrung mit der Heilgymnastik hat, weiß, daß mit Jugendlichen eine über Jahre gehende regelmäßige Gymnastik schwierig durchzuführen ist. Wegen der fehlenden Einsicht für die Notwendigkeit der Übungen erlischt über kurz oder lang ein anfangs noch so großer Übungseifer. Eine Gymnastikform, die diese Hürde dadurch leichter überwindet, daß sie die Eigenverantwortlichkeit des Patienten für den

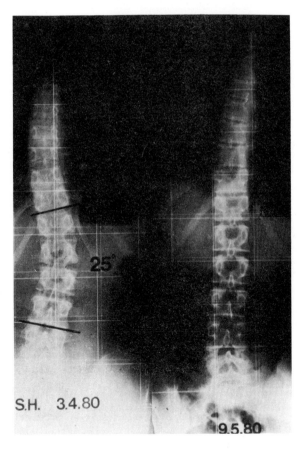

Abb. 1: a) Skoliose im Stehen, b) die Skoliose ist fünf Wochen nach Behandlungsbeginn durch die angegebene aktive Korrektur voll korrigierbar.

Erfolg deutlich macht und daher mehr Anreiz zum selbständigen Weiterüben bietet, ist die dreidimensionale Skoliosebehandlung, die vor 60 Jahren von *Katharina Schroth*, sie hat selbst eine Skoliose, am eigenen Körper entwickelt wurde. Dreidimensional deshalb, weil damit die Verformungen in der Sagittal- und Frontalebene sowie die Rotation behandelt werden. Ihr Ziel ist die bleibende Änderung der Haltung.

Am Beginn der Intensivbehandlung wird dem Patienten seine Fehlform zunächst bewußt gemacht und ihm dann beigebracht, wie er sie korrigieren und die bestmögliche Haltung erreichen kann. Bei allen Übungen wird zuerst das Becken, das sich immer in einer Fehlstellung befindet, korrigiert und anschließend die Wirbelsäule aufsteigend gestreckt und derotiert. Die Derotation, bzw. der Impuls dazu, wird durch die gezielte Inspiration gegen die Thoraxrotation, also nach ventral auf der Seite des Rippenbuckels und nach dorsal auf der gegenüberliegenden Seite, erreicht. Die Rippen werden dadurch gehoben und wirken als Hebelarme derotierend auf die Wirbelkörper. Mit Hilfe dieser Übungen nähert sich der Patient der ihm möglichen optimalen Haltung und durch das Üben dieser Haltung als Stereotypie wird sie schließlich unbewußt eingenommen und stellt so ein dauerndes Gegengewicht für die Verkrümmung dar. Weil der Patient lernt, selbst seinen Körper zu formen und die günstige Wirkung auf die Haltung bald merkt, begreift er leichter, daß nur er selbst für Erfolg oder Mißerfolg verantwortlich ist, wodurch er eher von sich aus zu Hause weiterübt. Seit 1½ Jahren führen wir auf der Stolzalpe die Skoliosegymnastik nach der Methode *Schroth* durch. Ich kann daher noch keine Langzeitergebnisse bringen, aber wir haben den Eindruck, daß die Progredienz günstig beeinflußt wird.

Anhand der Röntgenbilder möchte ich die Wirkung der Methode demonstrieren. Das eine zeigt die mögliche Korrektur während einer Übung (die Wirbelsäule wird fast gerade) und das andere zeigt die Kontrolle nach sieben Monaten im normalen Stehen (thorakal und lumbal kam es zu einer Besserung von je 2 Grad). Natürlich gibt es, je nach der Rigidität der Wirbelsäule, auch weniger eindrucksvolle Fälle, aber selbst wenn das Röntgen unverändert bleibt, kommt es immer zu einer Besserung des Haltungsbildes. Das Beispiel zeigt, daß mit der Skoliosebehandlung nach *Schroth* der Verkrümmung wirksam entgegengetreten werden kann, wobei es für uns bereits ein Erfolg ist, wenn die Progredienz aufgehalten wird.

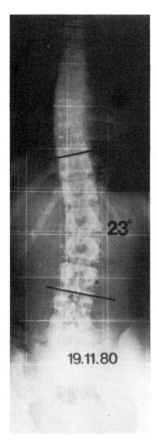

Abb. 2: Skoliose 7½ Monate nach Behandlungsbeginn im Stehen, Verbesserung um 2 Grad.

Sollte eine Miederversorgung notwendig sein, ist die Kombination: Aktives Milwaukee-Korsett und dreidimensionale Skoliosebehandlung nach *Schroth* ideal, denn bei diesem Mieder erfolgt die Korrektur auch im Sinne der dreidimensionalen Gymnastik. Dadurch, daß bei der Methode nach *Schroth* alle skoliotischen Veränderungen der Wirbelsäule behandelt und die Haltung bewußt geändert werden, erscheint sie uns als die ideale Skoliosegymnastik. Die Möglichkeit, die eigene Skoliose bewußt korrigieren zu können, ist ein starker Anreiz zum selbständigen Weiterüben, denn das durch die Intensivbehandlung Erreichte muß zu erhalten versucht werden und nur durch das tägliche Training bleibt die Muskulatur in dem Zustand, daß sie ständig der Verformung der Wirbelsäule entgegenwirken kann.

Die Beeinflussung der Lumbosakral-Skoliose durch die dreidimensionale Schrothsche Skoliosebehandlung

von Ch. Lehnert-Schroth

Zum Verständnis der Ausführungen ist die Kenntnis der krankengymnastischen Übungsweise nach *Schroth* Voraussetzung. Seit etwa fünf bis sechs Jahren beobachten wir, daß die Skoliosen mit einer lumbosakralen Seitbiegung im Sinne des 4. Krümmungsbogens vermehrt auftreten. Im klinischen Bild zeigen sie eine typische Formverschiebung des Körpers. Die folgenden Beispiele beziehen sich auf eine thorakale Rechtsskoliose. – Die (typische *drei*bogige) Skoliose *ohne* die lumbosakrale Seitbiegung (Abb. 1a) hat einen Rechtsüberhang des Rippenkorbes, wobei die Körperlast auf dem rechten Bein ruht. Das Becken tritt als Ganzes nach links außen. Hierdurch wird wiederum der Eindruck des seitlichen Rippenbuckelüberhanges verstärkt. Die Statik des Körpers ist dekompensiert. – Die (typische *vier*bogige) Skoliose mit zusätzlicher

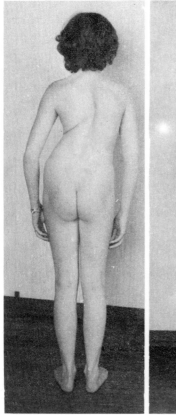
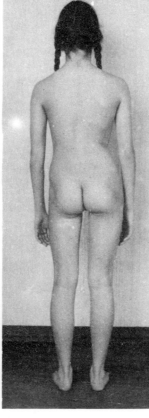

Abb. 1a und 1b: Erklärungen siehe Text

Lumbosakralskoliose (Abb. 1b) zieht in unserem Beispiel mit einem deutlichen Rechtsschwung zum Kreuzbein-Steißbein hin, da der Rumpf im LWS-Beckenteil noch einmal in sich gegengleich nach lateral verschoben ist. Die Körperlast ruht auf dem linken Bein. Der gesamte Oberkörper hat eine Neigung nach links. Dadurch tritt die rechte Hüfte nach außen. Der Lendenwulst ist übergroß, während der thorakale WS-Bogen geringere Winkelgrade aufweist. Im klinischen Bild ist sowohl bei der dreibogigen als auch bei der vierbogigen Skoliose zu erkennen, daß sich alle nach lateral verschobenen Rumpfabschnitte gleichzeitig auch nach dorsal drehen, auch in diesem kaudalen Abschnitt. Das muß nun bei der Übungstherapie berücksichtigt werden.

Die folgenden Übungsbeispiele zeigen, wie die überaus subtilen aber wirksamen Kräfte, die durch die *Schroth*sche Skoliosebehandlung aktiviert werden, am Patienten positive Veränderungen schaffen. Sie können in beliebigen Ausgangsstellungen ausgeführt werden, jedoch immer mit dem Ziel, alle von der Lotrechten teils nach lateral, teils nach sagittal abgewichenen Rumpfabschnitte zu entdrehen und wieder über den Schwerpunkt zu bringen, d. h. die statische Dekompensation wieder aufzuheben.

Übungsbeispiele:
Die Körperlast wird auf beide Beine gleichermaßen verteilt.

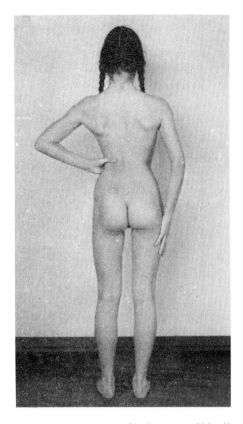

Abb. 2: Korrektur der Skoliose von Abb. 1b

a) Zunächst wird manuell, später gefühlsmäßig ohne Hilfe in einer sehr sorgsam geistig geführten Arbeitsweise die rechte Hüfte vom rechtsseitigen äußeren Oberschenkel aus „hereingerafft". Dagegen wird der linke Lendenwulst nach vorn-innen geführt und dadurch entdreht (Abb. 2). Im gleichen Arbeitsgang werden die rechtsseitigen unechten Rippen mittels *Schroth*scher Dreh-Atmung im sogenannten rechten Winkel nach seitwärts-kopfwärts sowie nach rückwärts-kopfwärts „geatmet" — unter bewußtem Senken des Zwerchfells. Das wird separat erübt mit dem Ziel, auch die LWS zu entdrehen und nach der Mitte zu rücken. —
b) Das gleiche Ziel wird erreicht durch einen seitlichen isometrischen Widerstand am linken äußeren Oberschenkel oder

c) durch einen manuellen Gegenzug zwischen LWS einerseits und lumbosakraler Skoliose andererseits zum besseren gefühlsmäßigen Erfassen der erforderlichen Gegenbewegung. Derart fein abgegrenzte Übungen werden zunächst zwischen zwei Spiegeln eingeschult. Der Patient hat dann das, was er sieht, mit dem, was er fühlt, in Einklang zu bringen zwecks Erwerb der zugehörigen Muskel- und Gelenkempfindungen.

d) Bei der Ausführung in Seitenlage (Abb. 3) hilft z. B. eine entsprechende Unterpolsterung an der lumbalen Konvexkrümmung, die größte Abweichung des Lendenwulstes durch einen Druck von der Unterlage her hereinzuordnen. Der Patient dreht vorher den Lendenwulst unbedingt nach vorn, da-

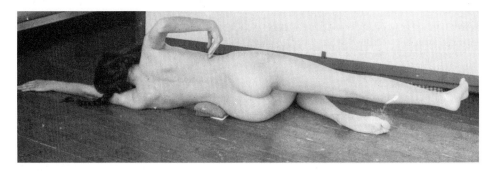

Abb. 3: Korrektur der Skoliose von Abb. 1b im Liegen. Erklärung siehe Text.

mit dieser Seitendruck auch tatsächlich entdrehend auf die LWS wirken kann. Die linke Hüfte verbleibt auf der Unterlage, wodurch das Becken in seiner Seitverschiebung mitsamt der lumbosakralen Krümmung korrigiert wird. Durch entsprechende Atemübungen im sogenannten „rechten Winkel", wie vorher beschrieben, und Beinbewegungen mit und ohne Widerstand – in verschiedenen Richtungen – werden die atrophischen rechtsseitigen Lendenmuskeln zum Arbeiten gezwungen. Die LWS bekommt dadurch auch von hier aus einen Entdrehungsreiz, während die BWS mit in die Gerade gezogen wird. Alles geschieht unter Eigenhandkontrolle und visueller Kontrolle zwischen den Spiegeln, zuerst unter Anleitung des Therapeuten.

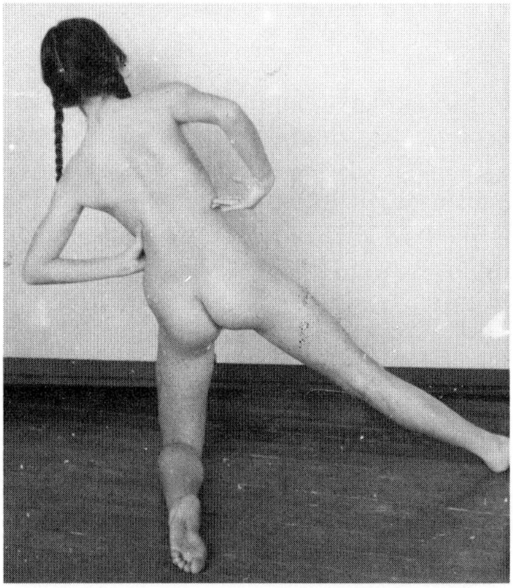

e) Bei der Ausführung im Kniestand mit dem gestreckt nach rechts geführten Bein (Abb. 4) muß der Oberkörper idealerweise genau in Verlängerung des Beines nach links geneigt werden, so daß die atrophischen rechtsseitigen Lumbalmuskeln zur haltenden Tätigkeit gezwungen werden. Bei dieser äußerst wirkungsvollen Übung wird der linke Lendenwulst ebenfalls manuell nach vorne-innen gedreht und gehalten. Die gezielt eingesetzte Atemführung zum Auffüllen der rechten Taillengegend ist in jeder solchen Übung inbegriffen. Die rechte Hüfte darf dabei nicht nach außen treten. Die rechte Taille *muß* jedoch nach außen, während der thorakale Rippenbuckelüberhang nicht mit nach rechts-außen genommen werden darf. Er wird vielmehr durch den *Schroth*schen Dreh-Atem nach vorn-oben-innen geführt bei gleichzeitigem „Schultergegenzug". Anschließend erfolgt die Korrekturspannung. Die Grundzüge der dreidimensionalen *Schroth*schen Skoliosebehandlung behalten selbstverständlich ihre Gültigkeit.

Abb. 4: Korrektur der Skoliose von Abb. 1b, im Kniestand. Erklärung siehe Text.

LITERATUR

Lehnert-Schroth, Ch.: Dreidimensionale Skoliosebehandlung, Gustav-Fischer-Verlag Stuttgart.

Die paravertebrale Elektrostimulation zur Skoliosebehandlung

Experimentelle Untersuchungen zur paravertebralen Elektrostimulation; klinische und röntgenologische Befunde, histochemische Untersuchungen der paravertebralen Muskelfasern

von F. Meznik, G. Pflüger, H. Thoma, U. Losert, H. Gruber, W. Lack und Ch. Meznik

Die Elektrostimulation der paravertebralen Muskulatur zur Behandlung der Skoliose hat sich schon seit längerer Zeit angeboten. Zur Überprüfung der Effektivität des Behandlungsprinzips einerseits und andererseits zur Erprobung eines modifizierten Acht-Kanal-Stimulationsgerätes, wie es ursprünglich für die Applikation am Nerv entwickelt wurde, haben wir bei Schafen entsprechende Versuche durchgeführt.

Methodik
Bei vier noch wachsenden Schafen mit einem Alter von 5-8 Monaten wurden je drei Schraubenelektroden in die paravertebrale Muskulatur in Höhe der mittleren BWS und kranialen LWS implantiert. Der Abstand zwischen den Elektroden betrug zwischen 7 und 8 cm, der Abstand von den Elektroden zur Medianlinie zwischen 4 und 5 cm. Bei zwei Schafen wurden die Elektroden in die autochtone Rückenmuskulatur implantiert, bei zwei Schafen erfolgte die Implantation oberflächlich in das Niveau des Erector trunci (Abb. 1). Die Elektroden stehen mit einem in die Subkutis implantierten hermetisch abgeschlossenen Empfänger in Verbindung, der seine Impulse von einem externen Steuergerät über eine Induktionsschleife erhält. Stromstärke, Impulsdauer und Frequenz sind je nach Versuchsanordnung und individuellen Erfordernissen einzustellen. Eine intraoperativ durchgeführte Probestimulation ergab bei allen Schafen eine kräftige muskuläre Kontraktion mit entsprechender Umkrümmung der WS und Ausbildung der Konkavität an der Elektrodenseite. Der postoperative Verlauf war komplikationslos. Zur Objektivierung des Stimulationseffektes wurden unmittelbar postoperativ Röntgenaufnahmen durchgeführt und ergaben Skoliosierungen von 15, 27, 15 und 11 Grad (Tab. I).

Nachdem die Voraussetzungen sowohl in apparativer als auch personeller Hinsicht gegeben waren, wurde vier Monate postoperativ mit einer Dauerstimulation begonnen. Da zu Beginn nur eine Sendeanlage zur Verfügung stand, wurde anfänglich nur 1½ Std. pro Tag und Schaf mit einer Stromstärke zwischen 1,5 und 11 mA, einer Frequenz von sechs Impulsen pro Minute und einer Impulsdauer von 2 Sekunden stimuliert. Impulslänge und Frequenz wurden während des gesamten Versuches konstant

Tab. I: Postoperative Röntgenkontrollen.

	1 Woche		6 Monate		8 Monate		10 Monate	
Versuch 1	0°	15°	13°	12°	4°	7°		
Versuch 2	0°	27°	0°	15°	0°	10°	0°	5°
Versuch 3	0°	15°	4°	12°	0°	9°	/	3°
Versuch 4	0°	11°	-4°	2°	/	4°		

Postoperative Winkelwerte (Grad *Cobb*) in Ruhe (li.) und während elektr. Stimulation (re.)

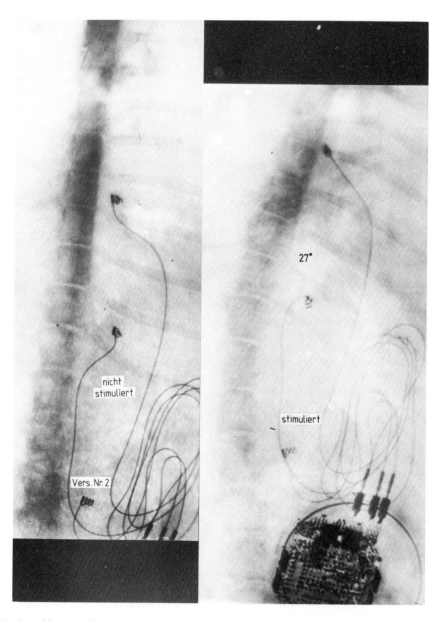

Abb. 1: a) Versuch 2; eine Woche postoperativ nicht stimuliert. b) stimuliert.

gehalten. Da die muskulären Kontraktionen mit zunehmender Versuchsdauer schwächer wurden, mußten die Stromstärken bei den einzelnen Schafen in unterschiedlicher Weise erhöht werden, um die Kontraktionen aspektmäßig gleich zu halten. In der Folge konnten die Tiere durch eine zahlenmäßige Erweiterung der Sendeanlagen über längere Zeiträume gleichzeitig stimuliert werden, so daß bis zum Versuchsende folgende Gesamtstimulationszeiten zustande kamen: Bei Versuch 1: 488,5 h, bei Versuch 2: 550,5 h, bei Versuch 3: 540,5 h und bei Versuch 4: 241 h. Die relativ kurze Stimulationszeit bei Tier 4 war durch den Bruch einer Sendeantenne bedingt. Während des größten Teiles der Stimulationsperiode wurden ca. 3 h vormittags und 3 h nachmittags stimuliert. Die Tiere schienen in keiner Phase gestört und zeigten eine normale Größen- und Gewichtszunahme; sie tolerierten die Stimulierung in jeder Weise und nahmen schon kurz nach Beginn des Versuches Nahrung auf. Nach Beendigung der Stimulationen konnte man zu folgendem Ergebnis kommen:

Bei allen vier Versuchstieren arbeitete das implantierte Empfängersystem ungestört. Die Funktion des gesamten elektronischen Systems wurde aus der Kontraktion der paravertebralen Muskulatur abgelesen. Die Kontraktionen bzw. die Umkrümmung der Wirbelsäule waren verschieden stark, und zwar unabhängig von der verwendeten

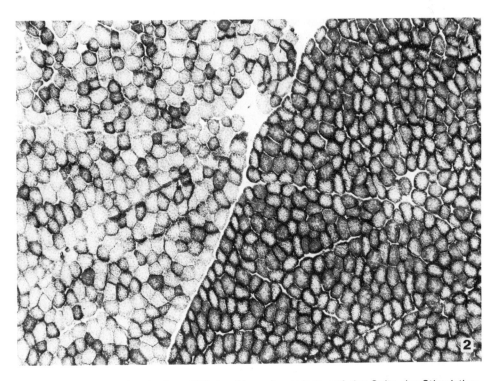

Abb. 2: Querschnitt durch einen Teil des M.erector spinae auf der Seite der Stimulation, deutlicher Unterschied im Aufbau der einzelnen Muskelanteile. Im Bild rechts alle Muskelfasern mit hoher NADH-Diaphorase-Aktivität. Links mehrere Abstufungen der Farbintensität gleichmäßig verteilt. Diese Unterschiede im Muskelaufbau sind auch im normalen Muskel vorhanden und nicht auf die Elektrostimulation zurückzuführen. Versuch 2 rechts Mitte proximal. Histochemische Darstellung der NADH-Diaphorase-Aktivität, Vergrößerung 54mal.

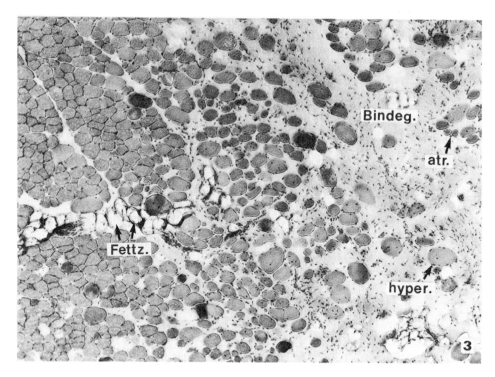

Abb. 3: Randzone des M.erector spinae des gleichen Tieres wie in Abb. 2. Unmittelbare Nachbarschaft der implantierten mittleren Elektrode. Links normales Muskelgewebe, ab Bildmitte aufgelockerte Anordnung von atrophierten (atr.) und hypertrophierten (hyper.) Muskelfasern. Vermehrt Bindegewebe und intramuskuläre Fettzellen. Färbung: Hämatoxylin-Eosin. Vergrößerung: 54mal.

Stromstärke. Außerdem war die Abnahme der Kontraktionsstärken im Verlaufe des Versuches trotz Erhöhung der Stromstärke auffallend. Um die Ursache der nachlassenden Kontraktionskraft festzustellen, wurden 11 Monate nach Implantation des Empfängersystems sowohl aus der rechten wie auch aus der linken paravertebralen Muskulatur Probeexzisionen entnommen und sowohl histologisch als auch histochemisch untersucht. Es konnten keine gröberen Umbau- oder Degenerationsprozesse im Muskel festgestellt werden, auffallend waren überzufällig häufige zentrale, in das Muskelfaserinnere verlagerte Mononuklei; das Phänomen der zentralen Nuklei gilt allgemein als Hinweis für die Regeneration von Muskelfasern. Die histochemische Untersuchung ergab eine unterschiedlich hohe NADH-Diaphorase-Aktivität bei unmittelbar benachbarten Muskelabschnitten, diese Unterschiede im Muskelaufbau sind aber auch im normalen Muskel vorhanden und nicht auf die Elektrostimulation zurückzuführen (Abb. 2). Die Untersuchung des Excitates aus der unmittelbaren Nachbarschaft der Elektrode ergab neben normalem Muskelgewebe aufgelockerte Anordnungen von atrophierten und hypertrophierten Muskelfasern, eine deutliche Vermehrung von Bindegewebe und das intramuskuläre Auftreten von Fettzellen (Abb. 3). Um die Verkrümmung der Wirbelsäule sowohl im Moment der Stimulation als auch in Ruhestellung zu objektivieren, wurden in Abständen von sechs, acht und zehn Monaten postoperativ Röntgenkontrollen durchgeführt. Das Ergebnis ist aus Tab. I zu entnehmen.

Diskussion der Ergebnisse

Die beim vorliegenden Versuch verwendeten Implantate arbeiteten bis zum Auflassen des Versuches klaglos. An den weiteren technischen Einrichtungen kam es zu Störungen im Bereiche des Computers sowie zum Bruch einer Sendeantenne, die vorübergehende Unterbrechungen der Stimulation bewirkten. Die Verträglichkeit des Implantates aber auch der Stimulation war sehr gut. Der anfänglich gute Wirkungsmechanismus der Stimulation mit seitlicher Umkrümmung der Wirbelsäule ließ mit zunehmender Beobachtungsdauer deutlich nach und war am Ende des Versuches nach insgesamt ca. sechsmonatiger Stimulationsdauer nicht mehr nachweisbar, obwohl auch zu diesem Zeitpunkt stimulationsbedingte Kontraktionen der Muskulatur nachzuweisen waren. Die Ursache für die abnehmende Umkrümmungsfähigkeit der WS ist nicht festzustellen; Wachstum und zunehmende Ausreifung der WS mit zunehmender Rigidität einerseits sowie Abnahme der muskulären Umkrümmungskraft andererseits sind in erster Linie als Ursache anzusehen. Die Ursache ist jedenfalls weit eher auf dem biologischem bzw. physiologischem Sektor als auf dem technischen zu suchen.

LITERATUR

Bobechko W. P., A. H. Morley, H. G. Friedman: Electrospinal Instrumentation for Scolioses: Current Status. Orthop. Clinics of North America, Vol. 10, No. 4, Oct. 1979. S. 927-941.

Ergebnisse der Frühbehandlung der idiopathischen Skoliose mit Hilfe der Elektrostimulation

von O. Schmitt

Unsere elektromyographischen Untersuchungen haben gezeigt, daß insbesondere der konvexseitigen Interkostalmuskulatur eine besondere Bedeutung bei der Korrektur der idiopathischen Skoliose beigemessen werden muß. Histologische und Histochemische Untersuchungen zeigten, daß diese Muskelgruppe besonders bei schweren Skoliosen im Bereich der Konvexität atrophiert. Ebenso ist eine Verschiebung bezüglich der Fasertypisierung zu beobachten, indem der Anteil der Typ II-Fasern im Bereich der Konvexität abnimmt.

Tierversuche haben gezeigt (*Olsen* et al., 1976; *Monticelli*, et al., 1975) daß durch einseitige Muskelstimulation im Bereich der Wirbelsäule eine Konvexität zur Gegenseite erzeugt werden kann. Ebenso konnten diese Deformitäten durch Stimulation der Konvexität wieder rückgängig gemacht werden. Dementsprechend versuchte man, die Progredienz der idiopathischen Skoliose zu beeinflussen, *Bobechko* (1976) entwickelte eine Methode, bei der mit Hilfe implantierbarer Elektroden die paravertebrale Muskulatur stimuliert werden kann. *Axelgaard* (1978) berichtet über gute Ergebnisse mit Hilfe der perkutanen Stimulation, bei der die Stimulationselektroden im Bereich der hinteren Axillarlinie auf der Konvexseite angelegt werden. Hierbei erfolgt überwiegend eine lokale Kontraktion der in diesem Bereich gelegenen Muskulatur. Beide Behandlungen erfolgen während der Nacht, so daß sich hierdurch eine gewisse Einschränkung der tolerierbaren Muskelkontraktionen ergibt.

Wir haben eine Methode entwickelt, mit der wir versuchten, durch tägliche, 20minütige Stimulation die Progredienz der idiopathischen Skoliose zu beeinflussen. Hierzu benutzten wir ein stromkonstantes Netzgerät der Fa. Siemens, mit dem über Saugelektroden maximale Stromstärken von 80 mA appliziert werden konnten. Auf diese Weise sollte sowohl die paravertebrale, als auch die Interkostalmuskulatur stimuliert werden (Abb. 1). Durch Palpation des betreffenden Interkostalraumes zeigte sich, daß mit dieser Stromstärke bei allen behandelten Patienten eine kräftige Kontraktion der Interkostalmuskulatur im Bereich der Stimulationsstelle erreicht werden konnte. Die so ermittelte maximale Stimulationsstromstärke konnten wir bei allen behandelten Patienten nach spätestens sechs Wochen anwenden (Abb. 2).

Die Lokalisation der Stimulationselektroden erfolgte so, daß die Interkostalmuskulatur der zur stärksten Konvexität führenden Rippen eine kräftige Kontraktion zeigte. Die dabei durchgeführten röntgenologischen

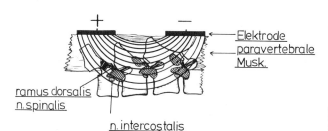

Abb. 1: Schematische Darstellung des elektrischen Stimulationsfeldes.

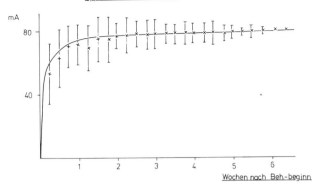

Abb. 2: Graphische Darstellung der Adaption an maximale Stimulationsstärke.

Kontrollen zeigten, daß insbesondere Skoliosen unter 35° eine gute Aufdehnbarkeit von durchschnittlich 8,4° aufwiesen, die bei Skoliosewinkeln über 35° wesentlich geringer war. Ebenso konnte eine gute Rotationskorrektur erzielt werden, die bei den geringgradigen Skoliosen wiederum deutlicher zu sehen war, als bei den stärkeren Skoliosen.

Wir behandelten auf diese Weise 32 Patienten innerhalb von drei Jahren. Bei 23 Patienten konnten wir eine Mindestbehandlungszeit von durchschnittlich vier Stunden pro Monat erreichen. Das Durchschnittsalter betrug 14,3 Jahre. Es handelte sich um 21 Mädchen und zwei Jungen. Bei allen Patienten zeigte die Skoliose während des letzten halben Jahres vor Behandlungsbeginn eine Progredienz von mindestens 5°. In allen Fällen bestand noch eine Wachstumserwartung von mindestens zwei Jahren (*Risser*-Stadium) 2-3).

Bei den so behandelten Patienten konnten wir insgesamt gesehen die Progredienz zum Stillstand bringen (Abb. 3). In 44% der Fälle konnte eine Besserung des Skoliosewinkels von mehr als 5° erreicht werden. 50% wiesen einen unveränderten Skoliosewinkel auf. Bei 6% verschlechterte sich die Skoliose um mehr als 5°.

Um den Erfolg der Elektrostimulationsbehandlung auf die stimulierte Muskelgruppe zu prüfen, führten wir regelmäßige elektromyographische Verlaufskontrollen durch, wobei wir jeweils die elektrischen Muskelaktivitäten der konkav- bzw. konvexseitigen paravertebralen Muskulatur bestimmten, die in Bauchlage beim Oberkörperabheben von der Unterlage auftraten. Die Aktivitäten wurden quantitativ während jeweils einer Minute gemessen, wobei jeweils der Quotient aus konvex- zu konkavseitiger Aktivität bestimmt wurde. Dabei zeigte sich, daß im Verlauf der Behandlung die zum Oberkörperanheben erforderliche Aktivität kontinuierlich abnahm, so daß nach etwa zehnmonatiger Behandlung die Aktivitäten beider Seiten nahezu gleich groß waren (Abb. 4). Nach Unterbrechung der mit unserer Methode durchgeführten Behandlung zeigte sich, daß nach etwa vier Monaten die ursprünglichen Aktivitätsverhältnisse sich wieder zurückgebildet hatten. Um die Ermüdungsreaktion der stimulierten Muskulatur zu überprüfen, führten wir entsprechende Messungen in einminütigen Abständen durch. Dabei zeigte sich in der Anfangsphase der Behandlung bei den Folgemessungen stets ein leichter Anstieg der erforderlichen Muskelaktivitäten im Bereich der Konvexität. Nach zehn Monaten war dieser Aktivitätsanstieg nicht mehr zu beobachten, so daß auch die Folgemessungen gleichbleibende Muskelaktivitäten ergaben.

Wir konnten somit zeigen, daß bei der idiopathischen Skoliose durch konvexseitige Muskelstimulation, die insbesondere auch die Interkostalmuskulatur berücksichtigt, der Progredienz entgegengewirkt werden kann. Unsere elektromyographischen Ver-

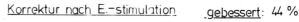

Abb. 3: Langzeitergebnisse nach mindestens durchschnittlich vierstündiger Behandlung pro Monat.

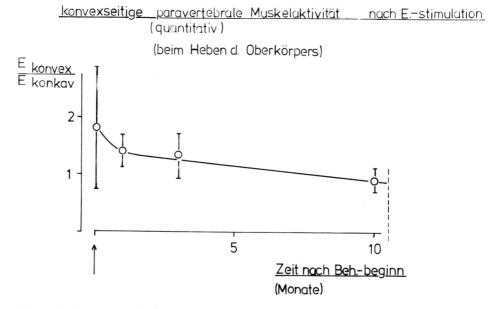

Abb. 4: Elektromyographische Verlaufskontrolle während zehnmonatiger Stimulationsbehandlung. Messung mit Hilfe eines „Myointegrators", (von Eiff, Fa. Dr. Stefan, Bad Godesberg, Typ M 114/2). Ableitung mit Hautelektroden, quantitativ während einer Minute.

laufskontrollen haben gezeigt, daß bei kräftiger Muskelstimulation mit ausreichend hohen Stromstärken ein meßbarer Stimulationseffekt eintritt, der sich nach Behandlungsabbruch wieder zurückbildet. Die Behandlung sollte unseres Erachtens in der Frühphase der Skolioseentwicklung einsetzen, wobei bei geringgradigen Skoliosen mit geringer Rotationskomponente die besten Behandlungsergebnisse zu erwarten sind.

LITERATUR

Axelgaard, J., D. R. McNeal, J. C. Brown: Lateral electrical surface stimulation for the treatment of progressive Scoliosis. 6th international symposium on external control of human extremities (Suppl.) 1978, Yugoslavian comittee for electronics and automation. Belgrade, 1978.

Bobechko, W. P., M. A. Herbert, H. G. Friedman: Electrospinal instrumentation. J. Bone Jt. Surg. 58-A, 156, 1976.

Monticelli, G., E. Ascani, V. Salsano, A. Salsano: Experimental scoliosis induced by prolonged minimal electrical stimulation of the paravertebral muscles. Ital. J. Orthop. Traum. 1, 1, 1975.

Olsen, G. A., H. Rosen, S. Stole, G. Brown: The use of muscle stimulation for inducing scoliotic curves. Clin. Orthop. 113, 198, 1975.

Olsen, G. A., H. Rosen, R. B. Hohn, B. Slocum: Electrical muscle stimulation as a means of correction induced canine scoliotic curves. Clin. Orthop. 125, 227-235, 1977.

Die Elektrostimulation in der Frühbehandlung der Skoliose (vorläufige Ergebnisse)

von F. Altekruse und J. Heine

Bei progredienten leicht- bis mittelgradigen Skoliosen ist bis heute die Korsettbehandlung die Therapie der Wahl. Allerdings stellt die Annahme der Orthese durch den Patienten vielfach ein großes Problem dar. Möglicherweise ist die Elektrostimulation eine Alternative zur Korsettbehandlung. Die Stimulationsbehandlung wird nur nachts während des Schlafes durchgeführt. Tagsüber können sich die Patienten frei und ungezwungen bewegen.

Die guten Behandlungsergebnisse von *Axelgaard* haben uns ermutigt, die Laterale-Elektrische-Oberflächen-Stimulationsbehandlung ebenfalls in größerem Umfange anzuwenden. *Axelgaard* konnte nachweisen, daß die laterale Position der Elektroden eine bis zu vierfach größere Wirkung als die mediale hat.

Entsprechend der Höhe des Scheitelwirbels werden die Elektroden streng lateral angesetzt. Dabei werden konvexseitig im Thorakalbereich insbesondere der M.latissimus dorsi und die Interkostalmuskulatur, im Lumbalbereich der M.obliquus externus und M.quadratus lumborum aktiviert.

Bei Markierung der Dornfortsätze zeigt der Vergleich zwischen dem Verlauf der Dornfortsatzreihe ohne Stimulation und während der Stimulation recht gut, wie die Krümmung korrigiert wird.

Röntgenologisch gelingt der Nachweis der Aufrichtung der Krümmung durch Aufnahmen des liegenden Patienten ohne und mit Stimulation.

Vorläufige Ergebnisse

Bis jetzt wurden 54 Patienten bei uns mit dieser Methode behandelt. Wir haben in unserer Auswertung zunächst nach der Lokalisation der Krümmung differenziert. Dabei entfallen auf die Altersgruppe von 8-13 Jahren 23 Patienten mit einer Thorakalskoliose. Der Mittelwert der Ausgangswinkel, gemessen nach *Cobb*, war 22 Grad. Nach drei Monaten betrug der durchschnittliche Winkel 18 Grad. Das entspricht einer mittleren Korrektur von 18%. Weitere Kontrolluntersuchungen nach jeweils drei Monaten ergaben bis zur letzten Röntgenaufnahme nach 15 Monaten eine Verbesserung des Krümmungswinkels auf durchschnittlich 14 Grad, entsprechend einer mittleren Korrektur von 30% (Tab. I).

Bei den Lumbalskoliosen waren ebenfalls gute Korrekturen möglich. 12 Patienten hatten bei Behandlungsbeginn einen mittleren Krümmungswinkel von 20 Grad. Die dreimonatigen Kontrolluntersuchungen ergaben dann durchschnittliche Aufrichtungen auf 15, 11 bzw. 9 Grad. Schon nach drei Monaten war also eine Besserung von 25% erzielt worden. Mit fortlaufender Behand-

Tab. I: Ergebnisse nach Elektrostimulation bei Thorakalskoliose.

Alter 8-13 J.	Ausgangswinkel	3 Mon.	6 Mon.	9 Mon.	12 Mon.	15 Mon.
∡° (Cobb) MW	22	18	18	16	20	14
mittl. Korr. %		18	21	27	20	30
n	23	19	16	12	5	2

Tab. II: Ergebnisse nach Elektrostimulation bei Lumbalskoliose.

Alter 8-13 J.	Ausgangswinkel	3 Mon.	6 Mon.	9 Mon.	12 Mon.	15 Mon.
∢° (Cobb) MW	20	15	15	11	11	9
mittl. Korr. %		25	31	47	52	60
n	12	9	7	4	1	1

lungsdauer wurden diese Korrekturen noch verbessert (Tab. II).

In einer weiteren Gruppe haben wir diejenigen Patienten zusammengefaßt, die nach vorausgegangener Korsettbehandlung zusätzlich nach der Muskelstimulationsmethode behandelt wurden.

Es handelt sich hierbei um sieben Patienten. Das Alter der Patienten betrug mehr als 14 Jahre. Die Ausgangswinkel bei Behandlungsbeginn ergaben einen mittleren Wert von 36 Grad. Durch kombinierte Behandlung war dann eine Aufrichtung über 34 Grad, 32 Grad, 29 Grad auf schließlich 27 Grad nach 15 Monaten möglich. Es ergab sich somit eine Verbesserung des Skoliosewinkels um 25% im Durchschnitt.

Weiterhin haben wir die Krümmungen unter und über 25 Grad zusammengefaßt. Hierbei überschauen wir bei insgesamt 22 Patienten einen Behandlungszeitraum von 9 Monaten. Es zeichnet sich ab, daß, wie zu erwarten, Krümmungen unter 25 Grad besser zu beeinflussen sind (Tab. III).

Tab. III: Ergebnisse der Elektrostimulation unter Berücksichtigung des primären Krümmungswinkels.

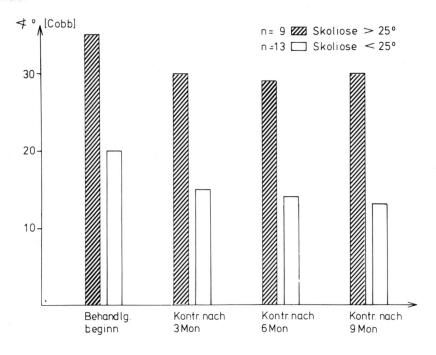

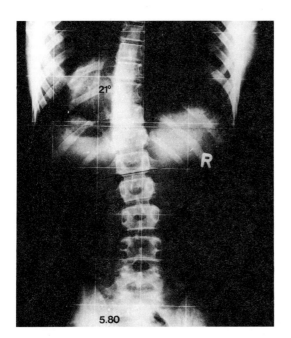 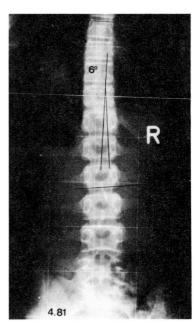

Abb. 1a und 1b: Patient weiblich, 12 Jahre, primär 21 Grad Krümmungswinkel, nach einem Jahr Reduktion auf 6 Grad.

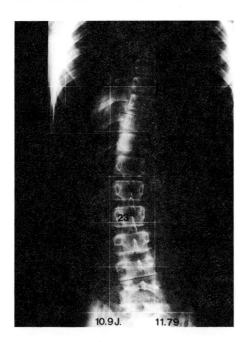 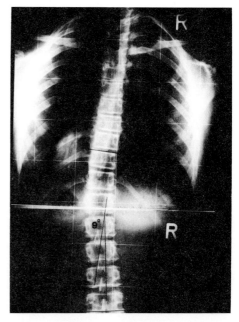

Abb. 2a und 2b: Patient weiblich, 10 Jahre, 23 Grad bei Behandlungsbeginn, nach 15 Monaten Reduktion auf 9 Grad.

Bei einer 12 Jahre alten Patientin betrug der Krümmungswinkel bei Behandlungsbeginn 21 Grad. Nach drei Monaten war bereits eine Aufrichtung auf 12 Grad erzielt worden. Die Sechs-Monats-Kontrolle erbrachte eine weitere leichte Besserung auf 9 Grad. Nach einem Jahr war dann eine Aufrichtung auf 6 Grad erzielt worden (Abb. 1a,b). Eine andere Patientin hatte mit zehn Jahren einen Krümmungswinkel von 17 Grad. Die Skoliose verschlechterte sich im Laufe von ½ Jahr auf 29 Grad. Zu dieser Zeit wurde mit der Muskel-Stimulationsbehandlung begonnen. Nach ½ Jahr konnten wir eine Aufrichtung auf 12 Grad erzielen. Nach einem Jahr betrug der Krümmungswinkel noch 11 Grad. Die letzte Untersuchung erfolgte nach einem Behandlungszeitraum von 15 Monaten. Der ursprüngliche Krümmungswinkel von 23 Grad konnte bis zu diesem Zeitpunkt auf 9 Grad korrigiert werden (Abb. 2a, b).

Die bis jetzt erreichten vorläufigen Frühergebnisse lassen erkennen, daß mit der Methode der Muskel-Stimulation möglicherweise eine Alternative zur orthetischen Behandlung leichter Skoliosen gefunden ist.

Für die Zukunft ist zu hoffen, daß durch eine größere Zahl von Patienten diese Frühergebnisse bestätigt werden.

Vielleicht ist es sogar möglich, durch Kombination einer Orthese mit der Muskel-Stimulation noch bessere Dauerkorrekturen zu erzielen.

LITERATUR

Axelgaard: J. Final Project Report, Rancho Los Amigos Hospital, 1976.

Die seitliche transkutane elektrische Muskelstimulierung (L.E.S.S.) in der Behandlung der fortschreitenden Skoliose — Frühergebnisse

von G. Frontino, A. Lumini, R. Pratelli und B. di Salvo

Die transkutane Elektrostimulierung (L.E.S.S.) ist eine vielversprechende Methode der unblutigen Behandlung von fortschreitenden Skoliosen.
Die ersten Ergebnisse in diesen Fällen wurden im Jahr 1978-79 von *Brown, Axelgaard* und Mitarbeiter vorgeführt, die eine Verminderung oder eine Hemmung der Evolution bewiesen.
Aufgrund der Erfahrung von *Axelgaard* und Mitarbeiter haben wir 1979 die L.E.S.S. im Rahmen des internationalen Forschungsprotokolls begonnen.

Material und Methode
Der von *Brown* und *Axelgaard* vorgelegte elektrische Stimulator braucht nur einen Ausgangskanal. Wegen erheblicher Schwierigkeiten bei der Einfuhr aus dem Ausland ist es nicht leicht, den Apparat zur Verfügung zu haben. So haben wir schon im September vorigen Jahres einen von uns erzeugten elektrischen Stimulator Herrn Doktor *Brown* vorgeschlagen, und zwar mit denselben technischen Eigenheiten und einigen, von den Erzeugern dieser Methode gebilligten Änderungen: Diese Änderungen bestehen aus einem doppelten Ausgangskanal, einer Lampe für Muskelwärmung und einem akustischen Alarmgerät für die Unterbrechung des Stromkreises.
Wir folgen, für das Anlegen des Apparates und für die Auswahl der zu behandelnden Fälle, der von *Axelgaard* und *Brown* beschriebenen Methode, im Rahmen des Forschungsprotokolls.
Die Patienten sollen möglichst in präpubertärem Alter sein und das Fortschreiten der Skoliose sowie eine absolute oder teilweise Unreife des Skeletts sollen radiographisch bewiesen sein (*Risser* 1-2). Eine vorhergehende orthopädische Behandlung soll nicht durchgeführt worden sein.

Krankengut bis Ende März 1981
Betrachtet man den Verlauf der thorakalen Kurven, so kann man dem Diagramm Abb. 1 entnehmen, daß die nicht-unterbrochene Linie eine Hemmung und eine darauffolgende Stabilisierung innerhalb der konventionellen Grenzen ergibt (+ 5°). Die gestrichelten Linien in Abb. 1 stellen die absoluten Maximal- und Minimalwerte im Beobachtungszeitraum dar.

Bei Auswertung des Verlaufes der thorakolumbalen Kurven (Abb. 2) finden wir folgende Ergebnisse:
Die nicht-unterbrochene Linie weist auf eine primär geringe Verminderung mit darauffolgender Stabilisierung der Kurven. Die gestrichelten Linien in Abb. 2 zeigen die absoluten Maximal- und Minimalwerte im Untersuchungszeitraum.

Ähnliche Ergebnisse sehen wir auch bei Betrachtung des Verlaufes der lumbalen Kurven (Abb. 3).
Die nicht-unterbrochene Linie zeigt einen Progredienzstopp mit darauffolgender Stabilisierung innerhalb der konventionellen Stabilitätsgrenzen (+ 5°).
Die gestrichelten Linien stellen die absoluten Maximal- und Minimalwerte dar.

Den klinischen Verlauf des Gibbus zeigt Abb. 4.
Dabei beweist das Verhalten des Gibbus, der den verschiedenen Höhen der Verkrümmung entspricht, im Schema die Wirk-

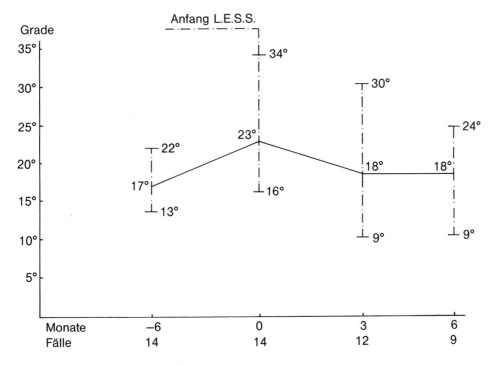

Abb. 1: Verlauf der thorakalen Skoliosen.

samkeit der Methode L.E.S.S. Es tritt nämlich eine Derotation der Wirbel ein und eine bemerkenswerte Verminderung der in Millimetern geschätzten Werte des Gibbus.

Bewertung der Ergebnisse

Die bislang gewonnene Erfahrung erlaubt uns, mit Berücksichtigung der noch kurzen Behandlungszeit folgende vorläufigen Ergebnisse festzustellen:

1. Eine Stabilisierung der behandelten Skoliosen.
2. Trotz des erheblich rascheren Fortschreitens der thorakolumbalen Skoliosen wird auch in diesen Fällen eine anfängliche Verminderung des durchschnittlichen Verkrümmungswinkels bewiesen.

Ein frühzeitiger Beginn der Behandlung ist eine grundsätzliche Bedingung, um diese Ergebnisse zu erreichen: Die Frühdiagnose durch Screening in breiten Schichten der jugendlichen Bevölkerung ist deshalb unerläßlich.

3. Bei fast allen behandelten Patienten wurde eine Verminderung der Rotation der Wirbel beobachtet, die klinisch durch die Verminderung des Gibbus bewiesen ist.

Schlußfolgerungen

Die bislang mit der L.E.S.S.-Methode beobachtete Stabilisierung und Besserung der Skoliose kann vorläufig mit den besten, durch konventionelle orthopädische Behandlung erzielten, Ergebnissen verglichen werden.

Die Patienten tolerieren diese neue Behandlungsart aber leichter, und die Eltern sind immer genaue und willige Mitarbeiter gewesen.

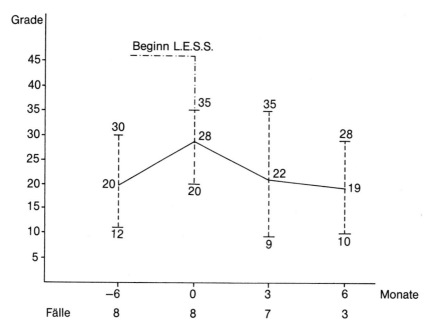

Abb. 2: Verlauf der thorakolumbalen Kurven.

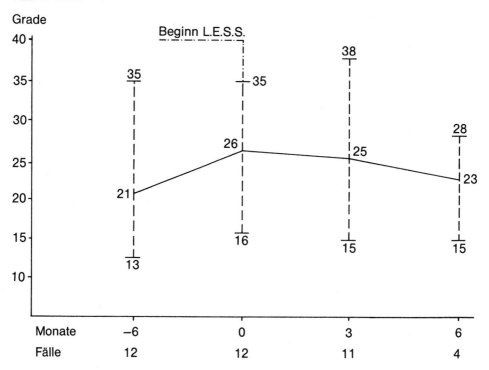

Abb. 3: Verlauf der lumbalen Skoliosen.

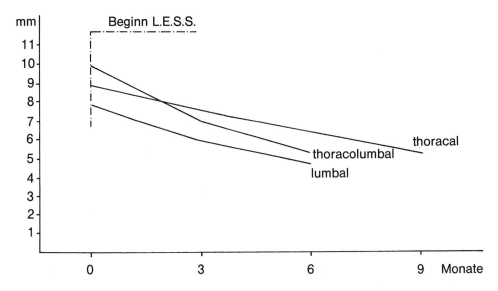

Abb. 4: Verhalten des Gibbus nach Beginn der Stimulationsbehandlung.

Nur in einem Fall eines elfjährigen Jungen mußte die gerade angefangene Behandlung wegen psychologischer Intoleranz unterbrochen werden.

LITERATUR

Bobechko, W. P., M. A. Herbert, H. G. Friedmann: Electrospinal instrumentation. J. Bone Joint Surg. 58 (A): 156, 1976.

Bobechko, W. P., M. A. Herbert, H. G. Friedmann: The treatment of scoliosis using electro-spinal instrumentation. Proceedings of the Scoliosis Research Society, p. 22, 1977.

Axelgaard, J., J. Brown, Y. Harada, D. McNeal, A. Nordwall: Lateral Surface Stimulation for the Correction of Scoliosis. Presented at the 30th Annual Conference on Engineering in Medicine and Biology, Los Angeles, 1977. Proceedings of the 30th ACEMB, 32: 282, 1977 (Abstract).

Axelgaard, J., J. Brown, Y. Harada, D. McNeal, A. Nordwall: Lateral Surface Stimulation for the Correction of Scoliosis. Presented at the Scoliosis Research Society Annual Meeting, Hong Kong, 1977. Abstract in Orthopaedic Transactions, J. Bone and Joint Surg. 2: 267, 1978.

Axelgaard, J., D. R. McNeal, J. Brown: Lateral Electrical Surface Stimulation for the Treatment of Progressive Scoliosis. Proceedings of the 6th Internationel Symposium on External Control of Human Extremities, Dubrownik, Yugoslavia, p. 63-70, 1978.

Axelgaard, J., D. Rowe, J. Brown, D. McNeal: Lateral Electrical Surface Stimulation for the Treatment of Scoliosis. Presented at the Western Orthopaedic Association Annual Meeting, Seattle, 1978. Abstract in Orthopaedic Transactions, J. Bone and Joint Surg., 1979.

Axelgaard, J., J. Brown, G. Frontino, A. Lumini: Simposio su La Stimolazione Elettrica Muscolare Transcutanea nel trattamento della Scoliosi Evolutiva. Centro Scoliosi, Fondazione Pro Juventute Monteoriolo (Firenze) Giugno 1980 (im Druck).

Frontino, G., A. Lumini: La Stimolazione Elettrica Muscolare Transcutanea (L.E.S.S.) nel trattamento della scoliosi evolutiva. (im Druck, Minerva Ortopedica).

William, A., Carr, H. Tohn, R. Moe, B. Winter, J. Lonstein: Treatment of idiopathic scoliosis in the Milwaukee Brace. – Long Term Results –. The Journal of Bone and Joint Surgery. Vol. 62-A, no 4 June 1980.

Constanzo, G., S. Illiano, O. L. Osti: L'elettrostimolazione muscolare di superficie nelle scoliosi – metodologia, indicazioni, primi risultati. In corso di pubblicazione negli atti del III° Congresso Nazionale Gruppo Italiano di Studio delle Scoliosi. Napoli 5-6 Dicembre 1980.

Frontino, G., A. Lumini, R. Pratelli: La Stimolazione Elettrica Muscolare Transcutanea (L.E.S.S.) nel trattamento delle scoliosi. In corso di pubblicazione negli atti del III° Congresso Nazionale Gruppo Italiano di Studio della Scoliosi. Napoli 5-6 Dicembre 1980.

Erste Erfahrungen mit der perkutanen Elektrostimulation *

von H. Neugebauer

Seit einem Jahr führen wir die „laterale elektrische Oberflächenstimulation" (LEOS) durch und haben derzeit 12 Kinder in Behandlung; drei davon mehr als 12 Monate. Als Gerät verwenden wir das von *Axelgaard* in Los Angeles entwickelte Scolitron.

Ich darf an dieser Stelle dem Medizinisch-wissenschaftlichen Fonds des Bürgermeisters der Stadt Wien dafür danken, daß uns aus Mitteln des Fonds 20 Scolitrone zur Verfügung gestellt worden sind.

Als Indikation betrachteten wir bisher mehr oder minder leichte idiopathische Skoliosen, möglichst im Anfangsstadium.

Wir beginnen die Therapie grundsätzlich stationär, wobei meist eine Woche Spitalaufenthalt genügt, um die Wirksamkeit oder Unwirksamkeit der Methode feststellen zu können, die beste Placierung der Elektroden zu finden und das Kind mit der Methode und dem Apparat vertraut zu machen.

Die unmittelbare Wirkung des elektrischen Reizes ist rein optisch an der Wirbelsäule zu erkennen sowie am Elektrodenabstand, der sich während der Elektro-Stimulation um 2 bis 3 cm verringert.

Bei Beginn der Behandlung ist zu beachten, daß man die Stärke des elektrischen Reizes nur ganz langsam steigert, um die Kinder nicht durch einen unkontrollierten Schmerz abzuschrecken.

Ich habe mich probeweise stimulieren lassen und konnte feststellen, daß sogar ein nicht voll aufgedrehter Apparat zu so starken Muskelkontraktionen führt, daß diese einen heftigen Schmerz auslösen. Dazu darf es also bei Kindern niemals kommen, sonst würde die Methode durch eine fehlende Compliance a priori in Frage gestellt.

Hat man die optimalen Punkte für die Elektroden gefunden und mit einem Hautstift angezeichnet, werden die entsprechenden Elektroden angelegt und eine Röntgenkontrolle mit und ohne Stimulierung durchgeführt (Abb. 1).

Diese Aufnahmen werden beim liegenden Patienten angefertigt, um eine entsprechende Vergleichsbasis zu haben (Abb. 2).

Unter Umständen kann es während der Reizphase sogar zu Überkorrekturen kommen (Abb. 3).

Die regelmäßigen Kontrollen erfolgen, genauso wie bei der Miederbehandlung, einmal monatlich.

Als Komplikation der Methode ist in erster Linie eine Kontaktdermatitis zu nennen, die unter Umständen die Weiterbehandlung unmöglich machen kann. Sie tritt allerdings in erster Linie dort auf, wo Kontakt-Gel verwendet wird, ist bei Papier-Elektroden sehr selten und wird bei den neuen, selbstklebenden Karaya-Elektroden praktisch nicht mehr gesehen. (Diese bestehen aus

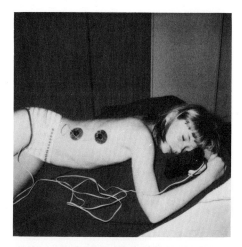

Abb. 1: Skoliose-Patientin mit angelegten Elektroden für die laterale elektrische Oberflächenstimulation (LEOS).

---

* Mit Unterstützung durch den Med.-wissenschaftl. Fonds des Bürgermeisters der Stadt Wien.

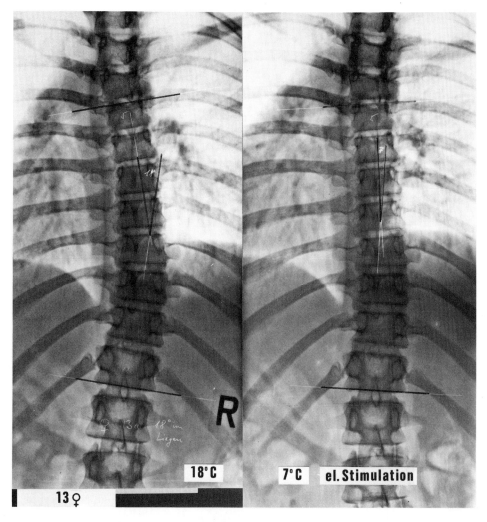

Abb. 2: Röntgenbilder einer 13 Jahre alten Patientin zeigen ein gutes Korrekturergebnis von 18° auf 7° durch die Elektrostimulation.

indischem Naturkautschuk über einem Kunststoffnetz). Diese Elektroden stehen bei uns seit kurzer Zeit in Verwendung; leider gibt es noch gewisse Lieferschwierigkeiten.

Das Gerät wird bekanntlich nur in der Nacht verwendet. Bei 1/3 der Kinder kam es anfangs zu Schlafstörungen, die aber bald wieder verschwanden. Bei anderen wieder hat man das Gefühl, als würde das Einschalten des Gerätes zu einer Art „Einschlafreflex" führen.

Natürlich können wir nach einem Jahr Erfahrung und elf Fällen noch kein Urteil über die Wirksamkeit der Methode abgeben.

Die ersten drei Fälle, die mehr als 12 Monate in Behandlung stehen, haben jedoch ein durchaus befriedigendes Resultat gezeigt.

Natürlich gibt es auch technische Probleme

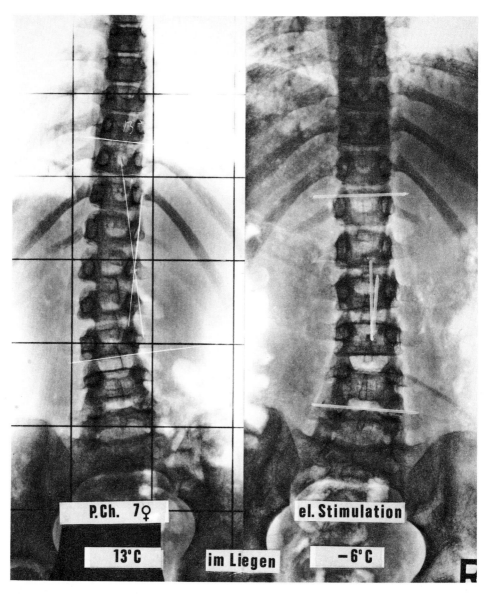

Abb. 3: Siebenjähriges Mädchen bei der durch die LEOS während der Reizphase sogar eine Überkorrektur erreicht werden konnte.

und die Apparate sowie die Akkus müssen öfter gewartet oder ausgetauscht werden. Dem Grunde nach glaube ich, daß wir mit dieser Methode eine gute und zukunftsweisende Behandlung für beginnende Skoliosen besitzen.

Als Voraussetzung für ihre Wirksamkeit muß allerdings eine entsprechende Frühdiagnose bezeichnet werden und erst dann, wenn alle Schulärzte auf beginnende Skoliosen achten werden, wird diese Methode voll zur Anwendung kommen können.

Frühergebnisse der europäischen Studiengruppe nach paravertebraler Elektrostimulation mit implantiertem System

von G. Pflüger, E. Ascani, N. Katznelson, M. A. Leonard, F. Meznik, M. Onimus, P. Palacios y Carrajal und O. Schmitt

Walter Bobechko hat bereits 1972 erstmals seine Erfahrungen mit Elektrostimulation bei Skoliosen publiziert. Im Januar 1980 wurde einer Gruppe europäischer Orthopäden in Madrid in Zusammenarbeit mit der Fa. Medtronic von *Bobechko* und seinen Mitarbeitern das sogenannte E.S.I.-System zur Therapie der Skoliose präsentiert. Zu diesem Zeitpunkt hatte *Bobechko* selbst 70 Stimulationssysteme implantiert. Das Ziel dieser Untersuchung sollte es sein, aufgrund einer multizentrischen, multinationalen europäischen Studie trotz klarer Selektionsmaßnahmen in relativ kurzer Zeit eine beurteilbare Zahl von Patienten mit diesem neuen implantierbaren Elektrostimulationssystem bei idiopathischen Skoliosen zu behandeln.

Indikation

Idiopathische Thorakal- bzw. Thorakolumbal-Skoliosen von einem Winkelwert zwischen 20 und 40° Cobb, mit einer Korrektur der strukturellen Krümmung von zumindest 50% bei Seitbeugung und einem noch zu erwartenden Wachstum von zumindest zwei Jahren, sollten für diese Studie herangezogen werden. Die Möglichkeit, diese neue Behandlungsmethode zu wählen, sollte dem Patienten als Alternativtherapie zur notwendigen Miederversorgung vorgeschlagen werden und der Wunsch des Patienten, sich diesem kleinen operativen Eingriff zu unterziehen und dafür die drastische Behandlungsmaßnahme des Mieders zu ersparen, sollte respektiert werden.

Operationstechnik

In Bauchlage und Lagerung des Oberkörpers in der Weise, daß eine seitliche Bewegung möglich ist sowie für eine intraoperative Röntgen- bzw. Bildwandlerkontrolle Vorsorge getroffen wurde, wird über eine zirka 10 cm lange Längsinzision im Bereich des Krümmungsscheitels eingegangen. Spalten der Subkutis bis auf die Faszie der Rückenmuskulatur. Diese wird geschont. Nadelelektroden werden in die präoperativ bestimmten Segmente tief in die paravertebrale Muskulatur ca. 3 cm paramedian implantiert. Die Implantationshöhe wird nach der Faustregel bestimmt, daß die mittlere positive Elektrode im Segment über dem Scheitelwirbel zu implantieren ist und die beiden negativen Elektroden zwei Segmente über bzw. zwei Segmente unter der positiven Elektrode. Anschließend wird probeweise stimuliert. Eine kleine Verschiebung der Elektrodenlage zur Erzielung des maximalen Stimulationsausmaßes erscheint möglich und zweckmäßig. Vorsorge ist zu treffen, daß es zu keiner Eröffnung der Thoraxhöhle bzw. zu zu naher Positionierung der Helix-Elektroden am Interkostalnerven kommt. Die Nadelelektroden werden dann an den optimalen Stellen durch die definitiven Helix-Elektroden ersetzt und intraoperativ zur Verifizierung des Korrekturausmaßes stimuliert. Die Effektivität der Korrektur wird röntgenologisch dokumentiert. Die Empfängerspule wird in einer Subkutistasche unterhalb der 12. Rippe lateral positioniert und die Wunde schichtweise verschlossen. Die Hospitalisationsdauer beträgt postoperativ lediglich ein bis zwei Tage. Eine neuerliche stationäre Aufnahme zur Inbetriebnahme des Senders nach abgeschlossener Wundheilung hat sich als zweckmäßig erwiesen.

Methodik der Durchführung

Die Stimulation der paravertebralen Muskulatur erfolgt grundsätzlich, um einen Ermü-

Tab. I: Änderung der Winkelwerte der mit Elektrostimulation behandelten Skoliosen von 41 Patienten 3 Monate postoperativ.

°C	besser	gleich	schlechter
21°-30°	7	11	6
31°-40°	8	7	2
total	15	18	8

Tab. II: Änderung der behandelten Skoliosen von 23 Patienten 6 Monate postoperativ.

°C	besser	gleich	schlechter
21°-30°	2	8	3
31°-40°	4	3	3
total	6	11	6

Tab. III: Änderung der behandelten Skoliosen von 13 Patienten 9 Monate postoperativ.

°C	besser	gleich	schlechter
31°-30°	2	3	3
31°-40°	2	2	1
total	4	5	4

Tab. IV: Änderung der behandelten Skoliosen von 8 Patienten 12 Monate postoperativ.

°C	besser	gleich	schlechter
21°-30°	2	3	1
31°-40°	1	–	1
total	3	3	2

dungseffekt der Muskulatur zu verhindern, nur ca. 8-10 Stunden pro Tag, und zwar während der Schlafzeit in der Nacht. Pro Minute werden sechsmal 1½ Sekunden dauernde Reize gesetzt. Zwischen den Reizen wird 9 Sekunden pausiert. Die Sendespule wird an der Haut mit einem hautfreundlichen Pflaster fixiert, der Sender in einer Tasche des Nachtgewandes untergebracht. Der Patient kann sich während des Schlafes vollkommen frei bewegen.

Röntgendokumentation

Präoperativ wird sowohl eine Stand- als auch eine Liegeaufnahme angefertigt. Des weiteren ist eine Funktionsaufnahme mit Seitbeugung zur Konvexität der Krümmung Bedingung zur Indikationsfindung. Intraoperativ erfolgt die Beurteilung röntgenologisch im Liegen im stimulierten und unstimulierten Zustand. Die postoperativen Verlaufskontrollen werden in drei- bis viermonatigen Abständen im Stehen ohne Stimulation durchgeführt. Zur Beurteilung des korrigierenden Effektes des Stimulationssystems werden, dem Ermessen des Behandlers entsprechend, Liegeaufnahmen in Stimulation in mehrmonatigen Abständen angeraten. Die Auswertung der postoperativen Röntgenbefunde erfolgt in der Weise, daß Änderungen des Krümmungsausmaßes zwischen 0 und 4° als stationär befunden werden und erst ab 5° Krümmungsänderung von Progredienz bzw. Verbesserung der Skoliose gesprochen wird.

Patientengut

Insgesamt wurden 57 Patienten operiert. Nach Nationalitäten aufgeteilt bedeutet dies, daß 13 der Patienten aus der Bundesrepublik Deutschland kommen, 11 aus Italien, 10 aus Großbritannien, 7 aus Israel, 6 aus Spanien, 4 aus unserer eigenen Klinik sowie 6 aus drei französischen Instituten. Von den angeführten Patienten haben vier zum Zeitpunkt der Behandlung eine Skoliose unter 20°, 26 eine Skoliose zwischen 20 und 30°, 23 eine Skoliose zwischen 31 und 40° und 4 Patienten eine Krümmung über 40°.

Tab. V: Aufgrund einer persönlichen Mitteilung von Bobechko zeigt diese Tabelle den Behandlungseffekt von 38 Patienten nach einem Jahr Elektrostimulation, von 25 Patienten nach zwei Jahren, von 20 Patienten nach drei Jahren und von 6 Patienten nach vier Jahren Behandlungsdauer. Der Maximalwert der Skoliose betrug 35° zu Behandlungsbeginn.

	besser	gleich	schlechter	total
1 a	14 (37%)	20 (53%)	4 (11%)	38
2 a	3 (12%)	14 (56%)	8 (32%)	25
3 a	3 (45%)	7 (35%)	4 (20%)	20
4 a	2	3	1	6

Das Alter der Patienten zum Zeitpunkt der Implantation betrug zwischen 5 und 16 Jahren, im Durchschnitt 12,4 Jahre. Es handelt sich um 51 weibliche und 6 männliche Patienten. 37mal bestand eine thorakale Krümmung und 20mal eine thorako-lumbale.

Die Länge der strukturellen Krümmung schwankte zwischen 4 Segmenten in einem Fall und 10 Segmenten ebenfalls in einem Fall. In 7 Fällen waren 5 Segmente betroffen, in 2 Fällen 6 Segmente, in 22 Fällen 7 Segmente, in 13 Fällen 8 Segmente und in 2 Fällen 9 Segmente.

Ergebnisse

Zur Beurteilung der Funktionstüchtigkeit und der therapeutischen Leistungsfähigkeit des Systems wurden im Rahmen dieser Studie lediglich die Patienten mit Krümmungen zwischen 20 und 40° herangezogen. Bisher ist es uns möglich gewesen, nach 3, 6, 9 und 12 Monaten Intervall die Patienten nachzuuntersuchen und auszuwerten. Nähere Angaben hinsichtlich Krümmungsgrad sowie Änderung des Skoliosewinkels während der Behandlung sind in Tab. I, II, III und IV zu entnehmen. Es läßt sich zeigen, daß nach 3 Monaten, 6 Monaten und 12 Monaten die Gruppe der Patienten, wo es zu einer Verbesserung des Ausgangswinkels der Skoliose bzw. einem Gleichbleiben gekommen ist, zwischen 74 und 80% schwankt. Lediglich bei der neunmonatigen Kontrolle sind nur 69% Patienten mit ihrer Skoliose unverändert geblieben oder gebessert. Vergleicht man diese vorläufigen Befunde mit den Ergebnissen von *Bobechko* (s. Tab. V) und berücksichtigt, daß *Bobechko* als Limit der Beurteilung 35° *Cobb* angenommen hat, so zeigt es sich, daß – sofern eine derartig frühe Beurteilung für den Wert einer Behandlung bei der idiopathischen Skoliose zulässig ist – in den Ergebnissen kein wesentlicher Unterschied besteht.

Komplikationen

In fünf Fällen mußte die Antenne ausgetauscht werden, einmal mußte ein schadhafter Empfänger erneuert werden, einmal kam es zu einer Diszision einer Elektrode, zweimal kam es zu Hyperpigmentationen im Bereich der Empfängerspule an der Haut, einmal bei einer besonders asthenischen Patientin zu einem Dekubitus unter dem Büstenhalter über der Elektrode und einmal zur Serombildung im Bereich des Empfängers, die abpunktiert werden mußte.

Diskussion

Das von *Bobechko* angegebene implantierbare, paravertebrale Muskelstimulationssystem zur Therapie der idiopathischen Skoliose hat in den Händen der Mitglieder der europäischen Studiengruppe bisher eine brauchbare Alternative zur herkömmlichen Behandlung mit den verschiedensten Miedertypen erbracht. Berücksichtigt man, daß eine Vielzahl von Behandlern verschiedenster Nationalitäten ihre ersten Fälle zu dieser Studie beigesteuert haben, so erscheint die Rate der Komplikationen, die sich im wesentlichen nur auf belanglose, technische Kleinigkeiten bezogen hat, zu vernachlässigen.

Der operative Eingriff ist klein, kaum schmerzhaft, relativ risikofrei und stellt keine nennenswerte Belastung für den Patienten dar. Die Hospitalisationsdauer kann — wenn notwendig — auf einen Tag reduziert bzw. der Eingriff auch ambulant durchgeführt werden. Als besonderen Vorteil empfinden die Patienten das völlige Unbehindertsein durch das implantierte System, keine Reizerscheinungen an der Haut und daß die nächtliche Stimulation den täglichen Ablauf in keiner Weise inhibiert. Die bisher vorliegenden ersten Beobachtungen lassen die berechtigte Hoffnung zu, daß wir mit diesem Behandlungssystem ähnlich gute Ergebnisse erzielen können, wie mit den klassischen Miedern, nur ohne die enorme Belastung einer so drastischen Orthesentherapie. Die Behandlung läßt sich allerdings auch durch die Elektrostimulation nicht verkürzen, sondern nur komfortabler gestalten.

Die Organisation unserer Arbeitsgruppe hinsichtlich Indikation, Implantationstechnik, Nachsorge etc. mit regelmäßigen Workshops erlaubt uns auch einen Gedankenaustausch über Detailfragen, die den hiesigen Rahmen sprengen würden und stellt für alle Beteiligten einen großen fachlichen Gewinn dar.

3. Operative Behandlung

Operative Therapie der Skoliosen

von E. Morscher

Die Geschichte der operativen Behandlung von Skoliosen beginnt eigentlich 1914 mit der ersten erfolgreichen Skoliosespondylodese von *Russell Hibbs* in New York. Danach erfolgt auf diesem klassischen Gebiet der Orthopädie ein Dornröschenschlaf bis in die 50er Jahre hinein.

Wenn es kaum mehr gerechtfertigt ist, die Skoliose wie *Wilhelm Schulthess* noch anfangs dieses Jahrhunderts als „Crux orthopaedica" zu bezeichnen, so verdanken wir dies den Fortschritten der letzten 25 Jahre auf dem Gebiet operativ-technischer Verbesserungen, der Anästhesie, dem Blutersatz, neuen Erkenntnissen der Knochentransplantation, schließlich instrumentellen inneren Fixationsmethoden und nicht zuletzt auch einer Verbesserung der prä- und postoperativen Korsettbehandlung.

Indikation zur Operation einer Skoliose

Die Indikation zu einer operativen Behandlung einer Skoliose ist grundsätzlich dann gegeben, wenn deren Kurve einen Grad erreicht hat, oder nach unseren Berechnungen einen Grad erreichen wird, der zeigt, daß eine konservative Behandlung offensichtlich nicht mehr akzeptiert werden kann (Tab. I). Die Schwierigkeit der Indikationsstellung liegt am Begriff „Akzeptieren".

Nur allzu gerne sind wir – vielleicht aus einem gewissen Selbstschutzmechanismus heraus – geneigt, die Indikation an absoluten Winkelwerten, einer verminderten Lungenfunktion oder verkürzten Lebenserwartung ablesen zu wollen. Im Vordergrund steht für den Patienten und seine Eltern – wenn wir von der Schmerzindikation bei Lumbalskoliosen Erwachsener und der Erlangung bzw. Wiederherstellung der Geh- und Sitzfähigkeit bei Lähmungsskoliosen absehen – jedoch eindeutig die Ästhetik.

Das Risiko der Operation muß sich somit auf eine *relative* Indikation abstützen und das macht die Entscheidung oft so schwierig.

Jedes Operationsrisiko muß zu dem zu erwartenden Erfolg in Relation gesetzt werden. Diese Relation hängt aber nicht nur vom Zustand der Wirbelsäule und dem Wunsch des Patienten, sondern in ganz entscheidendem Maße auch vom Können und vom Verantwortungsbewußtsein des Operateurs ab.

Vorbereitung zur Operation

Die wesentlichen Prinzipien der operativen Therapie sind wie bei der Frakturbehandlung Redression und Fixation.

Zur Verbesserung des Redressionsergebnisses und zur Verminderung der Gefahr einer intraoperativen neurologischen Schädigung kann eine präoperative Redressionsbehandlung angezeigt sein. Bei Kurven bis zu 80 Grad führen wir die *Cotrel*-Extension durch, um eine gewisse Mobilität der Skoliose zu erreichen. Eine wirksamere präoperative Redression sollte hingegen bei Kurven über 80 Grad durchgeführt werden. Die Halo-Pelvic-Extension haben wir wegen des nicht unbeachtlichen Risikos wieder verlassen. Dahingegen haben wir mit der

Tab. I: Indikation zur Operation.

1. Kurve über 50° bei Erwachsenen
2. Kurve über 40° beim noch Wachsenden
3. Nicht akzeptable Kosmetik
4. Mißerfolg der Korsettbehandlung
5. Thorakale Lordose
6. Schmerzen
7. Erhaltung/Wiedererlangung der Steh-/Gehfähigkeit

Halo-Beckengips-Extension und der Halo-Extension gute Erfahrungen gemacht.

Operationstechnik

Bei den nach dem Prinzip der Redression und Fixation wirkenden Operationsmethoden können wir einerseits zwischen ventralen und dorsalen Fixationen, bzw. Spondylodesen, anderseits zwischen verschiedenen Arten der Redression bzw. Arten der inneren Stabilisation unterscheiden (Tab. II).

Die Spondylodese

Die minutiöse Erlernung der Operationstechnik ist Voraussetzung für den Operationserfolg. Die Erfahrungen der vergangenen drei Jahrzehnte in der operativen Behandlung von Skoliosen haben gewisse Gesetze entstehen lassen, die beachtet werden müssen. So muß z. B. bei der Spondylodese die ganze Primärkurve in die Versteifung einbezogen werden, nach der Regel von *John Hall* „One above, two below", d. h. einen Wirbel über dem oberen, zwei Wirbel unter dem unteren Neutralwirbel! Nach *Moe* (20) müssen in die Fusionsmasse nicht nur die beiden Neutralwirbel, sondern alle Wirbel einbezogen werden, die in der gleichen Richtung wie der Scheitelwirbel rotiert sind. Andernfalls ist mit einer weiteren Progredienz der Skoliose zu rechnen. Die Ausdehnung der Spondylodese hängt natürlich auch von der Flexibilität der kompensatorischen Lumbalkurve ab. In diesem Sinne können wir mit *Moe* (20) vier Gruppen unterscheiden:

1. eine Lumbalskoliose mit kompletter Flexibilität bei Seitenneigung,
2. eine Lumbalkurve, die bereits gewisse Strukturveränderungen entwickelt hat,
3. eine Lumbalskoliose, die erheblich strukturell geworden ist,
4. eine Thorakal- und Lumbalkurve, die sich gleichzeitig entwickelt haben und auch gleiche strukturelle Veränderungen aufweisen.

In den beiden erstgenannten Fällen ist es möglich, sich auf die Versteifung der Thorakalkurve zu beschränken, in den beiden letztgenannten Fällen ist die Lumbalkurve in die Korrektur und damit auch in die Spondylodese mit einzubeziehen. Anderseits konnten *Jani* und *Morscher* (9) 1975 am Tübinger DGOT-Kongreß anhand des eigenen Krankengutes zeigen, welch erhebliche Korrekturpotenzen der Sekundärkrümmung innewohnen, vorausgesetzt die Stabilisierung der Primärkurve in der erreichten Redressionsstellung ist gut und damit der sekundäre Korrekturverlust geringgradig. Zurückhaltung bei der Versteifung der Lumbalwirbelsäule ist deshalb durchaus angezeigt. Wo das Sakrum Teil der Skoliose ist oder eine schwere Beckenkippung besteht wie bei paralytischen Skoliosen, muß natürlich das Becken mit in die Versteifung einbezogen werden.

Auch wenn wir sehr geneigt sind bei der Operation der Applikation der *Harrington*-Stäbe, des *Dwyer*-Instrumentariums usw. größte Aufmerksamkeit zu schenken, so liegt der Hauptgrund von Mißerfolgen aber

Tab. II: Methoden der operativen Behandlung von Skoliosen.

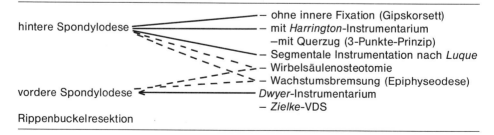

noch immer in einer vernachlässigten und unsorgfältigen Spondylodese. Bei der Präparation sind alle Weichteile zu entfernen. Bevor die eigentliche Spondylodese begonnen wird, sollten nur noch Knochen und Ligamenta flava sichtbar sein. Daß die kleinen Wirbelgelenke besonders sorgfältig entknorpelt, angefrischt und mit frischer autologer Spongiosa versorgt werden müssen, hat *Moe* (19) vor bald 25 Jahren klar bewiesen. Er zeigte, daß eine Spondylodese ohne Einbezug der kleinen Wirbelgelenke mit einer Pseudarthroserate von 56%, eine Spondylodese mit reiner Ausräumung der kleinen Wirbelgelenke aber ohne autologe Spongiosa mit einer Pseudarthrosenrate von 15% belastet ist, wenn aber zusätzlich autologe Spongiosa verwendet wird, nur 7% beträgt (Interfacetal intertransverse fusion and autologous grafts). Diese Zahlen stammen wohl aus einer Zeit *vor* der Verwendung des *Harrington*-Instrumentariums, haben aber noch heute ihre grundsätzliche Richtigkeit. Auch die erfolgreiche Frakturosteosynthese hängt ja nicht am Metall, sondern an der Tatsache, daß der Knochen konsolidiert.

Redression

Eine Redression einzig und allein im Gipskorsett ohne innere Stabilisation findet eigentlich nur noch dort Anwendung, wo z. B. das *Harrington*-Instrumentarium wegen einer Spina bifida nicht montiert werden kann oder wo dies wegen zu kleiner Verhältnisse bei kleinen Kindern nicht möglich ist.

Redression und Stabilisation mit dem Instrumentarium nach Harrington

Das heute auf der ganzen Welt am häufigsten gebrauchte interne Redressionssystem ist das von *Paul Harrington* (8) entwickelte und 1962 im „Journal of Bone and Joint Surgery" erstmals publizierte Instrumentarium. Der entscheidende Redressionsmechanismus liegt in der Distraktion, wogegen das Kompressionsinstrumentarium häufig gar nicht verwendet wird. Das Kompressionssystem wirkt auch wenig bezüglich Korrektur der seitlichen Verkrümmung, etwas besser zur Korrektur einer gleichzeitig bestehenden Kyphose (*Klisic* und *Butkovic;* 10), und noch besser zur Beeinflussung der Rotation (*Hall;* 13). Für *Klisic* ist die Anwendung des Kompressionsinstrumentariums bei Kurven über 90 Grad obligat. *Hall* hält es in solchen Fällen, d. h. bei schweren Kurven im Gegenteil für kontraindiziert, weil es die Skoliose verstärken kann. Dadurch, daß es einer zu starken Distraktion der Wirbelsäule entgegenwirkt, hilft es aber eine Durchblutungsstörung des Rückenmarks und damit eine neurologische Schädigung verhindern.

Die Anwendung des Drei-Punkte-Prinzips mittels Querzug bei Verwendung des Harrington-Instrumentariums

Das Instrumentarium von *Harrington* bewirkt einerseits eine Korrektur durch Extension, anderseits eine innere Stabilisierung der Wirbelsäule. Nach Anlegen des Distraktionsstabes läßt die Distraktionskraft aber relativ rasch wegen Relaxation der Bänder nach, so daß man im Verlaufe der Operation die Skoliose mehrmals von neuem distrahieren, d. h. redressieren kann. Nach Abschluß der Operation wird die Skoliose somit durch den Distraktionsstab lediglich stabilisiert, aber nicht weiter redressiert. Wirksamer wäre die Redression zweifellos, wenn sie weiter andauern würde, d. h. elastisch wäre. Ein weiterer Nachteil der Original-*Harrington*-Methode besteht auch darin, daß das wirksamste Redressionsprinzip, nämlich dasjenige des Drei-Punkte-Prinzips, nicht zur Anwendung gelangt. Aus diesen Gründen kann es nicht erstaunen, daß die durchschnittlichen Korrekturwerte diejenigen der Gipsredressionskorsette nicht übertreffen und außerdem die postoperativen Korrekturverluste nur wenig unter diesen liegen. Diese Überlegungen und Erfahrungen haben uns (*Morscher*, 21,22) dazu bewogen, die Originalmethode von *Harrington* durch eine einfache zusätzliche Maßnahme zu modifizieren. Durch einen oder mehrere quere Drahtzüge zwischen Wirbelsäule und Distraktionsstab läßt sich die Redressionswirkung des Instrumentariums

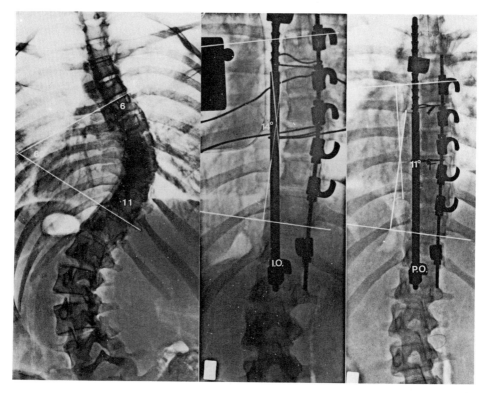

Abb. 1: Wirkung der Querstabilisation bei der Operation nach Harrington: 14jähriges Mädchen mit idiopathischer Skoliose der Brustwirbelsäule. a) Skoliose vor der Operation, 60° b) während der Operation nach Einsetzen des Distraktions- und Kompressionsinstrumentariums vor dem Spannen der Drahtschlingen 14°. c) Korrektur nach der Operation: 11° = 82% Korrektur.

erhöhen (Abb. 1). Neben der besseren Redression erreicht man damit auch eine Verringerung des Korrekturverlustes (Tab. III). Mit der Originalmethode von Harrington erreichten wir bei unseren eigenen Fällen eine unmittelbar postoperative Korrektur bei kongenitalen Skoliosen von 40%, bei den idiopathischen von 62% und bei den paralytischen von 51% (Morscher, 1971). Die Korrekturverluste verhielten sich gleichsinnig, d. h. je stärker die Korrektur desto stärker war auch der Korrekturverlust. Dieser betrug bei den kongenitalen 2 Grad, war bei den idiopathischen mit 15 Grad am höchsten und betrug bei den paralytischen Skoliosen 9 Grad im Durchschnitt, so daß die praktisch definitiven Korrekturwerte nach einem Jahr 38%, 40% und 44% betrugen. Mit dem von uns vorgeschlagenen, auch von Armstrong (1971, 1) und Cotrel (1973, 4) verwendeten Prinzips erreichten wir primär eine ganz wesentlich bessere Korrektur. Neben der besseren Korrektur

Tab. III: Resultate der Skolioseoperation nach Harrington ohne und mit Quertraktion (Morscher, 1972).

	Originalmethode	mit Quertraktion
primäre Korrektur	53%	61%
Korrekturverlust	10°	6°
definitive Korrektur	40%	53%

der Skoliose besteht ein wichtiger Vorteil aber darin, daß die Redression offensichtlich über Monate aufrecht erhalten bleibt. Durch den zwischen Distraktionsstab und Wirbelsäule angebrachten Zug wird ersterer seitlich durchgebogen, d. h. zur Wirbelsäule hingezogen. Solange dieser Stab durchgezogen bleibt, übt er eine redressierende Wirkung auf die Skoliose aus. An verschiedenen, noch Monate nach der Operation aufgenommenen Röntgenbildern zeigte sich der Stab nach der Wirbelsäule hin gebogen. Sehr einfach kann der quere Drahtzug angelegt werden, wenn das Kompressionsinstrumentarium zur Anwendung gelangt. Der Draht könnte auch um einen Processus transversus der Konvexseite gelegt werden, was jedoch den Nachteil hat, daß dadurch die Torsion der Skoliose verstärkt würde. Aus diesem Grunde legen wir den Draht bei Fällen, bei denen das Kompressionsinstrumentarium nicht verwendet wird, um den konkavseitigen Bogen des Scheitelwirbels.

Es ist wichtig, daß bei Verwendung des queren Drahtzuges die Verankerung der Distraktionshaken besonders sorgfältig ist, oder diese zusätzlich gesichert werden, um eine Luxation zu verhindern.

Das grundsätzlich gleiche Prinzip, nämlich Redression und Fixation der Wirbelsäule über die Wirbelbögen macht sich die sogenannte „segmental spinal instrumentation" von *Luque* (16) zu eigen.

Nicht nur greifen bei dieser Methode die redressierenden Kräfte an jedem einzelnen Wirbel der Skoliose an, sondern es ist damit auch viel eher möglich auf die Kyphosen und Lordosen einzuwirken. Die bei der *Harrington*-Methode gefährliche Distraktion der Wirbelsäule wird bei diesem Procedere vermieden.

Luque weist mit Recht darauf hin, daß die Skoliose als dreidimensionale Deformität betrachtet werden muß und die wirksamste Korrekturmaßnahme diejenige ist, die an jedem Wirbelsegment angreift. Je ein Metallstab wird entsprechend der gewünschten Korrektur der Skoliose und der Kyphose/Lordose gebogen und konvex- und konkavseitig der Wirbelsäule angelegt und auf Höhe eines jeden Segmentes durch je eine Metallschlinge über den Wirbelbogen redressiert und fixiert (Abb. 2). Die bei der *Harrington*-Operation gelegentlich äußerst gefährliche Distraktion der Wirbelsäule wird bei diesem Procedere vermieden. Die derart erreichte Fixation der Wirbelsäule ist so gut, daß postoperativ eine äußere „Schienung" nicht notwendig ist. In der

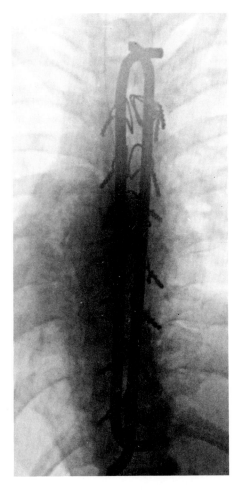

Abb. 2: Stabilisation der Wirbelsäule nach der Methode von Luque. Jeder Wirbel wird mittels 2 um den Wirbelbogen gelegten Drahtschlingen an seitlich der Dornfortsatzreihe gelegte Stahlstäbe fixiert („segmental instrumentation").

Regel sollte die postoperativ erreichte Korrektur 10° der auf den Bewegungsaufnahmen erreichten Korrektur nicht überschreiten. Wenn es auch nicht gelingt, völlig gerade Wirbelsäulen zu erhalten, so garantiert die Methode von *Luque* aber doch eine ausgezeichnete und in der Regel sichere Balancierung der Skoliose. Ein weiterer großer Vorteil dieser Methode liegt darin, daß die damit zu erreichende ausgezeichnete Fixation der Wirbelsäule bei jüngeren noch wachsenden Kindern eine Spondylodese erübrigt und damit schwer progrediente infantile und juvenile Skoliosen bereits vor dem 10. Altersjahr der Operation zugänglich gemacht werden können.

Moe hat kürzlich ebenfalls vorgeschlagen, bei Kindern vor dem 10. Altersjahr die *Harrington*-Operation in derartig schweren Fällen ohne gleichzeitige Spondylodese durchzuführen, dann aber mit einer konsequenten Milwaukee-Korsettbehandlung fortzufahren.

Bei den Methoden, bei denen die Skoliose dorsal und ventral, d. h. im Bereich der Wirbelbögen und Wirbelkörper operativ angegangen wird, stehen die Osteotomien und die Wachstumsbremsung (Epiphysiodese).

Wirbelsäulenosteotomie

Osteotomien sind vor allem angezeigt bei bereits spondylodesierten Wirbelsäulen, die dekompensiert sind. Je nach Ausdehnung und Grad der gewünschten Korrektur muß die Spondylodesenmasse an einer oder mehreren Stellen durchtrennt werden. Ein kombiniertes ventrales und dorsales Vorgehen ist bei Vertebrektomien angezeigt, wie dies vor allem bei kongenitalen Skoliosen im Lumbalbereich der Fall ist. Für dieses bietet sich das von *Leatherman* (14, 15) empfohlene zweizeitige Verfahren an.

Ventrale Eingriffe

Die Indikation zu einer Korrektur und Spondylodese im Bereich der Wirbelkörper ergibt sich einmal bei kongenitalen Skoliosen und bei diesen speziell, wenn sie mit einer Kyphose von mehr als 60 Grad kombiniert sind, wenn bei einer gleichzeitig vorhandenen Myelomenigozele ein geschlossener und gut überhäuteter Sack vorhanden ist und wenn schließlich die hinteren Wirbelbogenanteile fehlen (Tab. IV). *Compère* (3) hat 1932 erstmals bei kongenitalen Skoliosen die Exzision von Halbwirbeln vorgeschlagen. Der entfernte Halbwirbel wird durch einen Knochenspan ersetzt, der die Wirbelsäule nach gleichzeitig durchgeführter Korrektur abstützt und stabilisiert. Eine solche Spondylektomie ist in der Regel aber nicht nur unnötig, sondern die dadurch mögliche Redression der bestehenden Deformität ist auch gefährlich. Überhaupt sollte man auf die Redression, speziell Distraktion jeder kongenitalen Skoliose in Narkose aufgrund mannigfacher katastrophaler Erfahrungen verzichten.

Da nach jeder vorderen Spondylodese das Wachstum der Wirbelkörper wegen Verlusts an Wachstumsknorpelgewebe, d. h. der Wirbelkörperdeckplatte sistiert und sich damit eine in der Regel schon vorhandene Hyperkyphose durch Weiterwachsen der dorsal gelegenen Wirbelbögen noch verstärken würde, ist beim Kind grundsätzlich ein zweiter Eingriff mit Spondylodese dorsal notwendig.

Eine grundsätzlich schlechte Prognose haben bei den kongenitalen Skoliosen diejenigen mit halbseitig fehlender Segmentation, bei denen somit die Wirbelkörper durch sogenannte seitliche Spangen (unilateral bars) synostosiert sind (*MacEwen* et al., 17; *Winter* et al., 29). Diese Skoliosen, die in der Regel nicht sehr rasch aber stetig, d. h. pro Jahr etwa 5 Grad zunehmen,

---

Tab. IV: Indikationen zur vorderen Wirbelsäulen-Chirurgie bei Skoliosen.

1. Kongenitale Skoliosen mit Hemivertebrae
2. Skoliose mit fehlenden hinteren Bogenanteilen (Myelomeningozele)
3. Paralytische Skoliose mit Beckenschiefstand
4. CP mit Spastizität
5. Schwere Lumbal- und Thorakolumbal-Skoliose (80 Grad)

sollten frühzeitig — am sichersten sowohl von ventral als auch von dorsal — spondylodesiert werden. Wenn solche Skoliosen bereits einen korrekturbedürftigen Grad erreicht haben, stellt sich die Frage, die lateralen Spangen operativ zu durchtrennen. Ein solcher Eingriff ist aber wesentlich schwieriger als man primär aufgrund des Röntgenbildes annehmen möchte. Man ist oft erstaunt, wie weit man sich nach ventral und zur Gegenseite hin vorarbeiten muß, bis sich eine Redressierbarkeit der Skoliose zeigt. Auch die Durchtrennung eines „lateral bar" verlangt somit die Freilegung der Wirbelkörperreihe und eine besonders sorgfältige Korrektur der Skoliose. Der „Aufwachtest" von Stagnara (28) sollte in solchen Fällen grundsätzlich angewandt werden. Noch vorsichtiger ist es, die Redression der Skoliose nicht gleich in Narkose, sondern postoperativ in einer Extension oder im altbekannten „turnbuckle cast" durchzuführen und erst sekundär in einer zweiten Sitzung die Spondylodese anzuschließen. Nach einer Diastematomyelie muß aber vor jeder Operation einer kongenitalen Skoliose, besonders bei sogenannten „butterfly"-Wirbeln, mittels Myelographie und/oder Computertomographie gefahndet werden. Falls sich eine Knochenleiste darstellt, muß sie auch operativ entfernt werden (Abb. 3).

Die Wachstumsbeeinflussung durch hemilaterale Epiphyseo-Spondylodese

Was auch immer die Ätiologie einer Skoliose ist, die Progredienz ihrer Krümmung kommt im wesentlichen durch ungleiches Wachstum der Wirbelkörper zustande, indem diese auf der konvexen Seite ein intensiveres Wachstum aufweisen als auf der Konkavseite. Durch Bremsung des Wirbelkörperwachstums auf der konvexen Seite sollte somit eine Korrektur der Skoliose möglich sein. Die Idee liegt an sich auf der Hand. Verschiedene Versuche, z. B. Verklammerungen von Wirbelkörpern konvexseitig (Smith et al., 27; Nachlas und Borden, 24) haben jedoch nicht zum Ziele geführt.

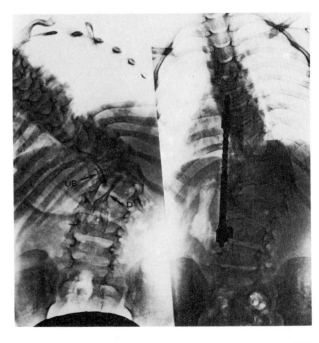

Abb. 3: F., A., geb. 1967. Siebenjähriger Knabe mit rechtskonvexer, progredienter, kongenitaler Thorakolumbalskoliose mit seitlicher Spangenbildung (UB) und Diastematomyelie (D) vor und ein Jahr nach der Resektion der seitlichen Spange und der Diastematomyelie sowie Redression und Fixation mit Harrington-Distraktionsstab und Spondylodese.

Roaf schlug 1963 die Resektion von Bandscheiben mitsamt der beim Kind als Wachstumsplatte funktionierenden Wirbelkörperdeckplatte von einer Kostotransversektomie aus vor und hat damit erste Erfolge erzielen können. In ungefähr der Hälfte seiner auf diese Weise operierten Fälle konnte mindestens die Progredienz der Skoliose aufgehalten werden. Dieses Prinzip haben wir zwischen 1966 und 1970 in sieben Fällen stark progredienter infantiler und juveniler Skoliose, d. h. bei Kindern vor dem 10. Altersjahr angewandt. Wir benützten dabei als Zugang nicht wie *Roaf* selbst die Kostotransversektomie, sondern nach dem Vorschlag von *Nilsonne* (25) die Thorakotomie, welche nicht nur technisch einfacher ist, sondern auch einen wesentlich besseren Überblick auf die Wirbelkörper erlaubt. Das primär gesetzte Ziel dieser Operationsmethode, nämlich eine progrediente Verbesserung der Deformität, wie man sie etwa durch die *Blount*sche Klammerung oder *Phemister*sche Epiphyseodese bei Beinlängendifferenzen erzielen kann, wurde in keinem Falle erreicht. Mit dieser Zielsetzung haben wir die Methode dann auch verlassen, obwohl es grundsätzlich möglich ist, auf diese Weise eine starke Progredienz bei jüngeren Kindern, z. B. mit Neurofibromatose, zu stoppen und die primär erreichte Korrektur über einige Jahre zu halten. In den Fällen, in denen das Prinzip der Wachstumsbremsung in Form einer hemilateralen Epiphyseospondylodese zur Anwendung kommen soll, muß heute grundsätzlich die vordere mit einer hinteren Spondylodese kombiniert werden, da sonst bei rein vorderer Spondylodese auch die Gefahr der zunehmenden Kyphosierung besteht.

Operation nach Dwyer

1969 berichtete *Dwyer* (5) aus Sidney (Australien) über die von ihm zusammen mit *Sherwood*, einem Ingenieur, entwickelte und 1964 erstmals angewandte Methode einer Skoliosenkorrektur im Bereich der Wirbelkörper. Bei dieser Operation werden die Bandscheiben und Wirbelkörperdeckplatten von der Konvexität der Kurve aus exzidiert. Mit Hilfe von Agraffen, welche mit Schrauben an den Wirbelkörpern fixiert werden, und einem Metallkabel, dem sogenannten „*Sherwood*-Cable", werden die Wirbelkörper konvexseitig komprimiert, woraus eine sehr effektvolle Korrektur und Stabilisierung der Skoliose resultiert. Es

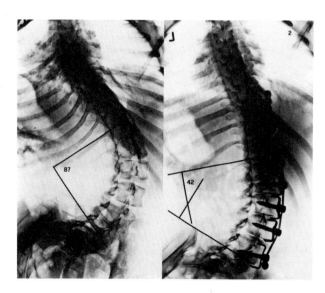

Abb. 4: K., G., geb. 8. 4. 1961. 13½jähriges Mädchen mit schwerer Tetraparese und linkskonvexer Thorakolumbalskoliose mit fixiertem Beckenschiefstand vor und nach der „Anterior Correction" nach Dwyer.

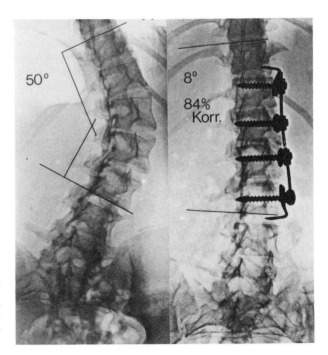

*Abb. 5: P., M., geb. 1961. 18-jährige Patientin mit rechtskonvexer Lumbalskoliose.
a) Skoliosewinkel vor der Operation 50°. Ein Jahr postoperativ (ventrale Derotations-Spondylodese, VDS nach Zielke) Skoliosewinkel 8° = 84% Korrektur.*

handelt sich dabei zweifellos um eine sehr anspruchsvolle Operation, die aber eine wertvolle Bereicherung der operativen Möglichkeiten der Skoliosebehandlung darstellt. Die *Dwyer*-Operation ist vor allem für lumbale und thorakolumbale Skoliosen indiziert, wenn der untere Neutralwirbel der Lumbalskoliose nicht unterhalb von L 4 liegt und der Skoliosewinkel 90 Grad nicht überschreitet. Geeignet erscheinen vor allem Patienten mit Lähmungsskoliosen, deren Sitzfähigkeit wegen der starken Lumbalskoliose entweder nicht gewährleistet ist oder überhaupt erst erreicht werden soll (Abb. 4). Kontraindiziert ist die *Dwyer*-Operation bei Kyphoskoliosen, da durch die Operation die Kyphose noch verstärkt wird, und bei Kindern unter 10 Jahren wegen der zu erwartenden Wachstumshemmung der Wirbelsäule. Kontraindiziert ist die Operation nach *Dwyer* auch bei Erwachsenen mit Osteoporose, wobei eine Verbesserung der Schraubenfixation unter Umständen mit Knochenzement erreicht werden kann.

Modifikation der Dwyer-Operation nach Zielke

Eine unzweifelhaft und eindeutige Verbesserung des *Dwyer*-Instrumentariums ist die von *Zielke* (30) entwickelte ventrale Derotationsspondylodese (VDS). Sowohl die verbesserte Korrekturmöglichkeit bezüglich seitlicher Verkrümmung, als insbesondere die Detorsion der Wirbelsäule ist sehr eindrücklich (Abb. 5).

Das Operationsrisiko bei vorderer Wirbelsäulenchirurgie

Als besondere Risiken, die auf Kosten der Thorakotomie gehen, sind der Hämato- und Pneumothorax sowie postoperative Atelektasen zu erwähnen. Die Gefahr einer Paraplegie hingegen ist geringer als beim hinteren Zugang zur Wirbelsäule. Als Nebeneffekt praktisch sämtlicher Operationen an den Wirbelkörpern, vor allem im Lumbalbereich, ist die Durchtrennung von Sympathikus-Ästen zu nennen, die aber eine in der

Regel nur vorübergehende Hyperämie der Beine infolge der (iatrogenen) Sympathektomie ist.

Auch nach vorderen Spondylodesen sind Pseudarthrosen nicht selten zu beobachten, in der Regel folgenschwerer als nach hinteren Spondylodesen und naturgemäß schwieriger zu sanieren. Eine spezifische Komplikation der Operation nach *Dwyer* ist die Verstärkung einer schon bestehenden Kyphose vor allem beim noch wachsenden Individuum (siehe Kontraindikation). Mit dem Instrumentarium von *Zielke* können unter Umständen Überkorrekturen einer Skoliose erzielt werden, was sich im Hinblick auf die kompensatorischen Kurven sehr unangenehm bemerkbar machen kann.

Besondere Skolioseprobleme

Neurofibromatosis

Skoliosen als Folge einer Neurofibromatosis-Recklinghausen sind besonders maligne. Sie können nicht in einem Korsett versorgt, sondern müssen operiert werden. Sie zeigen auch nach Wachstumsabschluß Tendenz zur weiteren Progredienz, weshalb eine besonders sorgfältige Spondylodesierung in der Regel von ventral und dorsal zu empfehlen ist (siehe oben).

Infantile und juvenile Skoliose

Ein großes Problem stellt die rasch progrediente idiopathische infantile und juvenile Skoliose dar. Nachdem die Regel besteht, keine Aufrichtung, insbesondere keine instrumentale Aufrichtung ohne Spondylodese durchzuführen, stellt *Moe* die Verwendung des *Harrington*-Instrumentariums ohne gleichzeitige Spondylodese bei Kleinkindern wieder zur Diskussion. Eine weitere kontinuierliche Beobachtung und dauerndes Tragen des Milwaukee-Korsetts ist in solchen Fällen selbstverständlich obligatorisch. Die Spondylodese kann dann durchgeführt werden, wenn das Kind zehn oder elf Jahre alt ist. Speziell für diese Indikation scheint sich aber auch die sogenannte segmentale Instrumentation nach *Luque* anzubieten.

Skoliose beim Erwachsenen

Ein spezielles Problem – speziell beim Erwachsenen – stellt die Lumbalskoliose dar, wenn sie mit Rückenschmerzen einhergeht. Während gemäß *Nachemson* (23) eine Lumbalskoliose beim Erwachsenen nicht zu Schmerzen disponieren soll, sind diesbezüglich *Kostuik* (11, 12) und auch wir anderer Meinung.

Die konservative Einstellung von *Nachemson* u. a. bezüglich Behandlung basiert auf dem höheren Operationsrisiko des Erwachsenen. Dieses soll im Hinblick auf Operationsmortalität, neurologische Komplikationen, Korrekturverlust und Infektion das Dreifache gegenüber Kindern und Jugendlichen betragen (*Nachemson*, 23).

Die Indikation zur Operation einer Lumbalskoliose besteht bei mindestens 50% der erwachsenen Patienten in Schmerzen, wobei die diesbezüglichen Erfolgszahlen der Operation zwischen 60 und 95% liegen. Es darf dabei allerdings nicht vergessen werden, daß eine Spondylodese der Lumbalwirbelsäule, die nur eine oder zwei Bandscheiben frei läßt, später zu entsprechenden Degenerationen und erneuten Schmerzen führen kann (*Ginsberg* et. al., 7). Nach *Nachemson* führen vor allem beide Arten von Kurven zu chronischen Lumbalgien: 1. die Thorakolumbalkurve mit Scheitelwirbel auf Höhe von L 1 mit Subluxationen und Torsionen, hervorgerufen durch degenerative Veränderungen der Wirbel L 1 über L 2, oder L 2 über L 3.

2. Lumbalskoliosen, die zu Rückenschmerzen disponieren, finden sich bei Patienten mit einem schiefen Abgang der Lumbalwirbelsäule vom Sakrum. Diese Lumbalkurven sind dann sehr oft dekompensiert und mit Subluxationen und Rotationen auf Höhe L 4/L 5 oder L 5/S 1 vergesellschaftet. Nicht selten kommt es bei diesen Kurven zu Spontanfusionen auf den genannten Höhen, weshalb wir der Meinung sind, daß diese Lumbalskoliosen frühzeitig, d. h. bevor es zur Dekompensation gekommen ist, operiert werden sollten. Neurologische Komplikationen in Form radikulärer Schmerzen resultieren in der Regel durch Veren-

Tab. V: Indikationen zur Operation einer Skoliose beim Erwachsenen.

Schmerzen
Progression der Skoliose
Kosmetik
Strukturelle Behinderung
Neurologische Komplikationen
Kardiorespiratorische Probleme
Mißerfolg früherer Operation

---

gung des Foramen intervertebrale infolge Bandscheibenverschmälerung, Annäherung der Wirbelbögen und Subluxationen der Gelenkfortsätze in der Konkavität der Lumbalskoliose. Anstelle einer einfachen Dekompression, die die Stabilität der Skoliose nur weiter verschlechtern würde, ist es zweifellos besser, in solchen Fällen die Entlastung der Nervenwurzeln durch Korrektur der Skoliose, sei es mit Hilfe des *Harrington*-Distraktionsstabes oder nach der Methode von *Dwyer* bzw. *Zielke* zu korrigieren.

Neben den Schmerzen ist die weitere Progredienz einer Skoliose eine wichtige Operationsindikation beim Erwachsenen. Der Grund für die weitere Progression sind häufig degenerative Veränderungen der Wirbelsäule oder eine primär zu kurz gewählte Spondylodese, wie dies vor allem vor der Verwendung des *Harrington*-Instrumentariums nicht selten der Fall war (Tab. V).

Bei der Operation von Skoliosen über 40-jähriger Patienten bereitet die Verankerung der Haken des *Harrington*-Instrumentariums bisweilen Probleme, weshalb *Kostuik* (11) die Verwendung von Methylacrylat zur besseren Hakenfixierung empfohlen hat.

Komplikationen der Skolioseoperation

Die zweifellos gefürchtetste Komplikation einer Skolioseoperation ist die Paraplegie. Dieses Komplikationsrisiko ist besonders groß bei kongenitalen Skoliosen, Skoliosen höherer Grade sowie solche, die mit einer Kyphose kombiniert sind. Ursache ist in der Regel eine zu starke Distraktion der Wirbelsäule. Die zusätzliche Verwendung des Kompressionsinstrumentariums bei der Methode nach *Harrington* vermindert dieses Risiko, sollte aber gerade bei Kurven über 90 Grad nicht angewandt werden. Ein Vorteil der Methode von *Luque* besteht darin, daß die Wirbelsäule praktisch nicht elongiert wird.

Zur intraoperativen Überprüfung der Rückenmarksfunktion nach der Redression haben *Vauzelle*, *Stagnara* und *Jonvinroux* (28) den sogenannten Aufwachtest angegeben. Nach *Klisic* (10) ist die Durchführung des Aufwachtests obligat bei kongenitalen Skoliosen, hochgradigen Kurven, schwer korrigierbaren Kurven, erwachsenen Patienten und bei intraoperativem Blutdruckabfall und Bradykardie nach Spannen des Instrumentariums. Eine Paraplegie kann allerdings auch postoperativ auftreten, weshalb häufige Kontrollen des neurologischen Status in den ersten 24 Stunden nach der Operation und bei Blutdruckabfall durchgeführt werden müssen.

Es steht wohl außer Frage, daß die Zahl und der Schweregrad der möglichen Komplikationen von Skolioseoperationen mit steigender Erfahrung des Operateurs und seiner Mitarbeiter sinkt. Die Häufigkeit von Komplikationen, wie sie von der „groupe d'étude de scolioses" von Lyon 1970 beobachtet wurde, ist in Tab. VI zusammengestellt.

Die Häufigkeit von Pseudarthrosen der Spondylodese hat mit der Entwicklung der Operationstechnik erheblich abgenommen. Es sind dabei vor allem vier Verbesserungen der Operationstechnik zu erwähnen:

Tab. VI: Komplikationen bei 1 398 Skolioseoperationen (GES Lyon, 1970).

Tod	0,43	%
Neurologie	0,64	%
Respiration	1,4	%
Magen-Darm		
Magen-Dilatation	8	%
andere	1,4	%
Urologie		
Infekte	3	%
Anämie	0,4-2,6	%
Thromboembolie		
Phlebitis	1,5	%
Embolie	3	%

1. die Anfrischung bzw. Arthrodesierung der kleinen Wirbelgelenke („interfacetal-intertransverse fusion"),
2. die Verwendung von autologer Spongiosa,
3. die Verwendung des *Harrington*- oder *Luque*-Systems und
4. die Verwendung einer Querstabilisation.

Zahlenangaben über die Häufigkeit des Auftretens einer Pseudarthrose sind wenig zuverlässig, da deren Diagnose schwierig ist und bisweilen aufwendige diagnostische Untersuchungen erfordert (Tomographie, Computer-Tomographie, Szintigraphie usw.). Selbst die operative Revision einige Monate nach der Operation wird von gewissen Autoren befürwortet. Für seine eigene Operationsmethode gibt *Luque* (16) aufgrund einer Nachuntersuchung von 519 operierten Skoliosen (von total 600 Patienten) eine Häufigkeit von 2,9% an. Diese Zahl läge nicht wesentlich unter der Häufigkeit von Pseudarthrosen mit Verwendung des *Harrington*-Instrumentariums. *Luque* macht aber nicht zu Unrecht darauf aufmerksam, daß mit seiner Methode das postoperative Tragen eines Korsetts wegfällt.

Nachbehandlung

Ein großer Fortschritt in der operativen Behandlung von Skoliosen besteht in der heute rascher möglichen Mobilisierung des Patienten. *Moe* empfahl bereits 1969 den postoperativen Gipsverband erst fünf bis sieben Tage nach der Operation anzulegen und den Patienten dann unmittelbar zu mobilisieren. Er fand dabei keine größeren Verluste, als wenn die Patienten wie zuvor vier bis sechs Monate gelegen haben: *Moe* erlaubt seinen Patienten heute die sofortige Mobilisation in einem Gipskorsett, und zwar sowohl den adoleszenten als auch den erwachsenen Patienten. Die Frühbelastung beschleunigt schließlich auch die Heilung von Frakturen und verbessert die Festigkeit des heilenden Knochens. Die meisten Autoren behandeln die Patienten nach einer Skolioseoperation im Gipskorsett nach. Die Dauer dieser Korsett-Nachbehandlung ist zum Teil sehr unterschiedlich: *Erwin* et al. (6): neun Monate, *Bunnell* (2) und *McMaster* (18): zehn Monate.

Wir selbst beschränken uns, besonders wenn eine Querstabilisation angewandt wird, mit einem sechswöchigen Tragen des Gipskorsetts und anschließender Verordnung eines Ortholenkorsetts für ein Jahr.

Wie zu Beginn betont, ist die Zielsetzung der Skoliosetherapie und damit auch die Indikation zu einer Operation vor allem unter dem Gesichtspunkt der Ästhetik zu betrachten. Der Stellenwert dieser Indikation soll damit keineswegs gemindert werden – im Gegenteil. Hauptaufgabe der Orthopädie ist es noch immer, die Lebensqualität zu verbessern, und diese besteht vor allem darin, Schmerzen und Verkrüppelungen zu beseitigen oder mindestens zu vermindern. Nachdem die Skoliose gewissermaßen als Prototyp einer Verkrüppelung bezeichnet werden muß, gehört die operative Skoliosetherapie zu einer besonders dankbaren und beglückenden Tätigkeit des orthopädischen Chirurgen.

LITERATUR

1. *Armstrong, G. D.*: Modified Harrington instrumentation. J. Bone Jt. Surg 53-B: 157 (1971).
2. *Bunnell, W. P.*: Treatment of Idiopathic Scoliosis, Orth. Clin. North Am., 10: 813-827, (1978).
3. *Compere, E. L.*: Excision of hemivertebrae for correction of congenital scoliosis. Report of two cases J. Bone Jt. Surg. 14: 555 (1932).
4. *Cotrel, Y.*: A new technique of Correction and Fusion. Israel J. of. Med. Sciences 9, 759, 1973.
5. *Dwyer, E. F.*: An anterior approach to scoliosis-preliminary report. Clin. Orthop. 62: 192, (1969).
6. *Erwin, D. W., J. H. Dickson, P. R. Harrington*: The postoperative management of scoliosis patients treated with Harrington instrumentation and fusion. J. Bone Jt. Surg.: 58-A: 479-482 (1976).
7. *Ginsberg, H. H., L. A. Goldstein, S. C. Robinson, S. Suk, P. W. Haake, J. R. Devanny und D. P. K. Chan*: Back pain in postoperative idiopathic scoliosis. Long term follow-up study. Presented at the 13th Annual Meeting, Scoliosis Research Society, Cambridge, Massachusetts, 1978.
8. *Harrington, P. R.*: Treatment of scoliosis. Correction and internal fixation by spinal instrumentation. J. Bone Jt. Surg. 44A: 591, 1962.
9. *Jani, L., E. Morscher*: Die postoperative Entwicklung der Sekundärkrümmung einer Skoliose bei alleiniger Spondylodese der Primärkrümmung. Z. Orthop. 114 573-575 (1976).

10. *Klisic, P., I. Butkovic:* Fehler bei der Anwendung des Instrumentariums nach Harrington. Beitr. Orthop. u. Traumatol. 27: 613-620 (1980).
11. *Kostuik, Y. P., Y. Israel, J. E. Hall:* Scoliosis surgery in adult. Clin. Orthop. 93: 225-234, (1973).
12. *Kostuik, J. B.:* Decision making in adult scoliosis. Spine: 4: 521-252 (1979).
13. *Hall, J. E.:* Pers. Mitteilung.
14. *Leatherman, K. C.:* Resection of vertebral bodies. J. Bone Jt. Surg. 51A: 206, 1969.
15. *Leatherman, K. C.:* The management of rigid spinal curves. Clin. Orthop., 93: 215, 1973.
16. *Luque, E.:* Persönliche Mitteilung 1980.
17. *MacEwen, G. D., J. J. Conway, W. T. Miller:* Congenital scoliosis with a unilateral bar. Radiology 90 711 (1968).
18. *McMaster, M. J.:* Stability of the scoliotic spine after fusion. J. Bone Jt. Surg. 62-B, 59-64 (1980).
19. *Moe, J. H.:* A critical analysis of methods of fusion for scoliosis, an evaluation of 266 patients. J. Bone Joint Surg. 40A: 529-554, 1958.
20. *Moe, J. H.:* Modern concepts of treatment of spinal deformities in children and adults. Clin. orthop. 150: 137-153 (1980).
21. *Morscher, E.:* Möglichkeiten und Grenzen der Methode nach Harrington in der operativen Skoliosebehandlung. Arch. orthop. Unfall-Chir. 70, 136 (1971).
22. *Morscher, E.:* A Modification of Harrington's operative technique in scoliosis. Orthop. Surg. and Traumat. 1102-1105, 1972.
23. *Nachemson, A. L.:* Adult scoliosis and back pain. Spine 4: 513-517, 1979.
24. *Nachlas, I. W., J. N. Borden:* The cure of experimental scoliosis by directed growth control. J. Bone Jt. Surg. 33-A: 24 (1951).
25. *Nilsonne, U. P.:* Transthoracic approach for vertebral epiphyseodesis.. Acta orthop. scand. 34: 34 (1964).
26. *Roaf, R.:* The treatment of progressive scoliosis by unilateral growth-arrest. J. Bone Jt. Surg. 45-B: 636 (1963).
27. *Smith, A. F. de, W. H. von Lackum und R. Wyle:* An operation for stapling of vertebral bodies in congenital scoliosis. J. Bone Jt. Surg. 36-A: 342 (1954).
28. *Vauzelle, C., R. Stagnara und R. Jouvinroux:* Functional monitoring of spinal cord activity during spinal surgery. Clin. Orthop. 93: 173, 1973.
29. *Winter, R. B., J. H. Moe, V. E. Eilers:* Congenital scoliosis of 234 patients treated and untreated. J. Bone Jt. Surg. 50-A: 1 (1968).
30. *Zielke, K., R. Stunkat, J. Duquesne und F. Beaujean:* Ventrale Derotationsspondylodese. Orthop. Praxis. 8: 562-569 (1975).

Beitrag zur operativen Behandlung der Skoliose (postoperativer Korrekturverlust)

von K. H. Fleißner

Das Ergebnis einer Skolioseoperation ist das Produkt einer Vielzahl von Teilmaßnahmen. Die Operation selbst ist nur ein Teil, wenn auch der wesentlichste, in diesem Gesamtkomplex. Daher kommt bei der Beurteilung der Spätergebnisse einschließlich des Korrekturverlustes der prä- und postoperativen Behandlung entsprechende Bedeutung zu.

An der Leipziger Orthopädischen Universitätsklinik operieren wir seit 1967 die Skoliosen vorwiegend in der von *Matzen* sen. inaugurierten Methode: Verödung der kleinen Wirbelgelenke, paraspinale Anlagerung von zwei homologen der Restkrümmung angepaßten Kompaktaspänen, die – miteinander verschnürt – die erzielte Korrektur sichern. Unterfütterung der Kompaktaspäne mit homologen Spongiosachips. Die Operation erfolgt in Bauchlage unter Längsextension.

Präoperative Behandlung

Passive maximale Korrektur auf dem *Risser*-Tisch mit zwei oder drei Localizer-Gipsen in 14tägigem Wechsel. Korrekturkräfte wirken ähnlich wie beim EDF-Gips.

Postoperative Behandlung

1. 14 Tage Lagerung im präoperativ angefertigten *Blount*-Korsett;
2. zweimal ¼ Jahr Kopfrumpfgips (Liegegips);
3. danach ½ Jahr Blount-Korsett (bis zum Durchbau der Versteifungsmasse).

Ergebnisse

Die Untersuchungsergebnisse beziehen sich auf 164 Patienten, die zwischen 1967 und 1972 in der geschilderten Weise operiert wurden. Indikation war ausschließlich die sich anbahnende Progredienz der Skoliose, daher das Durchschnittsalter von 14,4 Jahren. Die ätiologische Aufschlüsselung ergibt folgendes Bild:

idiopathische Skoliosen	129
symptomatische Skoliosen	35
davon Lähmungsskoliosen	22
Mißbildungsskoliosen	5
statische Skoliosen	5
sonstige Skoliosen	3

Folgende Schweregrade (gemessen nach *Cobb*) lagen vor:
Skoliosen I. Grades (bis 60°): 52 Patienten

Tab. I: Präoperative Aufrichtung und Korrekturverlust.

Schweregrad	Ausgangswert	Korrektur Grad	%	Korrekturverlust Grad	Endwert nach 6 J. Grad
I bis 60 Grad	49,7 Grad	30,9	62,3	17	35,8
II bis 90 Grad	70,8 Grad	41,3	58,3	23	53,5
III über 90 Grad	99,0 Grad	55,4	56	24	67,6

Tab. II: Korrekturverlust.

	I. Grades		II. Grades		III. Grades	
Korrektur = 100%	30,9 Grad		41,3 Grad		55,4 Grad	
Korrekturverlust	Grad	%	Grad	%	Grad	%
unmittelbar postop.	4,2	13,5	3,4	8,2	3,0	5,4
¼ Jahr	9,2	33,0	11,9	28,9	10,4	18,8
½ Jahr	12,8	41,4	15,4	37,2	14,6	26,2
1 Jahr	15,0	48,6	18,7	45,2	16,5	29,8
1,5 Jahre	16,2	52,4	19,3	46,6	20,6	37,3
2 Jahre	16,8	54,3	20,0	48,4	21,5	38,8
3 Jahre	16,9	55,0	21,0	50,8	22,5	40,7
4 Jahre	17,0	55,0	22,0	53,2	23,7	42,8
5 Jahre	17,0	55,0	23,0	55,8		
6 Jahre	17,0	55,0				

Skoliosen II. Grades (61-90°): 81 Patienten
Skoliosen III. Grades (über 90°): 31 Patienten
gesamt 164 Patienten

Tab. I und Abb. 1 geben Aufschluß über das durchschnittliche Ausmaß der präoperativ erreichten Korrektur und den Korrekturverlust. Mit zunehmender Keilform der Wirbelkörper steigt das Ausmaß der verbleibenden Restkrümmung.

Der im Endresultat ermittelte Korrekturverlust stellte sich bei Skoliosen I. und II. Grades im ersten postoperativen Jahr ein, bei Skoliosen III. Grades auch noch im 2. Jahr. (Tab. II).

Der Korrekturverlust bis zum 2. postoperativen Jahr ist mit durchschnittlich 45% deutlich größer als er sonst in der Literatur zu finden ist (20%). Wir sehen darin eine Korrelation zu der von uns angestrebten maximalen präoperativen Korrektur (58%) gegenüber etwa 40% und weniger bei anderen Autoren (Abb. 2a-c).

In Tab. III sind die Komplikationen aufgeführt.

Der Todesfall betraf eine Patientin, bei der

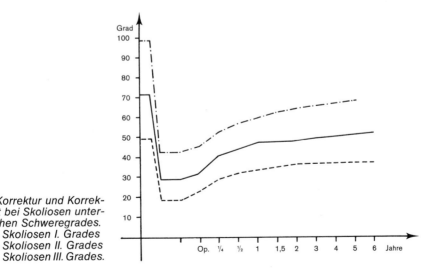

Abb. 1: Korrektur und Korrekturverlust bei Skoliosen unterschiedlichen Schweregrades.
― ― ― Skoliosen I. Grades
―――― Skoliosen II. Grades
― · ― · Skoliosen III. Grades.

eine wenige Tage nach der Operation aufgetretene schwere Virusgrippe zu einer nichtbeherrschbaren Sepsis führte.

Bei neun Patienten (= 5,5%) trat eine Pseudarthrose im Versteifungsbereich auf. Lediglich bei zwei von vier nachoperierten Patienten konnte der präoperative Befund nicht gehalten werden.

Wir haben bis heute an dieser Operationsmethode festgehalten, da die Ergebnisse den anderen Methoden der dorsalen Spondylodese mindestens ebenbürtig sind und außerdem ein Zweiteingriff zur Entfernung des Osteosynthesematerials entfällt.

In den letzten Jahren konnten wir eine erfreuliche Abnahme der Skoliosen II. und III. Grades bei entsprechender Zunahme der Skoliosen I. Grades verzeichnen. Wir sehen darin eine Auswirkung der in der DDR seit vielen Jahren bestehenden gesetzlich verankerten Dispensairebetreuung von Kindern und Jugendlichen mit orthopädischen Leiden.

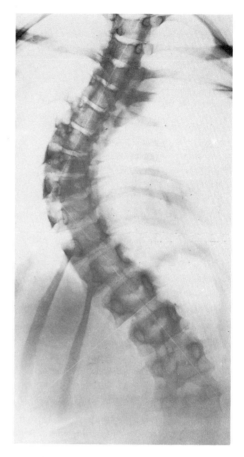

Abb. 2a

LITERATUR

Alvik, J.: Wiss. Z. Ernst-Moritz-Arndt-Univ. Greifswald, Math.-naturw. Reihe XX (1971), 341.

Blount, W. P.: J. Bone Jt. Surg. 40-A (1958), 526.

Blount, W. P.: Arch. Orth. Unfallchir. 56 (1964), 363.

Dreyer, J. und G. Rompe: Wiss. Z. Ernst-Moritz-Arndt-Univ. Greifswald, Math. naturw. Reihe XX (1971), 355.

Ehricht, H. G.: Beitr. Orthop. u. Traumatol. 18 (1971), 566.

Goldstein, L. A.: J. Bone Jt. Surg. 49-A (1967), 1468.

Götz, H. G., M. Immenkamp und H. H. Matthiaß: Z. Orthop. 109 (1971), 573.

Harrington, P. L.: J. Bone Jt. Surg. 44-A (1962), 551.

Jaster, D. und R. Ziller: Beitr. Orthop. u. Traumatol. 18 (1971), 560.

Jäger, M.: Wiss. Z. Ernst-Moritz-Arndt-Univ. Greifswald, Math.-naturw. Reihe XX (1971), 361.

Krieghoff, R.: Wiss. Z. Ernst-Moritz-Arndt-Univ. Greifswald, Math.-naturw. Reihe XX (1971), 383.

Laschner, W.: Wiss. Z. Ernst-Moritz-Arndt-Univ. Greifswald, Math.-naturw. Reihe XX (1971), 371.

Löffler, F., P. F. Matzen und E. W. Knöfler: Orthopädische Operationen. VEB Verlag Volk und Gesundheit, Berlin 1971.

Matzen, P. F.: Zbl. Chir. 90 (1965), 763.

Matzen, P. F.: Abhandlung d. Sächs. Akad. d. Wiss. Leipzig, Math.-nat. Klasse 50 (1968), H. 1.

Matzen, P. F.: Wiss. Z. Ernst-Moritz-Arndt-Univ. Greifswald, Math.-naturw. Reihe XX (1971), 293.

Tab. III: Komplikationen.

Exitus letalis	1 Fall	0,6%
Querschnittslähmung	1 Fall	0,6%
oberflächliche Wundheilstörung	9 Fälle	5,5%
tiefe Wundheilungsstörung	7 Fälle	4,3%
Pseudarthrosen	9 Fälle	5,5%

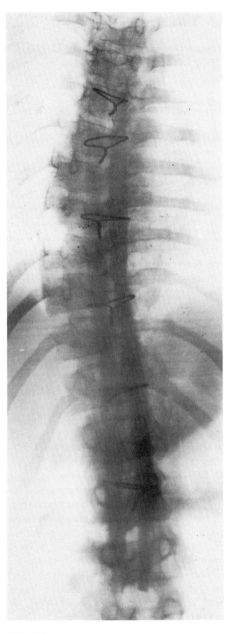

Abb. 2b

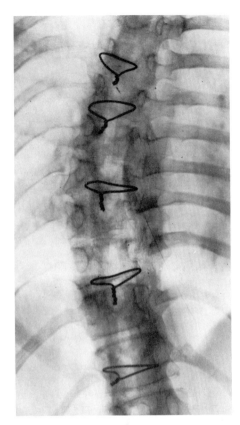

Abb. 2c

Abb. 2a bis 2c: a) Röntgenbild der Wirbelsäule vor der Operation
b) 14 Tage nach Spanversteifung
c) 7 Jahre nach Spanversteifung.

Matzen, P. F. und M. Scholbach: Beitr. Orthop. u. Traumatol. 7 (1960), 5.

Mau, H.: Verhandlungen d. Deutsch. Orthop. Gesellschaft 97 (1963), 125.

Moe, J. H. und R. B. Gustilo: J. Bone Jt. Surg. 46-A (1964), 293.

Moe, J. H.: J. Bone Jt. Surg. 40-A (1958), 529.

Morscher, E.: Arch. f. Orthop. u. Unfallchr. 70 (1971), 136.

Raspe, R.: Rö-Fo 85 (1956), 106-110.

Risser, J. C. und D. M. Norquist: J. Bone Jt. Surg. 40-A (1958), 555.

Scheier, H.: Prognose und Behandlung der Skoliose. Georg Thieme Verlag, Stuttgart 1967.

Scholbach, M.: Beitr. Orthop. u. Traumatol. 13 (1966), 811.

Schwope, U.: Spätergebnisse nach versteifender Skolioseoperation. Inaug. Diss., 1969 Leipzig.

Stagnara, P.: Wiss. Z. Ernst-Moritz-Arndt-Univ. Greifswald, Math.-naturw. Reihe XX (1971), 293.

Tamborino, J. M., E. W. Armbrust und J. H. Moe: J. Bone Jt. Surg. 46-A (1964), 313.

Kombinierte ventrale und dorsale Eingriffe an der Wirbelsäule bei Skoliose und Kyphose

von P. Griss

An der Orthopädischen Klinik Lindenhof wurden seit 1968 über 270 Skoliosen und Kyphosen operativ behandelt. Dabei wurde in 57 Fällen ein rein transthorakaler oder ein kombiniert transthorakal-retroperitonealer Zugang gewählt (*Dwyer* et al., 1969). In 24 Fällen wiederum wurden ein ventraler und ein dorsaler Eingriff in kurzem Zeitabschnitt (10-20 Tage Abstand) zur Korrektur einer Skoliose oder Kyphose oder einer Kyphoskoliose benutzt. Über die Indikation zu solchen kombinierten Eingriffen in unserem Kollektiv und die variierende Kombination einzelner Operationsmethoden für den Einzelfall soll hier berichtet werden.

Im einzelnen wurden bei 16 Skoliosen in neun Fällen eine ventrale Derotationsspondylodese (VDS: *Zielke* et al., 1975; *Griss* und *Jentschura,* 1981) und eine *Harrington*-Spondylodese, in zwei Fällen eine Keilwirbelresektion mit VDS und *Harrington*-Spondylodese, in drei Fällen eine ventrale Spanabstützung mit *Harrington*-Spondylodese und je einmal eine dorsale Osteotomie und Halbwirbelresektion oder eine dorsale Osteotomie und VDS kombiniert. Bei acht Kyphosen wurde siebenmal eine ventrale Osteotomie und Diskotomie sowie Spanabstützung mit einer *Harrington*-Kompressionsspondylodese, einmal eine Laminektomie mit einer ventralen Spanabstützung kombiniert (Einzelheiten zur Gruppenkasuistik und anderen Daten zu Patienten etc. finden sich bei *Griss* und *Jentschura,* 1981; *Griss* und *Huberti,* 1981, sowie *Griss,* 1980). Die Kombination VDS und *Harrington* hat bis jetzt drei Hauptanwendungsgebiete, und zwar bei Lähmungsskoliosen mit Beteiligung von mehr als acht Wirbeln im Krümmungsbereich eventuell kombiniert mit fixiertem Beckenschiefstand, die idiopathische S-förmige, jedoch primär lumbale Skoliose über 60-70 Grad *Cobb* und gewisse kongenitale Skoliosen.

Zur Indikation Lähmungsskoliose der Fall eines 14jährigen Mädchens (Abb. 1a/b), das im Säuglingsalter im mittleren Thorakalbereich wegen eines Neuroblastoms operiert worden ist mit nachfolgender kompletter Paraparese ab D 8. Es bestand jetzt eine thorakal linkskonvexe Krümmung von 65 Grad *Cobb* sowie eine langbogig thorakolumbal nach rechts dekompensierte Gegenkrümmung von 70 Grad *Cobb* mit Beckenschiefstand. Nach VDS von D 11 bis L 4 und *Harrington*-Spondylodese von D 8 bis L 4 in zehntägigem Abstand wurde eine subtotale Korrektur der dekompensierten Krümmung und des Beckenschiefstandes erreicht.

Die Kombination lumbale VDS und langer *Harrington*-Stab zur Überbrückung auch der thorakalen Krümmung bei idiopathischen Skoliosen wird in der Zukunft vorwiegend aus vier Gründen an Bedeutung gewinnen. 1. Die Korrektur ist besser, 2. Es können 1-2 lumbale Wirbel „gespart" werden, die die Erhaltung einer guten Beweglichkeit der Lendenwirbelsäule ermöglichen, da die Horizontalisierungskräfte der VDS am Wirbelkörper direkter angreifen, 3. die postoperative Ruhigstellungszeit im Gips und im Korsett ist meist um drei bis sechs Monate wegen des wesentlich schnelleren lumbalen Durchbaus kürzer und 4. durch die „verkürzende" Spondylodese bei VDS wird das neurologische Risiko der zweiten distrahierenden *Harrington*-Spondylodese noch geringer. Außerdem braucht die eigentliche Spondylodese der *Harrington*-Operation nur im Thorakalgebiet ausgeführt zu werden. Lumbal wird der Stab nur subfaszial durchgeführt und unten durch eine kleine Inzision eingehängt.

Bei diesem 11jährigen Mädchen (Abb. 2a/b) bestand eine thorakalrechts- und lumballinkskonvexe Skoliose von 87°/86° nach Cobb. Nach VDS D 11 bis L 3 und *Harrington*-Spondylodese von D 4 bis L 3 Korrektur auf 53°/40° nach Cobb mit Horizontalisierung von L 3 und Erhaltung des seitlichen Wirbelsäulenverlaufes. Bei alleiniger *Harrington*-Spondylodese wäre eine Überbrückung von D 4 bis L 5 notwendig gewesen. Bei kongenitalen Skoliosen ist die Kombination VDS und *Harrington* dann indiziert, wenn ohnehin durch ventrale Substanzentnahme – sei es durch Halbwirbelresektion oder Wirbelkeilosteotomie – die Wirbelsäule von vorne angegangen wird. Die Korrektur ist so in der Regel besser, die Stabilisierung sicherer und schneller.

Die schwere Kyphoskoliose mit und ohne medulläre Kompressionssymptomatik insbesondere auch bei Neurofibromatose erfordert eine kombinierte operative Therapie, und zwar in der Reihenfolge dorsale Stabilisierung mit *Harrington*-Stab eventuell mit Osteotomien oder Rückenmarksdekompression und Verlagerung des Myelon sub-

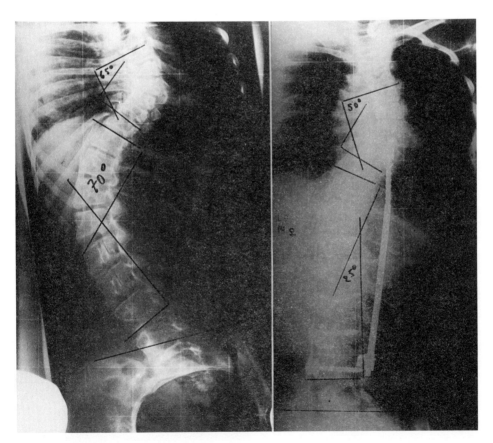

Abb. 1: 14jähriges Mädchen, Paraparese ab D 8 nach Op. eines Neuroblastoms im Säuglingsalter.
a) präop. thorakal-linkskonvex (65° Cobb) und lumbal-rechtskonvex (70° Cobb) Lähmungsskoliose mit Beckenschiefstand.
b) Ein Jahr postoperativ subtotale Korrektur nach VDS und Harrington-Spondylodese.

muskulär aus der Spitzkrümmung heraus und nachfolgender transthorakaler Spanabstützung mit Fibula- oder Tibiaeigenspan. Schließlich bieten kurzstreckige dorsolumbale und lumbale kongenitale Skoliosen mit dorsaler oder dorsolateraler Segmentationsstörung (unilateral bar) und kontralateralem Halbwirbel die Möglichkeit der dorsalen Osteotomie und ventralen kontralateralen Halbwirbelresektion. Diese Operation sollte möglichst früh ausgeführt werden (5.-7. Lj.), damit danach durch Wuchslenkung z. B. im Milwaukeekorsett eine optimale Korrektur erreicht werden kann. Beim älteren Kind oder beim Erwachsenen muß die VDS nach Wirbelkeilresektion zur Korrektur und Stabilisierung hinzugefügt werden.

Kombinierte Eingriffe bei der *Scheuermann*-Kyphose über 60 Grad sind meist nach Wachstumsabschluß notwendig, weil das hypertrophe ventrale Längsband und ossäre Überbrückungsreaktionen eine rein dorsale Korrektur verhindern. Die ventrale Osteotomie von 4-8 Segmenten mit Distraktion, intersegmentaler Spantransplantation oder ventraler Spanabstützung gefolgt von dorsaler *Harrington*-Spondylodese bringt hervorragende Ergebnisse (Abb. 3), die entgegen der rein dorsalen Kompressionsspondylodese kaum durch postoperative Korrekturverluste gekennzeichnet sind (*Griss* et al., 1978; *Griss*, 1980). Ausnahmsweise muß einmal eine schmerzhaft instabile posttraumatische Kyphose ventral mobilisiert, abgestützt und dorsal spondylodesiert werden. Gleichfalls selten muß bei Wirbeltumoren wie beispielsweise beim eosinophilen Granulom nach extensiver Laminektomie und fortschreitendem Wirbelkollaps die ventrale Ausräumung mit Spanabstützung (Fibula- oder Tibiaspan) erfolgen. Zusammenfassend sind durch die kombinierte Anwendung ventraler und dorsaler

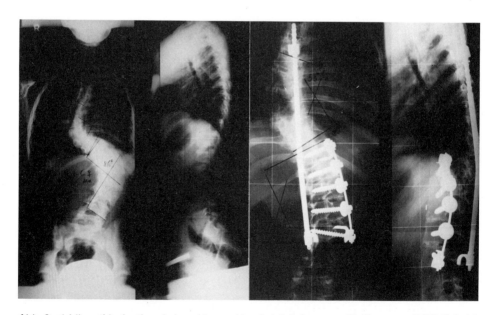

Abb. 2: a) Idiopathische thorakal-rechts- und lumbal-linkskonvexe Skoliose von 87°/86° Cobb bei 11jährigem Mädchen.
b) Sechs Monate nach VDS und Harrington gute Korrektur und bereits weitgehend abgeschlossener Durchbau beider Spondylodesebezirke. Weitere Erläuterungen im Text.

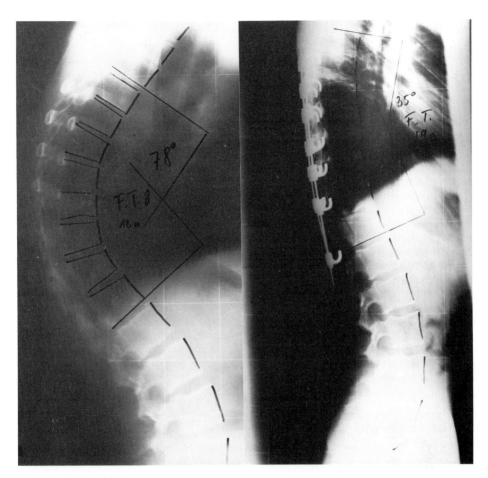

Abb. 3: Scheuermann-Kyphose von 78° bei 18jährigem Patienten: links präoperativ seitliche Wirbelsäulenaufnahme, rechts ein Jahr nach ventraler Osteo-Diskotomie in vier Segmenten mit intersegmentaler Verspanung und dorsaler Kompressionsspondylodese. Gute Korrektur auf 35° Cobb.

Operationsmethoden viele schwierige und schwerste Wirbelsäulenverkrümmungen jetzt gut zu korrigieren und zu stabilisieren.

LITERATUR

Dwyer, A. F., N. C. Newton, A. Sherwood: An anterior approach to scoliosis. A preliminary report. Clin. Orthop. 62, 192-202, 1969.

Griss, P. und H. Frhr. v. Andrian-Werburg: Mittelfristige Ergebnisse von dorsalen Aufrichtungsoperationen juveniler Kyphosen mit dem Harrington-Instrumentarium. Arch. Orthop. Traumat. Surg. 91, 113-119, 1978.

Griss, P.: Ergebnisse dorsaler Aufrichtungsoperationen bei juvenilen Kyphosen. In: Die Wirbelsäule in Forschung und Praxis, Bd. 89, p. 117-121, Hippokrates-Verlag Stuttgart, 1980.

Griss, P. und G. Jentschura: Erste Ergebnisse der Skoliosenbehandlung unter Verwendung des Instrumentariums der ventralen Derotationsspondylodese (VDS-Zielke). Z. Orthop. 119, 115-122, 1981.

Griss, P. und H. Huberti: The operative treatment of congenital scoliosis. A review of 26 cases. Arch. Orthop. Traumat. Surg., 1981 – im Druck.

Zielke, K., R. Stunkat und Fr. Beaujean: Ventrale Derotationsspondylodese. Vorläufiger Ergebnisbericht über 26 operierte Fälle. Arch. Orthop. Unfall-Chir. 85, 257-277, 1976.

Indikation und Technik der Skoliosekorrektur vom vorderen Zugang

von R. Bauer

Um die Skolioseoperation vom vorderen Zugang in der richtigen Relation zu sehen, haben wir über 100 vordere Wirbelsäuleneingriffe aus der Innsbrucker Klinik zusammengestellt. Die systemischen vorderen Skolioseoperationen *(Dwyer,* V.D.S.) machen dabei „nur" zwanzig Prozent des gesamten Krankengutes aus, bei Hinzuziehung der Halbwirbelresektionen (6) und der mobilisierenden Osteotomien (4) sind es dreißig Prozent.

Ziel der operativen Skoliosebehandlung ist einerseits die Korrektur der Deformität, andererseits das Halten des Korrekturergebnisses durch eine solide Fusion. Die sich aus dieser Zielsetzung ergebenden Indikationen für einen ventralen Zugang sind in Tab. I zusammengestellt.

Die wichtigsten Zugangswege zur Wirbelsäule von ventral seien kurz angeführt *(Bauer,* 1979):

Zugang Th 4 bis Th 11: Es wird eine typische Thorakotomie auf Seite der Konvexität vorgenommen.

Zugang Th 10 bis L 2: Dafür empfiehlt sich der von *Hodgson* und *Yau* (1969) angegebene Zugang. Es wird eine Thorakotomie auf der Seite der Konvexität meist mit Exzision der 9. oder 10. Rippe vorgenommen. Die LWS wird retroperitoneal dargestellt, das Zwerchfell wird zwei Querfinger vom Rippenansatz bogenförmig bis zur Wirbelsäule durchtrennt.

Zugang L 2 bis S 1: von verschiedenen Möglichkeiten hat sich der anterolaterale retroperitoneale Zugang bewährt (*Southwick* und *Robinson,* 1957).

In technischer Hinsicht sind folgende Eingriffe anzuführen:

1. Mobilisierende Osteotomie ventral
2. Keil- beziehungsweise Halbwirbelresektion
3. Systemische Skolioseoperation
   a) *Dwyer*
   b) V.D.S.
4. Epiphysiodese.

ad 1) Mobilisierende Osteotomie ventral:
Bei angeborenen Skoliosen mit Segmentationsstörungen im Wirbelkörperbereich wird man sich im allgemeinen mit einer Fusion in situ im frühen Kindesalter begnügen. Bestehen hingegen bei schweren Kyphoskoliosen im Erwachsenenalter Synostosen auch im Wirbelkörperbereich, so ist vor einer geplanten Korrektur eine mobilisierende Osteotomie von ventral erforderlich.

Nach einer typischen Thorakotomie – die Veränderungen liegen im allgemeinen im Bereich der BWS – werden die im Krümmungsscheitel gelegenen Bandscheiben – soweit noch vorhanden – reseziert, die Synostosen werden osteotomiert. Mobilisierung der Wirbelkörper mit dem Osteotomiespreizer. Bei schweren Kyphoskoliosen liegen die Wirbelkörper infolge der hochgradigen Torsion zum Teil unmittelbar unter den Rippen und sind relativ leicht zu erreichen.

ad 2) Keil- beziehungsweise Halbwirbelresektion:
Simmons (1968) sieht eine Indikation bei bereits fusionierten schweren Skoliosen sowie bei Deformierungen infolge eines Halbwirbels. *Hodgson* (1969) führt eine Keilosteotomie bei ossär fixierten Krümmungen durch, unabhängig von der Ätiologie der Skoliose. Nach *Winter* (1973) sollte hingegen ein Halbwirbel nur bei schweren

Deformitäten operativ entfernt werden, welche durch andere Maßnahmen nicht korrigiert werden können.

Die Operation kann nach dem Vorschlag von *Leatherman* (1969) in zwei Sitzungen vorgenommen werden: Zunächst wird vom vorderen Zugang der Halbwirbel reseziert, in zweiter Sitzung erfolgt dann nach Entnahme des entsprechenden dorsalen Keiles die Korrektur. Eine Wirbelfusion mit *Harrington*-Instrumentation wird angeschlossen. Bei einseitigem Vorgehen ist eine Wirbelsäulendarstellung in etwa Dreiviertel der Zirkumferenz erforderlich, da simultan ein Knochenkeil von korrespondierender Größe aus Wirbelkörper und den dorsalen Wirbelelementen entnommen werden muß.

Eigenes Krankengut

Wir haben insgesamt sechs Halbwirbelresektionen vorgenommen. Die Operation wurde mit einer Ausnahme in einer Sitzung durchgeführt. In drei Fällen hat es sich um eine Halbwirbelresektion im frühen Kindes-

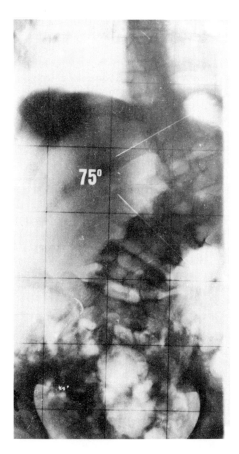
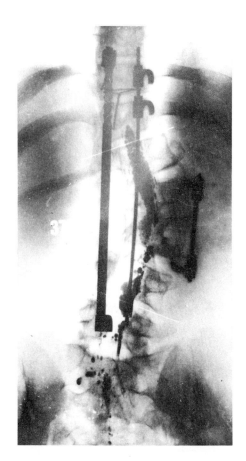

Abb. 1: K. M., ♂, 15 a, kongenitale Skoliose mit Halbwirbel L 2, 75 Grad Cobb (a), Zustand nach Halbwirbelresektion und interkorporeller Kompression mit dem Harrington-Instrumentarium, in zweiter Sitzung dorsale Wirbelfusion nach Harrington, 1½ Jahre postoperativ 37 Grad Cobb (b).

Tab. I: Operative Behandlung der Skoliose. Vorderer Zugang, Indikation.

I. Korrektur von dorsal nicht möglich
A Skoliose mit ventraler Segmentationsstörung
1. Angeboren – unsegmented bar
2. Erworben – WK-Synostosen
B Wirbelkörperbildungsstörungen Halbwirbel

II. Fusion von dorsal nicht möglich (Defekt)
1. Angeboren – MMC
2. Erworben – St. p. Laminektomie

III. Fusion von dorsal insuffizient (Grundkrankheit):
Kombination ventral und dorsal:
Neurofibromatose, Polio, MMC, CP, Post Irritation u. a.

IV. Fusion von dorsal und ventral möglich (Alternative):
1. Dorsolumbale bzw. lumbale Skoliosen
2. Best. Doppelkrümmungen
3. Skoliosen mit Lordose

alter gehandelt zur Wachstumslenkung. Die anschließende Behandlung erfolgte im Milwaukee- beziehungsweise Bostonkorsett. Drei Fälle wurden nach Wachstumsabschluß korrigiert, zwei Wochen nach der Halbwirbelresektion wurde eine dorsale *Harrington*-Operation angeschlossen. Die Ergebnisse sind in Tab. II angeführt (siehe auch Abb. 1).

ad 3) Systemische Skolioseoperation (*Dwyer*, V.D.S.):
Auf die Indikationsstellung wurde in Tab. I bereits eingegangen. Für jene Fälle, bei denen die vordere systemische Wirbelfusion als Alternative zur *Harrington*-Operation in Frage kommt, kann auf folgende Vorteile verwiesen werden:
Die ventralen Methoden zeigen ein größeres Ausmaß an Korrektur, es wird kein Distraktions-Syndrom (neurologische Gefährdung) erzeugt, der Fusionsbezirk kann unter Umständen kürzer gehalten werden, die präsakralen mobilen Segmente sind erhöht. Mit dem V.D.S.-Verfahren ist noch eine Derotation und eine Lordosierung möglich. Von der Form her eignen sich besonders dorsolumbale und lumbale Skoliosen. Idiopathische Doppelkrümmungen mit einer mobilen dorsalen Komponente können unter Umständen mit einer ventralen Fusion lediglich der lumbalen Komponente effizient behandelt werden. In der Folge kann es zu einer Korrektur der thorakalen Krümmung kommen, die über die Bendingaufnahmen hinausgeht (*Bauer* 1979, 1978; Abb. 2). Bei einer unbefriedigenden Korrektur der thorakalen Komponente muß in zweiter Sitzung eine dorsale *Harrington*-Instrumentation vorgenommen werden.

Tab. II: Halbwirbelresektion (6) Alter: 5-19 a Ät.: 5 kong. S., 1 MMC. Ergebnis (mit Harrington).

Ausgangsw.	L. W.	Gewinn	n	Zeit
80°	37°	54%	3	3 a

Kompl.: 1 part. Peroneusparese (Diastematomyelie).

Tab. III: Dwyer VDS (19 Fälle, 6mal Harr.-Instr.): Alter: 5-38 a (Ø 15 a). Ät.: 12 idiop. S., 4 MMC, 1 CP, 1 Polio, 1 Neurofibr.

Ausg.	PO	Gewinn		LW	Verlust		n	Zeit
62°	17°	45°	72%	*	*		19	*
59°	17°	42°	71%	21°	4°	7%	13	3 a

Kompl. 2 Pneumothorax, 2 Atelektasen, 1 Schocklunge (Salvage Op. MMC, Exitus letalis), 1 Pneumonie.

* Ein Letztwert und Korrekturverlust wurden wegen der kurzen Beobachtungszeit nicht angegeben.

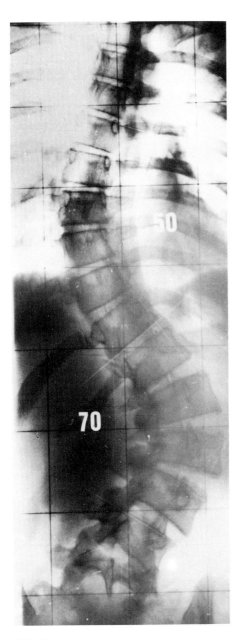

Abb. 2a

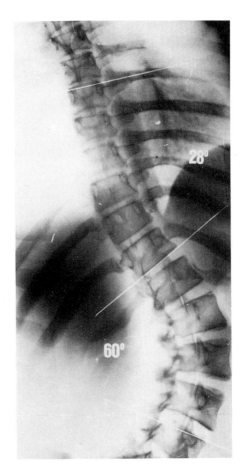

Abb. 2b

Eigenes Krankengut

Wir überblicken insgesamt 19 Patienten mit einer vorderen systemischen Skolioseoperation (13mal *Dwyer*, 6mal V.D.S.). Bei sechs Patienten wurde in zweiter Sitzung eine dorsale Wirbelfusion nach *Harrington* angeschlossen. Ergebnisse und Komplikationen sind in Tab. III zusammengefaßt.

ad 4) Epiphysiodese:

Infolge der Nachteile einer ausgedehnten Wirbelfusion im frühen Kindesalter gewann das im Tierexperiment funktionierende Prinzip der operativen Wachstumslenkung der Skoliosen an klinischem Interesse (*Haas*, 1939, 1948).

In operationstechnischer Hinsicht sind zwei Möglichkeiten zu erwähnen: die Wirbelkörperepiphysiodese durch Klammerung

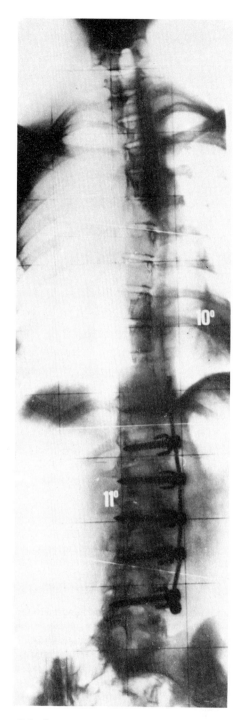

Abb. 2c

Abb. 2: R. P., ♀, 16 a, idiopathische Skoliose mit thorakal 50 und lumbal 70 Grad Cobb (a), Korrektur der thorakalen Krümmung in der Bendingaufnahme auf 28 Grad (b), Operation der Lumbalkrümmung nach Dwyer, Korrektur beider Krümmungen auf 10 beziehungsweise 11 Grad (c).

sowie der Versuch einer Wachstumslenkung durch Resektion der Wachstumsfugen in Kombination mit Einsetzung eines autologen Knochenspanes nach der Inlay-Technik. Im allgemeinen kann gesagt werden, daß sich nach den Berichten der Literatur die in diese Operationsmethode gesetzten Erwartungen nicht erfüllt haben (Roaf, 1963; Morscher, 1973; Goetze, 1978). Eigene Erfahrungen liegen nicht vor.

LITERATUR

Bauer, R.: Behandlung von Doppelkrümmungen mit der Technik nach Dwyer. In: Skoliose und Kyphose, Hippokrates/Stuttgart (1978).

Bauer, R.: Die operative Behandlung der Skoliose. Huber/Bern (1979).

Götze, H. G.: Indikation, Technik und Ergebnisse der ventralen Spondyloepiphysiodese. In: Skoliose und Kyphose, hrsg. von Zielke, K., Hippokrates/Stuttgart (1978).

Haas, S. L.: Experimental Production of Scoliosis. J. Bone Jt. Surg. 21-A, 963 (1939).

Hodgson, A. R., Yau, A. C. M. C.: Anterior Surgical Approaches to the Spinal Column. In: Recent Advances in Orthopedics. Ed. by A. Graham Apley, Churchill, London (1969).

Leatherman, K. D.: Resection of Vertebral Bodies. J. Bone Jt. Surg. 51-A, 206 (1969).

Morscher, E.: Experiences with the transthoracic, hemilateral Epiphysiodesis in the Treatment of Scoliosis. In: Operative Treatment of Scoliosis. Ed. by Chapchal, Thieme, Stuttgart (1973).

Roaf, R.: The Treatment of progressive Scoliosis by unilateral Growth-Arrest. J. Bone Jt. Surg. 45-B, 637 (1963).

Simmons, E. H.: Observations on the Technique and Indications for Wedge Resection of the Spine. J. Bone Jt. Surg. 50-A, 847 (1968).

Southwick, W. O., R. A. Robinson: Surgical Approaches to the Vertebral Bodies in the Cervical and Lumbar Region. J. Bone Jt. Surg. 39-A, 631 (1957).

Winter, R. B.: Congenital Spine deformity. Israel. J. of Medical Sciences, 9, 719 (1973).

Erfahrungen mit verschiedenen Operationstechniken und Zugangswegen in der Skoliosebehandlung

von J. Hellinger und M. Zinkl

Trotz des Aufschwunges in der Früherkennung und Diagnostik der Skoliosen in den letzten 20 Jahren stellt die operative Therapie auch heute noch im wesentlichen eine symptomatische dar. Deshalb ist es erforderlich, daß die Früherfassung der Skoliosen durchgeführt und gesetzlich unterstützt wird, um beste Ergebnisse zu erreichen. Bei der Auswahl der Operationsmethoden müssen folgende Gesichtspunkte berücksichtigt werden:

— Skoliosen bis zu 30 Grad Skoliosewinkel nach *Cobb* sollten observiert und physiotherapeutisch behandelt werden.
— Skoliosen zwischen 30 und 50 Grad Skoliosewinkel nach *Cobb* unterliegen einer engmaschigen Dispensairekontrolle. Bei Progredienz von 5 Grad in sechs Monaten ist eine operative Behandlung durchzuführen (Abb. 1).
— Für Skoliosen mit einem Skoliosewinkel über 50 Grad und einem *Harrington*-Faktor über 5 empfehlen wir die operative Behandlung; wobei das günstigste Operationsalter zwischen 11 und 12 Jahren liegt (Abb. 2, 3, 4 und 5).
— Wenn Skoliosen den 70-Grad-Skoliosewinkel überschreiten, so wenden wir, mit Ausnahme von kongenitalen Skoliosen, die Halo-Schwerkraft-Traktion als wirksamstes Instrument zur präoperativen Lockerung an. Wir meinen auch, vor der dorsolateralen Kolumnotomie die Halo-Traktion anzuwenden, um zusätzlich im Bereich der Nebenkrümmungen eine Lockerung zu erreichen.

Die Kolumnotomie mit ihren Formen: Resektionskolumnotomie, Halbwirbelexstirpation und Segmentresektion mit anschließender Umkrümmung und Fixation ist bei also über 100 Grad Skoliosewinkel nach *Cobb*, anzuwenden.

Die Skoliosenoperation, ob mit Zugang von dorsal, dorsolateral und ventral muß folgende Ziele haben:

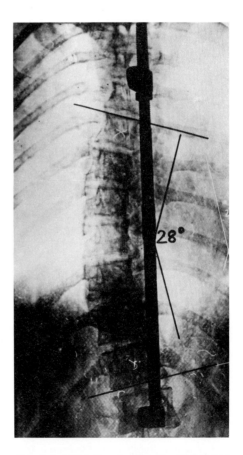

Abb. 1: Implantation des Erfurter-Stabes und dorsale Spondylodese bei einem Ausgangswinkel von 56° und Korrektur auf 28°. Zwei Jahre nach Operation.

ausgewählten Skoliosetypen IV. Grades, 1. Stabilisation der prä- und intraoperativ erreichten Korrektur. 2. Verringerung/Beseitigung der pathologischen Wirbelkörperrotation, Annäherung der physiologischen Krümmungen. 3. Möglichst niedrige per- und postoperative, beherrschbare Komplikationen. 4. Kleine, aber stabile Fusionsstrecke und damit kurze Nachbehandlungszeit. 5. Stabilisierung der statischen und dynamischen Lungenparameter. 6. Gutes kosmetisches Ergebnis, weitgehende berufliche und soziale Rehabilitation der Patienten.

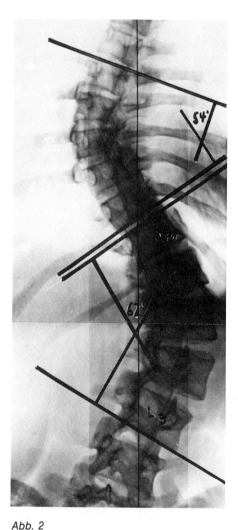

Abb. 2

Abb. 2 und 3: Kombinierte Skoliose II. Grades, Verwendung der Cotrel-Querstabilisation mit Korrekturgewinn von 11° thorakal und lumbal von 22°. Zwei Jahre nach der Operation.

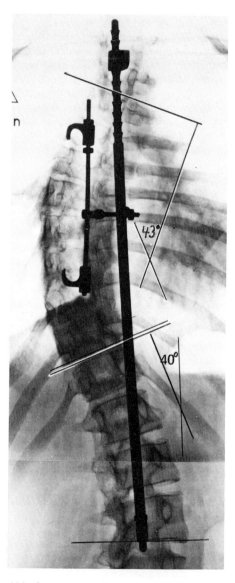

Abb. 3

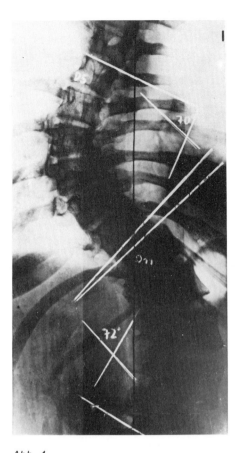

Abb. 4

Abb. 4 und 5: Kombinierte Skoliose III. Grades, zwei-etagige Harrington-Distraktion und dorsale Spondylodese, thorakaler Korrekturgewinn 35°, lumbaler Korrekturgewinn 40°. Zwei Jahre nach der Operation.

Skolioseoperationen vom dorsalen Zugang

Zur Anwendung kommt hier das Operationsverfahren nach *Harrington* mit oder ohne Rippenbuckelresektion. Nach *Risser-Hibbs* wurden im Zeitraum von 1964 bis 1974 56 Patienten operiert mit einem bleibenden Korrekturgewinn von 16 Prozent. Damit waren wir unzufrieden und haben deshalb dieses Verfahren verlassen. Seit 1967 bis 1981 wurden von uns 175 Patienten mit *Harrington*-Distraktion und dorsaler Spondylodese behandelt, davon 135 von

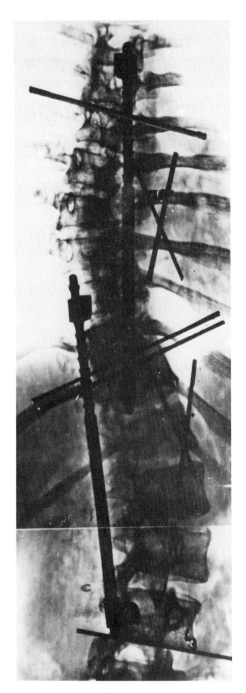

Abb. 5

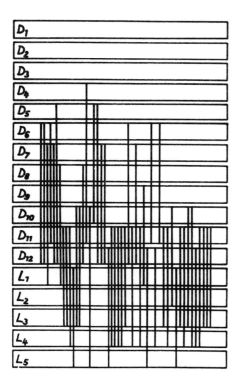

Abb. 6: VDS-Fusionsstrecken. 48 Patienten, davon eine Patientin mit zweietagiger VDS und eine Patientin mit lumbaler VDS und thorakalem Harrington.

1972 bis 1981 in Dresden. Bei 75 Patienten, einem geschlossenem Klientel, ist die Nachbehandlung abgeschlossen. Bei allen von uns Operierten wurde nur die *Harrington*-Distraktion, einschließlich Modifikation durchgeführt. Auf die Verwendung des Kompressionsstabes haben wir verzichtet. Zur Bildung der Spondylodesemasse verwendeten wir bis 1976 den *Ertl*-Span, nicht selten in Kombination mit allogener Spongiosa. Seit 1977 wird autogene Spongiosa aus den Beckenkämmen mit besseren Ergebnissen verwendet. Auf eine gezielte Entknorpelung der kleinen Wirbelgelenke bei subperiostaler Ablösung der dorsalen Weichteile der Wirbelsäule bis weit in den Gelenkkapselbereich, haben wir verzichtet. Nachteile, insbesondere Pseudarthrosen, wurden nicht beobachtet. Die Nachbehandlungzeit beträgt zwei Jahre. Von 75 operierten Patienten konnten wir bei 51 mit einer idiopathischen Skoliose einen bleibenden Korrekturgewinn von 21% erzielen. Bei Skoliosen bei *Marfan*-Syndrom und Mißbildungsskoliosen liegt der durchschnittliche Korrekturgewinn nach zwei Jahren lediglich bei 14,2%. Ursachen hierfür sind: keine bzw. nur milde Anwendung von Distraktionskräften bei Mißbildungsskoliosen, Ausbrechen der Haken beim *Marfan*-Syndrom. Korrekturverluste bei Kindern mit einer Skoliose bei Debilität traten aufgrund der ungenügenden externen Fixationsmöglichkeiten auf. Bei der Analyse des postoperativen Korrekturverlustes unter Beachtung der gewählten Fusionsstrecke mußten wir feststellen, daß ein Korrekturverlust bei Nichtbeachtung der Geometrie der Skoliose, der Beckenstellung und einer ausreichenden distalen Fusion eingetreten war (Tab. I). Hier wurde das Ziel, die Wirbelsäule ins Lot zu bringen, nicht erreicht. Bei Beachtung der *Harrington*schen Empfehlungen kann ein bleibender Korrekturgewinn von 30-40% mit dieser Methode erreicht werden. Die hohe Rate an *Cast*-Syndromen ist in der Komplikationsstatistik auffallend, allerdings wurde jedes Erbrechen dazu gerechnet. Uns gelang es, alle mit der konservativen Therapie, also Magensonde, 0-Diät und parenterale Ernährung, zum Abklingen zu bringen. Eine ausreichende präoperative Lockerung der Skoliose und das präoperative Training der Preßatmung führten zur Einschränkung in der letzten Zeit (Tab. II und III). Aufgrund telemetrischer Messungen des axialen Druckes am *Harrington*-Distraktionsstab durch *Nachemson* und der eigenen Nachbehandlungsergebnisse können wir sagen, daß eine Gesamtfixationsperiode von zwei Jahren für die vollständige Ausbildung der dorsalen Spondylodese notwendig ist. Die Höhe der externen Fixation richtet sich nach der Höhe der Fusionsstrecke. Mit dem Verfahren der *Harrington*-Distraktion und dorsalen Spondylodese war es möglich, alle 75 nachuntersuchten Patienten sozial und beruflich voll zu rehabilitieren. Trotz der besseren Korrekturergebnisse gegenüber dem

Tab. I: Analyse des p. o. Korrekturverlustes unter Beachtung der gewählten Fusionsstrecke; 75 operierte Patienten.

Beurteilung der Fusionsstrecke	Anzahl der oper.	durchschnittlicher p. o. Korrekturverlust %	bleibender Korrekturgewinn nach 2 Jahren %
ausreichend	31	56,4	26,2
proximal ein Segment zu wenig	1	53,8	23,1
distal ein Segment zu wenig	13	80,0	20,5
distal zwei Segmente zu wenig	16	53,0	11,8
ausreichend Nichtbeachtung der Beckenstellung	3	34,2	23,3
Nichtbeachtung der Geometrie der Skoliose	11	31,2	19,8

Operationsverfahren nach *Risser-Hibbs* weist die *Harrington*-Methode folgende Nachteile auf (Tab. IV): Mangelnde Beseitigung der pathologischen Wirbelkörperrotation; hohe neurologische Komplikationsrisiken; Probleme bei der Kyphosierung und Lordosierung; keine Plazierungsmöglichkeiten der Haken bei Mißbildungen im Bereich der dorsalen Bogenanteile; große psychische Belastung des Operateurs. Deshalb haben wir seit 1978 die ventrale Derotationsspondylodese von *Zielke* übernommen. Wir sehen die Indikation zur VDS bei allen Ätiologieformen der Skoliose. Insbesondere bei Skoliosen mit einem erheblichen pathologischen Rotationsgrad der Wirbelkörper; mit Mißbildung im Bereich der dorsalen Wirbelelemente (Spina bifida/Myelodysplasie); mit Verdacht auf Diastomatomyelie; mit Schrägbecken; mit einer kyphotischen Komponente wegen des lordosierenden Effektes, den die VDS als einzigste Operationsmethode aufweist. Die Fusionsstrecke bei der VDS ist kürzer (max. acht Segmente) und damit der funktionelle Verlust kleiner als bei der *Harrington*-Distraktion und dorsalen Spondylodese (Abb. 6). Die präoperative Lockerung der Skoliose entfällt. Kombinationseingriffe, insbesondere bei Vorliegen zweier Hauptkrümmungen, sind möglich. Die definitiven Korrekturergebnisse sind signifikant besser als bei der *Harrington*-Distraktion und dorsalen Spondylodese. Die Nachbehandlungszeit ist um ein Jahr kürzer.

Tab. II: Komplikationen/Harrington-Distraktion und dorsale Spondylodese; 75 operierte Patienten 1972-Sept. 1978.

postoperative Komplikationen	n
Cast-Syndrom	15
abortives *Cast*-Syndrom	10
infiziertes Hämatom, Metallentfernung, Spül-Saug-Drainagen	4
Tibiaquerfraktur	1
Phlebothrombose/Bein	1
Transfusionsikterus	1
Pneumonie	4
Harnwegsinfekte	3
Operative Entfernung eines *Meckl*schen Divertikels	1
Hämatompunktionen	5
Brown-Sequard-Syndrom, passager	1
passagere Fibularisschwächen	3
Ermüdungsbrüche - Distraktionsstab	2
Hakenausrisse	–
Pseudarthrosen - unsicher -	2

Tab. III: Komplikationen/Harrington-Distraktion und dorsale Spondylodese; 75 operierte Patienten 1972-Sept. 1978.

peroperative Komplikationen	n
Duraverletzung durch Abrutschen mit dem Meißel	1
reversibler Blutungsschock	1
versehentliche Extubation in Bauchlage während des Aufwachtestes	1
Hakenausrisse infolge Laminafraktur	1

Tab. IV:

	Harrington-Distraktion I dorsale Spondylodese	Dwyer-Operation	VDS nach Zielke
präoperative Korrektur der Skoliose	+ + +	–	–
intraoperative Korrektur			
– Skoliose	+ + +	+ + +	+ + +
– Rotation	Ø	+	+ + +
– Kyphose	(+)	Ø	+ +
– Lordose	+	Ø	+ + +
Ø intraoperativer Blutverlust	1500-4000 ml	500-1000 ml	500-1000 ml
Gefahr der intraoper. Duraverletzung	+ +	+	+
Cast-Syndrom	+ + +	Ø	Ø
kosmetische Ergebnisse	+	+ +	+ + +
Fusionsstrecke	+ + +	+	+

Tab. V: Ergebnisse VDS; 26 operierte Patienten/Gruppe 1 1978-1979.

Ätiologie	n	Korrekturgewinn %
idiopathische Skoliosen	11	
– thorakal	6	53,5
– lumbal	1	68,1
– thorakolumbal	4	79,4
		Ø 67,0

Tab. VI: Ergebnisse VDS; 26 operierte Patienten/Gruppe 1 1978-1979.

Ätiologie	n	Korrekturgewinn %
Mißbildungsskoliosen einschl. Bassin oblique	10	52,1
Skoliosen bei Myelodysplasie	3	40,5
Skoliosen bei Marfan-Syndrom	2	11,4
Skoliosen und Kyphoskoliosen bei Mb. Recklinghausen	–	–
Kyphoskoliosen bei Guerin-Stern-Syndrom	–	–

Die postoperativen Korrekturergebnisse von 48 Patienten gliedern sich wie folgt auf:

Gruppe 1 – 26 operierte Patienten 1978-1979

Gruppe 2 – 22 operierte Patienten 1980-1981.

Sie sind in den Tab. V-VIII aufgeführt.

Komplikationen

Innerhalb der Gruppe 1 verstarb eine Patientin an den Folgen eines irreversiblen hämorrhagischen Schocks durch Verletzung der gegenseitigen Vena iliaca communis in Höhe von L 5 und insuffizienter anästhesiologischer Blutungsschockbehandlung. Bei zwei Patienten frakturierte nach 1 Jahr 4/12 der Gewindestab. Sichere Pseudarthrosen konnten wir nicht nachweisen (Tab. IX und X).

Kolumnotomien

Nur ausgewählte Skoliosetypen mit einem Skoliosewinkel über 100 Grad nach Cobb sind mit den einzelnen Formen der Kolumnotomie mit anschließender Umkrümmung und Fixation zu behandeln. Folgende Zugangswege und Formen der Kolumnotomie stehen uns zur Verfügung: dorsal – Resektionskolumnotomie; dorsolateral – Keilre-

Tab. VII: Ergebnisse VDS; 22 operierte Patienten/Gruppe 2 1980-1981.

Ätiologie	n	Korrektur-gewinn %
idiopathische Skoliosen	15	
– thorakal	4	65,8
– lumbal	1	100,0
– thorakolumbal	10	79,6
		Ø 81,8

Tab. VIII: Ergebnisse VDS; 22 operierte Patienten/Gruppe 2 1980-1981.

Ätiologie	n	Korrektur-gewinn %
Mißbildungsskoliosen einschl. Bassin oblique	3	76,0
Skoliosen bei Myelodysplasie	1	34,0
Skoliosen bei Marfan-Syndrom	–	–
Skoliosen und Kyphoskoliosen bei Mb. Recklinghausen	2	63,0
Kyphoskoliosen bei Guerin-Stern-Syndrom	1	61,7

Tab. IX: Komplikationen/VDS; 48 operierte Patienten.

peroperative	postoperative	Pat.
1 Patientin verstarb starb an den Folgen eines irreversiblen hämorrhagischen Schocks	Bronchopneumonie passagere Herzrhythmusstörung Atem- u. Niereninsuffizienz Verbrauchskoagulopathie Thrombophlebitis	1
	Pneumonie	4
	Pleuritis	1
	Hämotothorax	10
	Spontanpneumothorax	1
	passagere abdom. u. passagere neurolog. Komplikationen	3
	Cor bovinum	1
	Re-Thorakotomie infolge Abriß des Thorax-Drains	2
	oberflächliche Wundheilungsstörungen	4

Tab. X: Komplikationen/VDS; 48 operierte Patienten.

Spätkomplikationen (½ Jahr p. o.)	Pat.
Ausriß des proximalen Winkelplättchens	5
Ausriß des distalen Winkelplättchens	5
Abkippung d. proximalen Winkelplättch.	4
Abkippung d. distalen Winkelplättchens	5
Bruch des Gewindestabes nach	
– 1 Jahr 4/12	2
– 1 Jahr 6/12	
Luxation des Gewindestabes	1

sektion mit und ohne Rippenbuckelresektion; ventral – transthorakal, transabdominal, Halbwirbelexstirpation, mehrsegmentige Resektion mit oder ohne Greffe antérieure. In den Jahren 1976 bis 1981 wurden von uns 17 Patienten mit der Kolumnotomie behandelt. Der durchschnittliche bleibende Korrekturgewinn betrug 30%. Doch ist dies nur relativ bei der inhomogenen Zusammensetzung des Krankengutes und der unterschiedlichen Korrekturnotwendigkeit von Kyphosen und einer schweren Lordose zu betrachten. Die kardiopulmonale und neurologische Komklikationsrate ist, speziell bei VK unter 600 ml, hoch. Zwei Patienten verloren wir nach notwendigen Reanimationsmanövern an Bronchopneumonie, ein Patient erlitt eine bereits beim Aufwachtest vorhandene Paraplegie. Es handelte sich in allen drei Fällen um Erwachsene und dorsolaterale Kolumnotomien.

Skoliosen IV. Grades sollten jedoch bei dem heutigen Stand der Früherkennung und Diagnostik nicht mehr existieren. Ziel der Skoliosebehandlung kann nicht die Durchführung möglichst komplizierter und aufwendiger Wirbelsäuleneingriffe sein, sondern eine konsequente Frühbehandlung und engmaschige Observation sind notwendig, um ernste Spätschäden zu vermeiden.

Es ist deshalb unabdingbar, daß die eingangs vorgetragenen Bedingungen zur Behandlung der progredienten Skoliose von jedem als Thesen für sein Handeln betrachtet werden.

Die operative Behandlung der Skoliose – Ergebnisse

von F. Kerschbaumer, R. Bauer und K. Sattler

Von insgesamt 185 operativ behandelten Skoliose-Patienten wurden 150 nachkontrolliert, welche in den Jahren von 1968 bis 1979 operiert wurden. Die Mindestbeobachtungszeit war 15 Monate bei einer durchschnittlichen Beobachtungsdauer von 4,6 Jahren. Frauen überwogen mit 110 Fällen gegenüber 40 Männern. 103 Patienten wurden vor dem 18. Lebensjahr und 47 Patienten nach dem 18. Lebensjahr operiert. Idiopathische Skoliosen bildeten mit 106 Patienten das Hauptkontigent gegenüber 20 paralytischen, 17 kongenitalen und drei neurogenen Skoliosen sowie vier Skoliosen bei Neurofibromatose. Die operative Therapie bestand in 134 Fällen aus hinterer Fusion mit *Harrington*-Instrumentarium, 4mal aus hinterer Fusion und 12mal aus vorderer Fusion mit *Dwyer*-Instrumentarium. Bei 19 Patienten waren zwei- oder dreizeitige Operationen notwendig durch Kombination von vorderer und hinterer Fusion und von mobilisierenden hinteren und vorderen Osteotomien. Präoperativ wurde in der Regel die korrigierende Extensionsbehandlung nach *Cotrel* bei flexiblen Krümmungen durchgeführt, während bei rigiden Kurven die Halo-Extension im Sitzwagen oder mit femoralem Gegenzug angewandt wurde.

Die Operationstechnik kann im Detail nicht geschildert werden und ist beschrieben. Postoperativ erfolgte in den letzten Jahren in den meisten Fällen die frühzeitige Mobilisation zwei Wochen nach Operation, nachdem vorher ein EDF-Korsett angelegt wurde. Dieses wurde nach durchschnittlich sechs bis neun Monaten ersetzt durch ein Lyoner-Korsett, welches weitere sechs Monate getragen wurde.

Ergebnisse

1. Objektive Ergebnisse: Der durchschnittliche nach *Cobb* gemessene Ausgangswinkel war bei 134 nach *Harrington* operierten Patienten 74° und konnte postoperativ auf 35° korrigiert werden. Es wurde somit primär ein Gewinn von 53% des Ausgangswertes erzielt. Der durchschnittliche zum letzten Untersuchungszeitpunkt nach 4,6 Jahren gemessene Winkel lag bei 44°, somit kam es zu einem Korrekturverlust von 9° oder 12% des Ausgangswertes (Tab. I).

Eine Unterteilung des Patientengutes nach dem Operationsalter über und unter dem 18. Lebensjahr sowie dem Grad der Ausgangskrümmung über und unter 60° zeigte einen besseren primären Korrekturgewinn bei Skoliosen mit Ausgangswinkeln unter 60°, wobei die Patienten unter dem 18. Lebensjahr mit 63% Gewinn am besten abschnitten. Auch die schweren Krümmungen zeigten im Durchschnitt bei jüngeren Patienten mit 54% gegenüber 49% bei Erwachsenen bessere Primärergebnisse. Bemerkenswert ist aber, daß jene Kollektive

Tab. I: Korrekturergebnisse nach Harrington-Fusion.

AW	OP	Gewinn	LW	Verlust	n	Zeit
74°	35°	53%	44°	12%	134	4,6 a

AW: Ausgangswinkel
OP: postoperativer Winkel
LW: Winkel zum letzten Untersuchungszeitpunkt

Tab. II: Korrekturergebnisse in Abhängigkeit des Ausgangswinkels bei Patienten unter dem 18. Lebensjahr.

	AW	OP	Gewinn	LW	Verlust	n	Zeit
≦ 60°	55°	21°	63%	32°	18%	26	5,4 a
> 60°	77°	37°	54%	45°	13%	49	4,5 a

AW: Ausgangswinkel
OP: postoperativer Winkel
LW: Winkel zum letzten Untersuchungszeitpunkt

Tab. III: Korrekturergebnisse in Abhängigkeit des Ausgangswinkels bei Patienten über dem 18. Lebensjahr.

	AW	OP	Gewinn	LW	Verlust	n	Zeit
≦ 60°	55°	21°	62%	33°	21%	8	4,8 a
> 60°	89°	46°	49%	55°	11%	35	4,2 a

AW: Ausgangswinkel
OP: postoperativer Winkel
LW: Winkel zum letzten Untersuchungszeitpunkt

mit besserem Primärgewinn auch einen größeren Verlust während der Beobachtungszeit aufweisen (Tab. II und III). Zur Beurteilung des Einflusses der Faktoren Operationsalter, Ausgangswert der Krümmung und präoperative Extensionsform wurden die Kollektive auf Unterschiede mittels T-Testes und U-Testes geprüft. Die genannten Faktoren ließen keinen eindeutigen Einfluß auf das Ergebnis erkennen. Innerhalb der Patienten-Gruppe, welche durch *Cotrel*-Extension behandelt wurde, zeigte aber das Patientenkollektiv mit Ausgangswinkel unter 60° eine Tendenz zu besseren Ergebnissen als jenes mit Ausgangswinkel von über 60°. Als kosmetisches Ergebnis ist die Verminderung des Rippenbuckels von präoperativ durchschnittlich 3,4 cm auf postoperativ 1,7 cm oder 49% Gewinn gegenüber dem Ausgangswert zu erwähnen.

2. Subjektives Ergebnis: 44 Patienten füllten einen Fragebogen aus, welcher Aufschluß über das subjektive Befinden der Patienten gab. 96% der Befragten erklärten, sie wären mit dem Operationsergebnis zufrieden, 32% hätten aber ein besseres (vor allem kosmetisch) Resultat erwartet. 34% der Patienten hatten belastungsabhängige Schmerzen, 37% fühlten sich in der Beweglichkeit der Wirbelsäule eingeschränkt und 27% fühlten sich im täglichen Leben etwas behindert, vor allem beim Tragen von schweren Lasten. 89% der Patienten waren berufstätig, die anderen Patienten waren Schüler. 93% waren regelmäßig sportlich tätig (Schwimmen, Skilaufen, Radfahren und Tennis). Es wurde weiter über 3 regelrecht verlaufende Geburten berichtet. 86% der Patienten würden sich zu einem nochmaligen operativen Eingriff entschließen und 98% würden die operative Behandlung an andere Patienten weiter empfehlen.

Komplikationen

Frühkomplikationen: Es waren zwei Todesfälle zu verzeichnen, einmal durch Lungenembolie und einmal durch respiratorische Insuffizienz bei Myelomeningozele nach vorderer Fusion jeweils in der ersten postoperativen Woche. Bei 16 Patienten traten postoperativ bzw. intraoperativ (Aufwachtest) neurologische Ausfälle in Form von Paresen und -oder Sensibilitätsstörungen auf, welche sich in 13 Fällen wieder zurückgebildet haben. Partielle Querschnittsläsionen konnten zweimal intraoperativ registriert werden, wobei durch Entfernung des Distraktionsstabes bzw. Verminderung der Distraktion eine komplette und eine Teilremission erreicht werden konnte. Definitive Restparesen der Fußheber bestehen noch bei drei Patienten (2%). Hämatothorax (2) und Pneumothorax (4) wurden nach Rippenresektionen und nach dorsalen mobilisierenden Osteotomien beobachtet. Zwei Lungenembolien und drei tiefe Venenthrombosen verliefen ohne weitere Komplikationen. Störungen des Verdauungstraktes bzw. des Elektrolythaushaltes konnten zweimal konservativ gut beherrscht werden. Einmal ist es nach Extubation zur respiratorischen Insuffizienz infolge Mukoviszidose gekommen. Frühinfektionen wurden nicht beobachtet. An Spätkomplikationen wurden vier Pseudarthrosen, zehn Stabbrüche und neun Hakendislokationen beobachtet.

Diskussion

Die Korrekturergebnisse sind als definitiv anzusehen und zeigen Übereinstimmung mit jenen von *Curtis* et al. 1976; *Erwin* et al. 1976 sowie *Michel* und *Onimus* 1979. Auch die aufgetretenen Früh- und Spätkomplikationen sind mit den Publikationen von *Edmondson*, 1975; *Hall*, 1968 und *Leider* et al., 1973 vergleichbar. Die subjektive Beurteilung der Patienten zeigte, daß die in die Operation gesetzten Erwartungen in etwa 70% der Fälle erfüllt wurden, daß aber etwa 30% der Patienten eine bessere kosmetische Korrektur erhofft haben. Überraschend ist der hohe Anteil (89%) berufstätiger und sportlich tätiger (93%) Patienten.

LITERATUR

Curtis, R. S., H. J. Dickson, R. P. Harrington, W. D. Erwin: Results of Harrington-Instrumentation in the Treatment for Severe Scoliosis. Scoliosis Research Society 11th Annual Meeting Ottawa, Canada 15, 1976.

Edmondson, A. S.: Morbidity Report, Scoliosis Research Society. Sept. 1975.

Erwin, W. D., J. H. Dickson, P. R. Harrington: The postoperative Management of Scoliosis Patients Treated with Harrington-Instrumentation and Fusion. J. Bone Jt. Surg. 58-A, 479, 1976.

Hall, J. E.: Harrington-Instrumentation and Spine Fusion, follow-up Study in 157 Cases. J. Bone Jt. Surg. 50-A, 848, 1968.

Leider, L. L., J. H. Moe, R. B. Winter: Early Ambulation after the Surgical Treatment of Idiopathic Scoliosis. J. Bone Jt. Surg. 55-A, 1003, 1973.

Michel, C. R., M. Onimus: Resultats à long terme de l'opération de Harrington. Journées de la scoliose, Lyon, 1979.

Anästhesiologische Probleme bei operativen Wirbelsäulenkorrekturen

von E. Kornberger und G. Kroesen

Anästhesiologische Probleme der operativen Wirbelsäulenbehandlung sind nicht unbedingt identisch mit orthopädisch-chirurgischen Problemen und umgekehrt.
Mit dem wachsenden Krankengut nimmt auch die Inzidenz krankheitsspezifischer Probleme und Komplikationen zu. Sie werden nach unserer Erfahrung besonders beeinflußt von:

dem Anästhesieverfahren
der perioperativen Flüssigkeitsvolumenbilanz
Ventilationsstörungen
begleitenden kongenitalen Dysplasien.

Von den 185 Wirbelsäulenkorrektur-Eingriffen, die *Kerschbaumer* vorgestellt hat, wurden 69 bei 55 Patienten in den Jahren 1975 bis 1980 durchgeführt. Diese sind in unserer früheren Publikation von 1977 noch nicht enthalten. Von diesen 69 Operationen wurden 60 mit der Standardmethode oder einer Benzodiazepinmodifikation der NLA anästhesiert, nur neun Operationen mit einer Halothan-Lachgas-Relaxans-Kombination.
Die NLA wurde vorgezogen, weil sie das Operationsrisiko durch relative Kreislaufstabilität auch bei Bauchlage auf dem Relton-Hall-Untersatz reduziert, weil sie nicht mit kurzfristig vorausgegangenen Anästhesien interferiert und nicht mit Adrenalininstillationen, die protektiv gegen starke Blutungen aus der großen Operationswunde appliziert werden, und weil sie schließlich unmittelbar nach der Wirbelsäulenkorrektur auch eine schmerzfreie Aufwachphase zum Ausschluß neurologischer Defekte erlaubt.
Bereits intraoperativ wird in das Therapiekonzept eine Prophylaxe gegen Streßulzera und vegetativ bedingte exzessive Magen-Darmatonien der postoperativen Phase eingeschlossen. Dazu verwenden wir Tagamet, eine Magensonde und Paspertin. Außer der chirurgischen Adrenalininstillation wird die Blutungsbereitschaft im Operationsfeld durch Blutdrucksteuerung in einen Bereich um 100 mmHg systolisch reduziert. Dazu wird in einzelnen Fällen auch Natrium-Nitroprussid verwendet.
Dem Serum-Kaliumspiegel gilt besondere Aufmerksamkeit. Hämodilution, Bluttransfusion, reduzierte Nierenfunktion beeinflussen ihn.
Wie die statistische Aufschlüsselung des Patientengutes zeigt, führten relativ geringe Mengen Konservenblut zu postoperativ normalen Hämoglobinwerten. Gerinnungsstörungen wurden nicht beobachtet, da einerseits frische Blutkonserven (weniger als vier Tage alt) bevorzugt wurden, andererseits als Alternative Erythrozytenkonzentrate in Kombination mit Kryoplasma transfundiert wurden.
Das Monitoring des intravasalen Flüssigkeitsvolumens wurde während der Operation durch die Lagerung limitiert. So erlaubte die ZVD-Messung über einen zentralen Venenkatheter nur eine Trendbeobachtung. Die Urinausscheidung wurde durch neurovegetative und anästhesiebedingte Einflüsse so vermindert, daß sie einerseits als Kriterium für Normovolämie ausschied, andererseits durch Diuretika stimuliert werden mußte. Hämoglobin und Hämatokrit geben zwar Auskunft über den Hämodilutions- oder Hämokonzentrationsgrad, eigneten sich aber für die quantitative Volumenserfassung nur bedingt. Außerdem stehen diese Befunde auch nicht „on line" zur Verfügung. Eine sehr gute technische Hilfe bot die automatische frequente Blutdruckmessung mit dem Dynamap-Gerät, das, nicht invasiv arbeitet.

Tab. I: Überblick über die peroperativen Befunde bei 69 Wirbelsäulen-Korrektureingriffen der Jahre 1975-1980.

	Anästhesie			Blutvolumensubstitution			Lungenfunktionskompens.		
	n	NLA	Haloth.	Blutzufuhr intraop. L	Hbg postop. g%	Hk Vol.%	VC präop. %<Soll	P_{CO_2} postop. torr	P_{O_2} torr
Op. n. *Harrington*	46	38	8	2,53 ± 0,76	12,0 ± 1,8	37,4 ± 4,3	96 ± 28	37 ± 7,4	110 ± 53
Op. nach *Dwyer*	5	5	–	1,70 ± 0,97	9,3 ± 5,3	37,7 ± 3,5	127 ± 70	39 ± 6,1	74 ± 17
Hintere Osteotomie	8	8	–	2,80 ± 0,86	12,0 ± 1,0	37,3 ± 4,1	72 ± 18	34 ± 7,7	100 ± 27
Vordere Osteotomie	3	3	–	2,60 ± 1,00	12,2 ± 1,4	37,3 ± 6,6	63 ± 32	31 ± 7,0	133 ± 38
Revisionseingriffe	6	5	1	1,20 ± 0,75	13,0 ± 0,9	40,0 ± 2,2	81 ± 11	35 ± 7,0	85 ± 32

$\bar{x} \pm s_{\bar{x}} \cdot t$; NLA Neuroleptanalgesie; Haloth. Halothan – Kombinationsanästhesie Hbg Hämoglobin; Hk Hämatokrit; VC Vitalkapazität; P_{CO_2} kapillärer Kohlensäuregasdruck; P_{O_2} kapillärer Sauerstoffgasdruck;

Bei 57% der operierten Patienten fand sich präoperativ eine restriktive Ventilationsstörung. Die Ursachen sind allgemein bekannt. Dieser Risikofaktor zeigte eine mittlere Reduktion der Vitalkapazität (VC) bis auf 63% des unteren Sollwertes in der Gruppe der vorderen Osteotomien. Je nach individuellem Ausmaß dieser Störung erforderte die intraoperative und postoperative kontrollierte Beatmung ein größeres Atemminutenvolumen und einen höheren inspiratorischen Sauerstoffanteil. Die Blutgasanalyse diente dabei als einzig relevanter Richtwert. Wie bei allen Patienten, die sich längerdauernden Operationen unterziehen müssen, konnte auch bei diesen Patienten ein erheblicher postoperativer Abfall des arteriellen Sauerstoffdruckes beobachtet werden, wenn sie nicht unter intensivpflegerischen Kautelen einige Stunden nachbeatmet wurden. Die Blutgasanalyse (BGA) zeigte aber Normalwerte, wenn postoperativ Spontanatmung erst an eine kurzdauernde Beatmungsperiode angeschlossen wurde. Als weiterer Vorteil dieses Therapiekonzeptes kam den Patienten die langsam ausklingende Anästhesie zugute im Gegensatz zu einem abrupten Weckmanöver mit Gefahr der Rekurarisierung und Fentanylrückresorption aus Speicherorganen.

Besonders hohe Risikofaktoren für Operation und Anästhesie stellen kongenitale Begleiterkrankungen dar, die bei diesem Patientengut relativ häufig sind. Nur wenig Möglichkeiten gibt es z. B., einen Status nach Myelomeningozele, eine geistige Retardierung bis zum Stupor oder Systemerkrankungen präoperativ adäquat zu erfassen und ihre Kapazität für den perioperativen Streß abzuschätzen.

Ein kurzer Fallbericht gibt dafür ein gutes Beispiel:

Ein 16jähriger Schüler litt an einer progredienten Kyphoskoliose. Bereits im Alter von zwei Monaten erfolgte stationäre Behandlung wegen einer Pankreatitis und rezidivierender Pneumonien. Die Durchuntersuchung in der Kinderklinik bestätigte restriktive Ventilationsstörung. Die Operation mit Implantation von *Harrington*-Stäbchen verlief planmäßig. Auffällig war intraoperativ eine $AaDO_2$ von 210 torr. Postoperativ wurde der Patient zwei Stunden nach Operationsende beatmet dann extubiert. Drei Tage nach der Operation zwangen eine schwere Dyspnoe und Zyanose, Hypoxie und Hyperkapnie sowie asthmoid bronchitisches Atmen über beiden Lungen zu einer raschen Reintubation und neuerlichen Beatmung. Das Thorax-Lungenröntgen zeigte ausgedehnte peribronchiale Infiltrate und Emphysemzonen, die BGA eine sehr große $AsDO_2$ von 549 torr. Trotz einer „lege artis" durchgeführten Atemtherapie auf der Intensivstation entwickelte sich ein schweres ARDS, das den Patienten in akute Lebensgefahr brachte. Die neuerliche genaue Erhebung einer Fremdanamnese über die Mutter und wiederholte Kontrollen des Ninhydrin-Schweißtestes konnten die Diagnosen Mukoviszidose erhärten. Ein fünfwöchiger Aufenthalt auf der anästhesiologisch-chirurgischen Intensivstation, diffizile Beatmungs- und Entwöhnungsmanöver von der Beatmung, Tracheotomie und Kanülenprobleme überstand der Patient und ist heute weitgehend rehabilitiert.

LITERATUR

Kroesen, G., E. Kornberger, K. Herczeg, R. Bauer, W. Geir: 113 Wirbelsäulenkorrektur-Operationen – Bilanz vom Standpunkt des Anästhesiologen. In 25 Jahre Anästhesiologie und Intensivtherapie in Österreich, Hrsg. Steinbereithner K., Bergmann H., Berlin-Heidelberg, Springer 1979.

Moderne Aspekte der chirurgischen Skoliose-Behandlung

von C. Logroscino und G. Korisek

Bis vor 20 Jahren bediente man sich bei der chirurgischen Behandlung der Skoliose des Korrekturgipses und der einfachen Spondylodese ohne Implantate. Errungenschaften wie prä-, intra- und interoperative Korrektur über Zug am Kranium, chirurgische Innovationen über den hinteren und vor allem den vorderen Zugang zur Wirbelsäule und verschiedene hintere und vordere Osteosynthesen gestalten diese Behandlung heute viel komplexer.

Die Entwicklung unterschiedlicher Behandlungstechniken stellt uns heute die Aufgabe, das Verfahren auszuwählen, das dem Einzelfall entsprechend ein optimales Ergebnis verspricht. Im folgenden stellen wir aus unserer Kasuistik die grundlegenden Techniken dar.

1. Die Standardbehandlung nicht zu exzessiver Kurven erfolgt mit dem *Harrington*-Distraktor (2). In Verbindung mit dem Dispositiv für transversale Traktion nach *Cotrel* (3) ist es möglich, ein Maximum an Korrektur mit einer ebenso rigiden wie stabilen Osteosynthese zu verbinden. Dies ist besonders nützlich bei neuropathischen Kurven, wie hier einer sekundären Skoliose bei *Friedreich*scher Ataxie.

2. Bei schwereren und strukturierten Kurven geht man heute in mehreren Schichten vor. Hier eine verschleppte idiopathische Skoliose, ein „double major curve pattern" (4). Beide Kurven sind strukturiert, wie auch Bending-Aufnahmen erweisen; daher ist es unerläßlich, beide chirurgisch anzugehen. Die präoperativen Fotos zeigen eine ausgeprägte Deformität mit beträchtlicher kyphotischer Komponente und Rippenbuckel von 5 cm. Präoperativ wurde für zwei Wochen eine Halotraktion angelegt, sodann wurde die Wirbelsäule von dorsal skelettiert und durch Exhairese der kleinen Gelenke an der Konkavseite mobilisiert, mehrfache Rippenresektion eingeschlossen. Nach weiteren 20 Tagen Halotraktion haben wir die Verkrümmung definitiv mit einem *Harrington*-Distraktor und Kompressor korrigiert und stabilisiert und eine hintere Fusion nach *Hibbs-Moe* ausgeführt. Die Röntgenkontrolle zeigt eine optimale Fusion ohne Korrekturverlust. Am Foto sieht man eine deutliche Besserung der Deformität, besonders auch des Rippenbuckels und einen Höhengewinn. Durch das zweizeitige Vorgehen konnte die Halotraktion nach der hinteren Freilegung voll wirksam werden. Außer der präoperativen Korrektur erlaubt sie auch eine funktionelle Anpassung der neuromeningealen Struktur und verhütet so neurologische Störungen, wie sie bei einzeitiger Applikation des Distraktors bis hin zur Paraplegie auftreten können.

3. Im folgenden Fall handelt es sich um eine singuläre, stark strukturierte thorakale Skoliose mit Rippenbuckel von 6 cm. Durch die deutliche kyphotische Komponente erhält sie eine höhere Wertigkeit. Nach zweiwöchiger Halo-Suspension erfolgte die ausgedehnte hintere Freilegung und Mobilisierung durch Resektion der Lig.supra- und intraspinalia, Resektion der konkavseitigen Gelenkfacetten und mehrfache Rippenteilresektion. Nach weiteren 20 Tagen Halotraktion setzten wir konvexseitig den Kompressor ein und konnten damit die Kyphose teilweise korrigieren. Sodann setzten wir mit speziellem Zwei-Loch-Haken den Distraktor ein, der deutlich vorgebogen werden mußte. Quertraktion nach *Cotrel* und Fusion nach *Hibbs-Moe* schlossen den Eingriff ab. Die Röntgenkontrolle zeigt eine ausgezeichnete Korrektur und solide Fusion. Auch kosmetisch sind die Verkrümmung und der Rippenbuckel ausgezeichnet korrigiert.

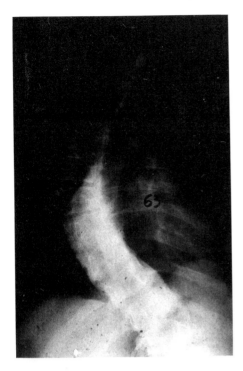 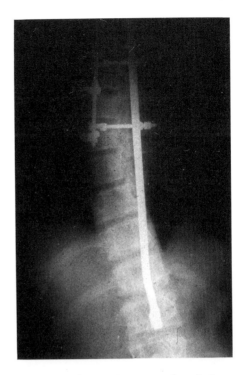

Abb. 1: Prä- und postoperatives Bild einer Skoliose mit 63° Ausgangswert, die mit dem Harrington-Instrumentarium in Verbindung mit dem Cotrel-Querstab behandelt wurde (Fall Nr. 1).

4. Der folgende Fall ist ein klassisches Beispiel einer schweren thorakalen Erwachsenenskoliose. Über die Wirbelsäulendeformität hinausgehend umfaßt sie als Leiden die gesamte Persönlichkeit und betrifft den kardiorespiratorischen Apparat, die parenchymatösen Organe der Körperhöhlen und nicht zuletzt die Psyche. Der 50jährige Patient litt an Magengeschwüren und hatte bereits drei Suizidversuche hinter sich. Seine Lungenfunktion war deutlich eingeschränkt, und er mußte wegen einer äußerst schmerzhaften Interkostalradikulitis schwerste Schmerzmittel nehmen. Wegen der maximalen Strukturalität der Kurve gingen wir in vier Schritten vor. Zuerst dorsale Freilegung und Mobilisierung durch Osteotomie der ausgedehnten Synostosen. Die Operationsfotos zeigen die Exhairese einer einzelnen Gelenkfacette und eine große synostotische Platte bzw. den Abschluß des Eingriffes nach Exhairese aller Gelenksfacetten und Osteotomien. Nach 20 Tagen Halotraktion über eine rechtsseitige Thorakotomie weitere Mobilisierung der steifen Kurve durch vordere Osteotomie. Hierbei fand sich ein bullöses Emphysem und eine Periviszeritis mit massiver Fibrose des Diaphragmas. Trotz dreifacher Osteotomie war die intraoperativ erzielbare Korrektur begrenzt. Nach weiteren 20 Tagen Halo-Suspension haben wir die hintere Stabilisierung und Spondylodese durchgeführt. Mit zwei Distraktoren wollten wir bei besser verteilter Belastung eine größere Korrekturkraft einsetzen und mehr Stabilität erzielen. Vier Wochen später schloß die Rippenbuckelresektion die chirurgische Behandlung ab. Mit dem funktionellen Ergebnis sind wir sehr zufrieden. Die erreichbare Korrektur

war zwar begrenzt, aber sie reichte, um die radikulären Schmerzen zu beseitigen. Vor allem aber konnten wir mit der stabilen Osteosynthese die Evolution der Kurve stoppen und so eine weitere Herabsetzung der Lebenserwartung über ein Cor pulmonale und fortschreitende Parenchymschädigung hintanhalten.

5. Mit dem Gebrauch des vorderen Zuganges zur Wirbelsäule wurden auch vordere Osteosynthesen entwickelt, deren erste die Methode von *Dwyer* war (5). Bei einer paralytischen Kurve mit „obliquitas pelvica", wie bei diesem Patienten mit Lumbalskoliose nach Poliomyelitis, ist der Eingriff nach *Dwyer* absolut indiziert (6). Die multiplen Diskektomien und vordere Kompressionsosteosynthese erlauben eine ausgiebige Korrektur. Ist die distale Schraube in den 5. Lendenwirbel eingesetzt, wird auch die Obliquitas pelvica über die Ligg. iliolumbalia korrigiert. Wegen der erhöhten Pseudarthroserate paralytischer, besonders poliomyelitischer Kurven, haben wir die dorsale Stabilisierung und Fusion bis ins Sakrum angeschlossen. Die Verbindung beider Techniken ermöglichte uns ein Maximum an Korrektur und eine möglichst solide, praktisch zirkuläre Fusion.

6. Mit der ventralen Derotationsspondylodese nach *Zielke* (7) gelingt es, eine Grenze der *Dwyer*schen Methode zu überwinden, die als kyphosierender Eingriff bei deutlich kyphotischer Komponente kontraindiziert ist. Mit der VDS gelingt es, eine Lordosierung zu erzielen, außerdem ermöglicht sie die bisher effektivste Derotation und ergibt eine äußerst stabile Osteosynthese. Mit der

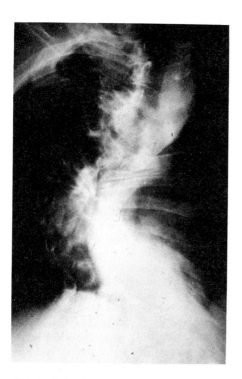
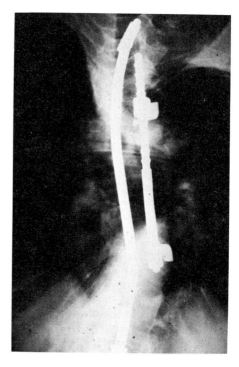

Abb. 2: Bei schweren und strukturierten Skoliosen ist ein zweizeitiges Vorgehen mit primärer Mobilisierung um späterer Spondylodese notwendig. Auch in diesem Fall ist noch ein gutes Ergebnis mit dem Harrington-Instrumentarium zu erzielen (Fall Nr. 4).

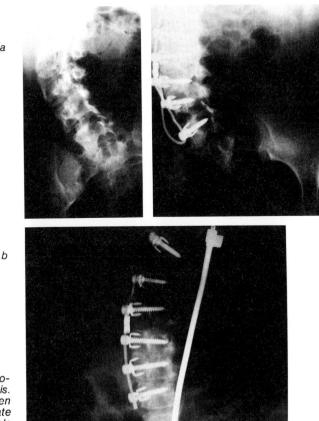

Abb. 3: Patient mit Lumbalskoliose nach einer Poliomyelitis. Diese Skoliosen sollten wegen der hohen Pseudarthrosenrate sowohl ventral nach Dwyer als auch dorsal nach Harrington fusioniert werden (Fall Nr. 5).

VDS kann man die idiopathische Skoliose in nur einem Tempo per via anteriore angehen, ohne die hohe Pseudarthroserate zu riskieren, die amerikanische Autoren vom *Dwyer* berichten. Generell stellen wir die Indikation zu vorderen Verfahren vor allem bei lumbalen und thorakolumbalen Kurven, wobei wir den *Dwyer* bei Lähmungsskoliosen bevorzugen, aber dann immer mit Instrumentation und Spondylodese von dorsal verbinden.

7. Mit der segmentalen spinalen Instrumentation nach *Luque* (8) gelingt es, Belastungsspitzen wie beim *Harrington* an den Haken zu vermeiden und eine biomechanisch günstige gleichmäßige Verteilung der Beanspruchung zu erreichen. Dazu werden zwei L-förmige Stäbe mit Drähten, die unter den Laminae durchgezogen werden, an die Wirbelsäule fixiert. Als weiterer wesentlicher Vorteil eröffnet sich die Möglichkeit, durch vorgebogene Stäbe praktisch nach Belieben eine Kyphose oder Lordose zu erzeugen. Dafür muß man eine aufwendigere Technik mit Exhairese des Lig.flavum und Drahtpassage unter den Laminae und somit eine längere Op.-Dauer in Kauf nehmen.

8. Die letzte Innovation, derer wir uns bedienen, ist der Subcutaneous-Bar von *John D. Moe* (9). Das Prinzip ist die instrumentelle Korrektur mobiler Kurven beim wachsenden Patienten. Der Stab wird mit subtiler Technik eingesetzt, ohne die Wirbelsäule zu skelettieren, um nicht wachsende Segmente zu fusionieren. Z. B. ein neunjähriges Mädchen mit juveniler idiopathischer Skoliose von 30 Grad. Man kann annehmen, daß sie sich bis zu einem nicht genau festlegbaren Wert von 60 oder 70 Grad verschlechtern wird. Mit dem Subcutaneous-Bar bekommt man die Kurve in den Griff, kann sie sogar korrigieren, ohne sie zu fusionieren. Durch eine kleine Inzision kann man dem Wachstum entsprechend distrahieren und so bei Wachstumsabschluß die Spondylodese von einer wesentlich günstigeren Position aus in Angriff nehmen.

LITERATUR

1. *Cobb, J. R.:* Outline for the study of scoliosis. Amer. Acad. orth. Surgery 5 (1948), 261.
2. *Harrington, P. R.:* Treatment of scoliosis, correction and internal fixation by spine instrumentation. J. B. & J. Surg. 44-A (1962), 591.
3. *Pellin, B., K. Zielke:* Korrigierender Querstabilisator nach Cotrel – eine interessante Ergänzung des Harrington-Instrumentariums. Z. Orthop. 113 (5) (1975), 880.
4. *Moe, J. H.:* Idiopathic scoliosis – analysis of curve patterns and the preliminary results. J. B. & J. Surg. 52-A (1970), 1509.
5. *Dwyer, A. F., M. F. Schafer:* Anterior Approach to Scoliosis. J. B. & J. Surg. 56-B (1974), 218.
6. *O'Brien, J. P., A. P. Dwyer und A. R. Hodgson:* Paralytic Pelvic Obliquity. J. B. & J. Surg. 57-A (1975), 626.
7. *Zielke, K., R. Stunkat und F. Beaujean:* Ventrale Derotationsspondylodese – Vorläufiger Ergebnisbericht über 26 operierte Fälle. Arch. Orthop. Unfallchir. 85/3 (1976), 257.
8. *Luque, E.:* Kyphosis and Lordosis, Correction and Production. Acta Sicot 1980.
9. *Moe, J. H.:* Persönliche Mitteilung (1980).

Kongenitale Skoliose: Prognose, Indikationsstellung und chirurgische Behandlung

von A. Ponte

Die alte Auffassung, daß kongenitale Skoliosen keine Neigung zur Progredienz zeigen und keiner Behandlung bedürfen, hat sich als falsch erwiesen. Die Erfahrung der letzten Jahre hat gezeigt, daß der Großteil während des Wachstums fortschreitet und die Mehrzahl chirurgische Behandlung benötigt.
Ein meistens gültiger Grundsatz zur Aufstellung einer Prognose vom Röntgenbilde gründet sich auf folgende Voraussetzung: Ein Zwischenwirbelraum normaler Höhe ist Zeichen normaler angrenzender Wachstumszentren und daher eines normalen Wachstumspotentials, ein reduzierter Zwischenwirbelraum weist auf hypoplasische angrenzende Wachstumsfugen und deshalb auf vermindertes Wachstum hin, ein abwesender Zwischenwirbelraum ist Zeichen fehlenden Wachstums in jener Zone.
Durch den analytischen und numerischen Vergleich normaler und reduzierter Zwischenwirbelräume der Konvexität mit denen der Konkavität kann man in den meisten Fällen entweder eine starke, mäßige oder abwesende Tendenz zum Fortschreiten voraussagen. Knorpelige Mißbildungen können auf frühzeitigen Röntgenbildern noch nicht aufscheinen und daher zeitweise irreführend sein.
Eine Grundregel bei kongenitalen Skoliosen ist: niemals eine Verschlechterung von 5 oder mehr Graden zuzulassen, ohne eine sofortige Behandlung zu beginnen.
Vor der Pubertät kann eine konservative Behandlung im Sinne der Progredienzbremsung gelegentlich wirksam sein. Als wirksamstes Mittel hat sich in dieser Hinsicht bei uns der Risser-Localizer-Gips erwiesen, den wir frühestens in einem Alter von zehn Monaten angelegt haben. Das Milwaukee- oder andere Mieder allein sind fast immer unwirksam.

Jegliche Verschlechterung einer kongenitalen Skoliose während der konservativen Behandlung stellt auch im frühkindlichen Alter eine absolute chirurgische Indikation dar.
Mißbildungen mit einseitigen unsegmentierten Knochenbrücken müssen frühzeitig operiert werden, oft bereits zwischen zwei und fünf Jahren, besonders im dorsalen und dorsolumbalen Bereich.
Für eine kongenitale Skoliose mit vollständigem Fehlen eines Wachstumspotentials an der Konkavität und beträchtlichem Wachsen an der Konvexität besteht ja wohl keine Möglichkeit, durch konservative Therapie kontrolliert werden zu können.
Alle kongenitalen Skoliosen mit einer Prognose von mehr als minimaler Progredienz, das heißt mit mäßiger oder starker Differenz zwischen konkaven und konvexen Wachstumspotential, müssen unbedingt vor dem jugendlichen Wachstumsschub operiert werden.
Die dorsale Sponylodese war die Behandlung der Wahl bei den meisten der 191 Fälle mit kongenitaler Skoliose, die wir in den letzten 12 Jahren operiert haben.
Auch wenn immer die ganze Krümmung operiert werden muß, ist die Fusionsstrecke bei Kleinkindern gewöhnlich sehr kurz (5-6 Wirbel), verlängert sich aber ständig mit dem Fortschreiten der Krümmungen.
Ventrale Spondylodesen allein und Osteotomien sind nur selten angezeigt, einseitige Epiphysiodesen sowie Blockwirbelresektionen haben nie das Fortschreiten verhindert.
Die Halbwirbelresektion hat nach unserer Meinung ihre Hauptindikation im lumbosakralen Übergang, aber nur wenn frühzeitig ausgeführt. Ansonsten ist die Resektion äußerst selten indiziert, da gewöhnlich mehr als die Anwesenheit des Halbwirbels

die Abwesenheit des fehlenden Teiles für die Krümmung verantwortlich ist und vor allem, weil nach seiner Entfernung, welche in der dorsolumbalen Zone ein unnötiges neurologisches Risiko darstellt, die Krümmung ja nur modifiziert, aber nicht vollständig korrigiert wird, weiterhin fortschreiten kann und zusätzliche Behandlungen erfordert.

Eine in Minneapolis entwickelte neue Technik ist die kombinierte vordere und hintere Spondylodese der konvexen Seite ohne Spondylodese der Konkavität mit dem Zweck, entweder eine sekundäre Verbiegung des Transplantates zu verhindern oder durch Wachstum der Konkavseite eine eventuelle dynamische Korrektur zu erreichen. Ein *Harrington*-Distraktionsstab kann gleichzeitig eingesetzt werden mit dem Ziel, durch Zug mehr Wachstum der unoperierten Konkavität anzuregen.

Die axiale Computertomographie kann gelegentlich von Nutzen sein, um durch eine bessere Darstellung der Mißbildung die richtige Prognose zu stellen und die entsprechendste chirurgische Technik zu wählen.

Die häufige Meinung, daß eine frühzeitige Arthrodese bei angeborenen Skoliosen eine normale Längenentwicklung des Rumpfes verhindert, ist vollkommen falsch. Da das Wachstumspotential bei schweren Mißbildungen hauptsächlich oder ausschließlich auf der Konvexität liegt, kann nur eine einseitige Verlängerung stattfinden, deren Folge eine weitere Krümmung der Wirbelsäule sein muß.

Demnach, da im Alter von zwei Jahren die Wirbelsäule bereits 50% ihrer Gesamtlänge erreicht hat, würde eine Spondylodese von sechs normalen Wirbeln in diesem Alter eine Wachstumsverminderung von nur 12,5% verursachen. Die Verminderung wäre für dorsale Wirbel etwas geringer und für lumbale Wirbel etwas größer.

Der *Harrington*-Distraktionsstab, bei kongenitalen Skoliosen von vielen als zu gefährlich und wegen seines neurologischen Risikos als ungeeignet betrachtet, kann nach unserer Erfahrung mit ziemlicher Sicherheit angewendet werden, allerdings unter der Bedingung, daß die gesamte Korrektur während der Operation am erwachten Patienten stattfindet und unter Kontrolle der Bewegung der Beine nach jeder einzelnen Distraktionsstufe. Der Vorteil der *Harrington*-Stäbe ist nicht nur eine größere Korrektur, sondern nach unserer Meinung auch sein Widerstand gegen eine sekundäre Verbiegung der Knochenmasse.

Eine Diastematomyelie muß bei allen kongenitalen vermutet werden, die eine vergrößerte interpedikuläre Distanz aufweisen und stellt eine absolute Indikation zur chirurgischen Entfernung eines allfälligen Knochensporns vor Ausführung jeglicher korrektiver Maßnahmen dar.

Zusammenfassend die wichtigsten Richtlinien für die Behandlung kongenitaler Skoliosen, welche sich hauptsächlich auf unsere Erfahrung bei 191 operierten Fällen in 12 Jahren gründen.

1. Die Mehrzahl kongenitaler Skoliosen ist fortschreitend und benötigt eine chirurgische Behandlung.
2. Die Prognose der Progredienz kann in den meisten Fällen röntgenologisch durch analytischen und numerischen Vergleich der konkaven und konvexen Zwischenwirbelscheiben gestellt werden.
3. Die Vermeidung von Verschlechterungen ist das Hauptziel bei kongenitalen Skoliosen. Jegliches Fortschreiten von 5 oder mehr Graden muß zu einer sofortigen Behandlung führen, jegliches Fortschreiten während der konservativen Therapie ist eine absolute Indikation zur Operation. Dies ist manchmal eine Spondylodese im Alter von zwei bis fünf Jahren als einzige Möglichkeit, um das ständige Fortschreiten zu verhindern.
4. Alle korrektiven Maßnahmen müssen bei wachen Patienten stattfinden einschließlich der gesamten Distraktionsphase mit *Harrington*-Stab.
5. Eine Diastematomyelie muß wegen hohem neurologischen Risiko sorgfältig ausgeschlossen werden. Oftmalig assoziierte Mißbildungen anderer Körperteile, besonders der Nieren, machen systematische Untersuchungen notwendig.

6. Alle kongenitalen Skoliosen verlangen eine ständige Kontrolle bis zur Skelettreife, da auch Fälle mit starken Fusionsmassen Spätverkrümmungen aufweisen können. Diese dürften durch die neue Methode konvexseitiger vorderer und hinterer Spondylodese vermieden werden.

Man soll also keine Angst vor frühzeitigen chirurgischen Eingriffen haben. Besser eine kurze Wirbelsäule mit kurzer Spondylodese und leichter Krümmung als eine noch kürzere Wirbelsäule mit langer Spondylodese und schwerer Deformität.

Indikation, Technik und Ergebnisse der Halbwirbelresektion bei kongenitalen Skoliosen

von J. Heine und H. H. Matthiaß

Kongenitale Skoliosen können bedingt sein durch Störungen der Formation, der Segmentation und der Fusion der Wirbelkörper. Außerdem sind Kombinationen dieser Anomalien entweder in derselben Region oder in verschiedenen Wirbelsäulenabschnitten bekannt. Sicherlich die häufigste aller angeborenen Wirbelsäulenveränderungen stellt die Halbwirbelbildung dar, die entweder solitär oder in Verbindung mit anderen Anomalien auftritt *(Moe* und Mitarb., 1978). Keine andere kongenitale Skoliose vermag derartige heiße Diskussionen über die Therapie hervorzurufen wie die durch Halbwirbelbildung bedingte Skoliose. Die Therapievorschläge reichen von der Halbwirbelresektion bis zur völligen Mißachtung der Skoliose.

Entscheidend für das therapeutische Vorgehen ist die Gestalt des Halbwirbels. Ist der Halbwirbel mit dem unmittelbar kranial und kaudal gelegenen Wirbel verschmolzen, so ist die Prognose gut. Bleibt jedoch das Ossifikationspotential des Halbwirbels voll erhalten, liegt also beiderseits des Halbwirbels eine Bandscheibe vor, so muß mit einer Progredienz gerechnet werden. Tritt trotz sorgfältiger Beobachtung keine Verschlechterung der Krümmung ein, so ist keine Therapie erforderlich. Bei nachgewiesener Progredienz wird eine frühzeitige Operation eine erhebliche Deformierung der Wirbelsäule verhindern. Nach Angaben in der Literatur ist dazu in der Regel eine hintere Spondylodese ausreichend. Lediglich bei Halbwirbeln im Lumbalbereich und bei Dekompensation der Krümmung wird eine Halbwirbelresektion empfohlen.

In den vergangenen zehn Jahren wurden an der Orthopädischen Universitätsklinik Münster bei 12 Patienten Halbwirbelexzisionen durchgeführt, davon bei neun Patienten in den Jahren 1978 bis 1980. Das Alter der Patienten zum Zeitpunkt der Operation lag zwischen 2 Jahren und 6 Monaten und 18 Jahren und 1 Monat. Es wurden zehn Mädchen und zwei Jungen operiert. Bei der letzten Kontrolluntersuchung lag die Operation durchschnittlich zwei Jahre zurück.

Viermal hielten wir die Operation bei einer solitären Halbwirbelbildung für indiziert, die zu einer kurzbogigen Skoliose geführt hatte. Bei drei der Operierten lag eine halbwirbelbedingte großbogige Skoliose vor, fünfmal führten wir eine Halbwirbelresektion bei zusammengesetzter Fehlbildung durch.

Zur Operationstechnik: Bei kurzbogigen Skoliosen halten wir ein *einzeitiges* ventrales und dorsales Vorgehen für indiziert. Bei großbogigen Skoliosen führen wir in einer ersten Sitzung von ventral die Halbwirbelresektion durch, in einer zweiten Sitzung resezieren wir die dorsalen Wirbelanteile und fusionieren die gesamte Krümmung. Zur internen Fixation benutzen wir das VDS-Instrumentarium von *Zielke*, das *Harrington*-Distraktions- und Kompressionsinstrumentarium oder die Kombination beider Instrumentarien. Der einzeitige operative Eingriff gewährleistet unseres Erachtens durch das gleichzeitige Entfernen des Halbwirbels selbst und seiner Bogenanteile eine bessere Korrektur und eine wirksamere Stabilisation durch die Implantate.

Ich möchte das operative Vorgehen im folgenden darstellen:

Bei einem 10jährigen Mädchen wurde eine Resektion des Halbwirbels zwischen Th 9 und Th 10 durchgeführt (Abb. 1a). Der transthorakale Zugang erfolgt über die akzessorische Rippe, die zum Halbwirbel

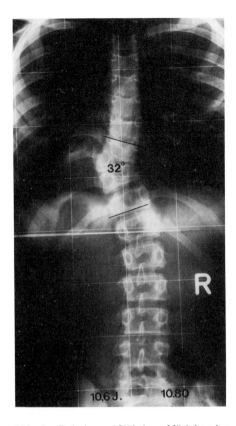 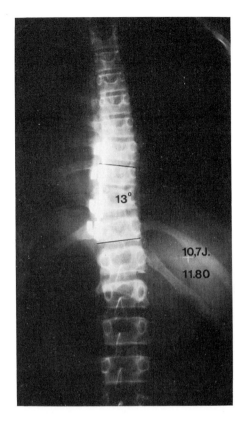

Abb. 1a: Bei einem 10jährigen Mädchen lag eine linkskonvexe Skoliose mit einem Krümmungswinkel von 32° vor, bedingt durch einen Halbwirbel zwischen Th 9 und Th 10.

Abb. 1b: Durch die Resektion des Halbwirbels und die Implantation des Harrington-Kompressionsinstrumentariums gelang es, die kurzbogige Skoliose auf 13° aufzurichten.

führt. Um gleichzeitig von dorsal eingehen zu können, wurde der Hautschnitt dorsal vom 7. bis zum 12. Brustwirbelkörper heruntergeführt und dann nach ventral über den Thorax parallel zu der zu resezierenden Rippe verlängert. Nach Resektion der Rippe hat man einen sehr guten Überblick über den Halbwirbel. Es wird die Pleura inzidiert und türflügelartig zurückgehalten. Nach Unterbindung nur eines Intersegmentalgefäßes konnte der Halbwirbel reseziert werden. Es wurden dann von dorsal in typischer Weise die Dornfortsätze und Wirbelbögen subperiostal freigelegt. Danach wurden die Bogenwurzel und die Wirbelbogenanteile des Halbwirbels entfernt. Schließlich wurden das *Harrington*-Kompressionsinstrumentarium von Th 8 bis Th 11 eingesetzt und eine hintere Spondylodese durchgeführt. Es gelang eine Aufrichtung der kurzbogigen Skoliose auf 13° (Abb. 1b). Sechs Monate später war ein Korrekturverlust nicht eingetreten.

Liegt der Halbwirbel im thorakolumbalen Übergangsbereich, so wählen wir den Zugang nach *Riseborough*. Bei einer Lokalisation des Halbwirbels im Lumbalbereich gehen wir über den Flankenschnitt ein. Zu beachten ist, daß der Hautschnitt stets etwa 5 cm tiefer als gewöhnlich heruntergeführt

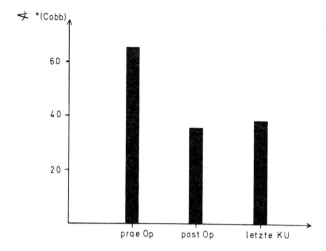

Abb. 2: Das Diagramm zeigt die durchschnittlichen Krümmungswinkel von 12 kongenitalen Skoliosen vor und nach Halbwirbelexzision sowie bei der letzten Kontrolluntersuchung.

werden muß, wenn man gleichzeitig von ventral und dorsal vorgehen möchte.

Die sehr geringe Zahl von Patienten und die unterschiedlichen Mißbildungsmuster lassen es problematisch erscheinen, durchschnittliche Korrekturergebnisse der Halbwirbelexzision mitzuteilen. Dennoch erscheinen die Ergebnisse auch im Hinblick auf die Frage aufschlußreich, ob nicht eine alleinige hintere Spondylodese ausgereicht hätte.

Der Ausgangswinkel der kongenitalen Skoliosen lag zwischen 115° und 31°, im Durchschnitt betrug er 65,2° (Abb. 2). Intraoperativ war eine Korrektur auf 35,6° im Durchschnitt möglich, das entspricht 45,4%. Im Verlaufe der Folgezeit mußte eine leichte Verschlechterung in Kauf genommen werden. Bei der letzten Kontrolluntersuchung betrug der durchschnittliche Skoliosewinkel 38,0°, entsprechend 41,7% Korrekturgewinn.

Bei jenen Patienten, bei denen ein solitärer Halbwirbel vorlag, hatte die Skoliose präoperativ einen Krümmungswinkel von 50,1° (Abb. 3). Durch Halbwirbelexzision konnte er auf 25,0° vermindert werden, das entspricht einer Korrektur von 50,1%. Bis zur Nachuntersuchung verschlechterten sich die Krümmungen auf 28,8° im Durchschnitt. Es verblieb ein Korrekturgewinn von 42,5%. Beispielhaft sollen zwei Operationsergeb-

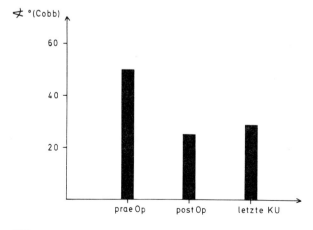

Abb. 3: Das Diagramm zeigt die durchschnittlichen Krümmungswinkel bei sieben kongenitalen Skoliosen vor und nach der Exzision solitärer Halbwirbel und bei der Kontrolluntersuchung.

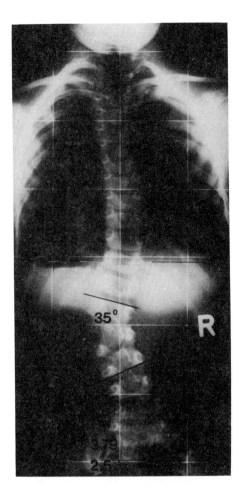

Abb. 4a: Bei einer 2½jährigen Patientin lag ein prognostisch äußerst ungünstiger solitärer dorsolateraler Halbwirbel zwischen L 2 und L 3 links vor.

Bei einer knapp 14jährigen Patientin lag ein Halbwirbel bei zusammengesetzter Fehlbildung der Wirbelsäule vor. Der Krümmungswinkel betrug präoperativ 115°. Operationsindikation war die erhebliche Dekompensation des Rumpfes. Das Lot von C 7 verlief 12 cm lateral der Rima ani. Durch ein kombiniertes zweizeitiges Vorgehen von ventral und dorsal gelang es nicht nur, den Krümmungswinkel auf 65° zu reduzieren, sondern auch den Schultergürtel wieder nahezu lotrecht über das Becken einzustellen. Ein Korrekturverlust trat innerhalb des ersten postoperativen Jahres nicht ein. Zu Komplikationen kam es weder intra- noch postoperativ. Insbesondere traten keinerlei neurologische Ausfallserscheinungen auf.

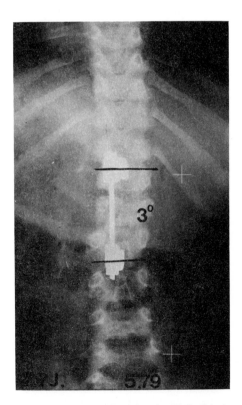

nisse gezeigt werden. Bei einer 2½-jährigen Patientin lag ein prognostisch äußerst ungünstiger solitärer dorsolateraler Halbwirbel zwischen L 2 und L 3 links vor (Abb. 4a). In einem einzeitigen Eingriff wurde im April 1979 der Halbwirbel von ventral und dorsal reseziert. Die Fixation erfolgte mit Hilfe eines *Harrington*-Kompressionsstabes. Die Krümmung konnte auf 3° verringert werden (Abb. 4b). Bei der Nachuntersuchung im August 1980 fand sich ein achsengerechter Bau der Lendenwirbelsäule.

Abb. 4b: Durch die Exzision des Halbwirbels und die Fixation mit Hilfe eines Harrington-Kompressionsstabes konnte die Krümmung auf 3° verringert werden.

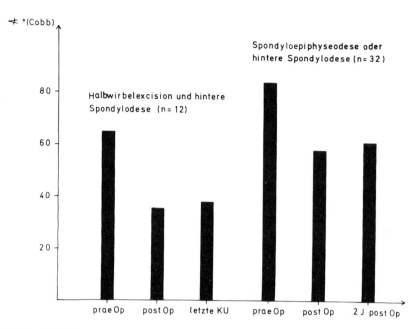

Abb. 5: Die Abbildung zeigt einen Vergleich der Ergebnisse der operativen Behandlung kongenitaler Skoliosen durch Halbwirbelexzision und hintere Spondylodese einerseits sowie Spondyloepiphysiodese oder hintere Spondylodese andererseits.

1978 veröffentlichte *Goetze* an unserer Klinik die Operationsergebnisse von 32 kongenitalen Skoliosen, bei denen eine hintere Spondylodese oder ventrale Spondyloepiphysiodese durchgeführt worden war. Bei einem Vergleich dieser Korrekturergebnisse mit jenen, die durch Halbwirbelresektion erzielt werden konnten, ist ersichtlich, daß der Korrekturgewinn bei Halbwirbelresektion eindeutig größer ist (Abb. 5).

Abschließend möchten wir feststellen:
Weist eine Skoliose, die durch eine Halbwirbelbildung bedingt ist, eine Progredienz auf, so sollte umgehend eine Spondylodese durchgeführt werden, da es erfahrungsgemäß durch eine Korsettbehandlung nicht möglich ist, die Progredienz aufzuhalten. In vielen Fällen erscheint uns dabei die Halbwirbelexzision mit dorsaler Spondylodese angezeigt. Dieses operative Vorgehen verhindert nicht nur eine weitere Progredienz, sondern gestattet gerade bei jungen Patienten eine fast vollkommene, dauerhafte Begradigung der Wirbelsäule. Die Indikation zur Halbwirbelexzision stellen wir insbesondere bei folgenden Fällen:

1. Bei solitären dorsolateralen Halbwirbeln, die zunächst nur zu einer kurzbogigen, progredienten Skoliose geführt haben.
2. Bei den prognostisch äußerst ungünstigen solitären Halbwirbeln im Lumbalbereich.
3. Bei einer Halbwirbelbildung, auch in Kombination mit einer anderen Wirbelkörperfehlbildung, die zu einer dekompensierten Skoliose geführt hat.

Häufig ist es möglich, die Operation einzeitig von ventral und dorsal durchzuführen.

LITERATUR

Götze, H. G.: Prognose und Therapie der kongenitalen Skoliose. Z. Orthop. 116 (1978) 258.

Moe, J. H., R. B. Winter, D. S. Bradford, J. E. Lonstein: Scoliosis and other spinal deformities. Saunders Company, Philadelphia-London-Toronto, 1978.

Ergebnisse nach Frühspondylodese mit Hilfe eines modifizierten Harrington-Instrumentariums

von J. Heine, J. Polster und F. Altekruse

Nur selten erscheint eine hintere Spondylodese bei Kindern mit Skoliose vor dem 10. Lebensjahr indiziert. Bei einigen wenigen Kindern mit schweren progredienten infaltilen oder juvenilen idiopathischen Skoliosen, mit progredienten kongenitalen Skoliosen oder schweren Skoliosen bei Systemerkrankungen wird allerdings eine Frühspondylodese erforderlich. Intraoperativ ist bei diesen Kindern in der Regel wenig autologes Beckenkammspanmaterial für die Spanstraße vorhanden. Postoperativ kommt es außerdem durch die veränderte Statik zu erheblichen plastischen Verformungen der Fusionsmasse.

Es wurde deswegen für die kindlichen Verhältnisse eine Modifikation des Original-*Harrington*-Instrumentariums entwickelt, das bei älteren Patienten duch die interne Fixation einen stärkeren Korrekturverlust verhindert.

Der Durchmesser des Stabes wurde auf 4 mm reduziert. Ein Stab dieser Größe garantiert ausreichende Stärke, zumal dieser Durchmesser mit dem Durchmesser des Original-*Harrington*-Stabes an der engsten Stelle des Rasters übereinstimmt. Das Raster wurde durch ein 60 mm langes Schraubengewinde ersetzt. Die Distraktionsstäbe sind in sieben verschiedenen Längen, von 120-300 mm erhältlich. Der obere Haken wird mit Hilfe zweier Muttern fixiert, der untere wird durch einen 7 mm dicken Ring am Stabende gehalten. Neben dem Original-*Harrington*-Haken 1254 wurden Haken mit einem Innendurchmesser von 4, 5, 6, 8 und 12 mm, entsprechend der unterschiedlichen Dicke der Wirbelbögen bei Kindern, hergestellt (Abb. 1).

Wir halten den Gebrauch des modifizierten *Harrington*-Instrumentariums bei allen Skoliosen für indiziert, die mit konservativer Behandlung jeder Art nicht zu beeinflussen sind, wie beispielsweise die rechtskonvexe Skoliose eines Jungen mit Syringomyelie. Im Alter von 10 Monaten betrug der Krümmungswinkel bereits 39° (Abb. 2a). Bis zum 4. Lebensjahr hatte er sich auf 58° verschlechtert. Bereits ein Jahr später betrug der Krümmungswinkel schon 97°. Trotz

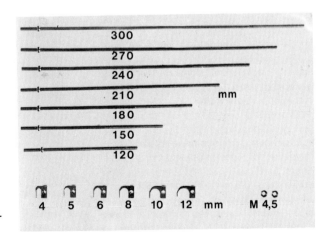

Abb. 1: Das modifizierte Harrington-Instrumentarium.

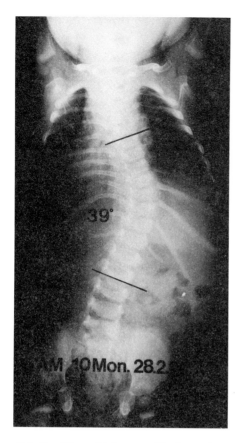

Abb. 2a: Die rechtskonvexe Skoliose eines Jungen mit Syringomyelie hatte im Alter von 10 Monaten einen Krümmungswinkel von 39°.

handelte sich um 6 kongenitale, 4 idiopathische und 2 Lähmungsskoliosen. Je ein Kind hatte eine Skoliose bei Syringomyelie, bei *Larssen*-Syndrom und bei Neurofibromatose. Die geringe Zahl von Patienten und die unterschiedliche Ätiologie ihrer Skoliosen lassen es nur bedingt sinnvoll erscheinen, durchschnittliche Operationsergebnisse mitzuteilen. Dennoch bietet die graphische Darstellung der Abb. 3 unseres Erachtens einen guten Überblick. Der Aus-

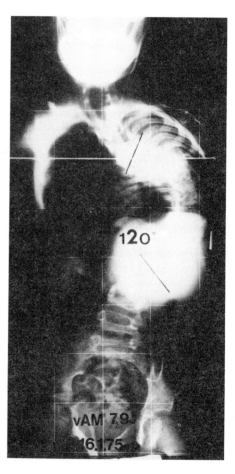

Abb. 2b: Trotz konsequenter Behandlung war eine erhebliche Progredienz nicht zu verhindern. Im Alter von 7 Jahren und 9 Monaten hatte die Skoliose einen Krümmungswinkel von 120° erreicht.

konsequenter Behandlung gelang es nicht, die Progredienz aufzuhalten. Zum Zeitpunkt der Operation im Alter von 7 Jahren und 9 Monaten hatte die Skoliose einen Winkel von 120° erreicht (Abb. 2b).

Wir übersehen heute 18 Patienten, bei denen die Operation mit dem modifizierten Instrumentarium mindestens zwei Jahre zurückliegt. 15 von ihnen kamen zu einer Kontrolluntersuchung. Ihr Alter zum Zeitpunkt der Operation lag zwischen 3 und 12 Jahren. Durchschnittlich betrug es 8 Jahre und 1 Monat. Die Operation lag im Mittel 3 Jahre und 3 Monate zurück. Es

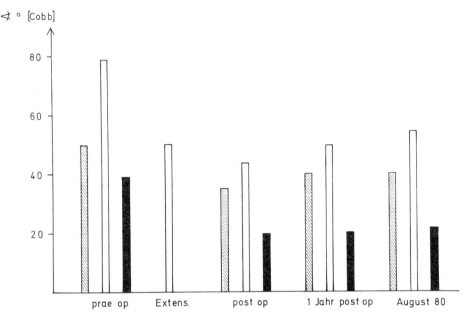

Abb. 3: Darstellung der Krümmungswinkel der Skoliosen der operierten Patienten, prä- und postoperativ.
Die weiße Säule stellt jeweils den Krümmungswinkel der Hauptkrümmung, die schraffierte Säule den Krümmungswinkel der kranialen und die schwarze Säule den Krümmungswinkel der kaudalen Gegenkrümmung dar.

gangswinkel lag zwischen 36 und 120 Grad, im Durchschnitt betrug er 79°.
In allen Fällen führten wir präoperativ eine Halo-Schwerkraft-Extensionsbehandlung durch, wie von Brinkmann und Polster angegeben. Dabei erreichten wir innerhalb von drei bis vier Wochen eine Extensionskraft von ⅔ des Körpergewichtes. Durch die Extensionsbehandlung gelang eine Aufrichtung der Hauptkrümmung auf 50° im Durchschnitt. Intraoperativ war ein weiterer Korrekturgewinn auf 44° möglich, das entspricht einer Korrektur von 44,3%. Im ersten postoperativen Jahr mußte ein Korrekturverlust von 5,6° (entsprechend 12,8%) in Kauf genommen werden. Im Verlaufe der folgenden Jahre konnte eine weitere Verschlechterung der Hauptkrümmung auf 54° nicht vermieden werden. Das entspricht einem Korrekturverlust von 22,8% gegenüber der ersten postoperativen Röntgenkontrolle.

Das Verhalten der Sekundärkrümmung zeigt keinerlei Besonderheiten. Mit der Verschlechterung der spondylodesierten Hauptkrümmung kommt es zu einer entsprechenden Zunahme des Krümmungswinkels der Nebenkrümmungen.
Beispielhaft sollen einige Operationsergebnisse dargestellt werden. Bei dem 8jährigen Jungen mit Skoliose bei Syringomyelie, von dem bereits berichtet wurde, gelang durch die Extensionsbehandlung eine Aufrichtung der Krümmung von 120 auf 35°. Der postoperative Krümmungswinkel lag bei 45° (Abb. 4). Im ersten postoperativen Jahr mußte ein Korrekturverlust von 12° hingenommen werden. Der Junge ist nunmehr 13 Jahre und 4 Monate alt. Der Krümmungswinkel beträgt jetzt, 5 Jahre nach der Operation, 67°. Sicherlich ist es zu einer erheblichen Verschlechterung des Operationsresultates gekommen. Dennoch erscheint

das Korrekturergebnis, unter Berücksichtigung des Ausgangsbefundes und der zu erwartenden weiteren Progredienz ohne operatives Eingreifen, ermutigend.

Bei einem 6 Jahre und 7 Monate alten Jungen lag eine rechtskonvexe Thorakalskoliose von 68° vor (Abb. 5a). Trotz konsequenter konservativer Behandlung war es innerhalb von drei Jahren zu einer Progredienz um 13° gekommen. Intraoperativ gelang eine Korrektur auf 32°. In den folgenden 2½ Jahren ist keinerlei Korrekturverlust eingetreten (Abb. 5b).

Ein weiterer Junge wurde im Alter von 10 Jahren und 7 Monaten operiert. Der Krümmungswinkel seiner kongenitalen Skoliose betrug 112°. Es gelang eine Aufrichtung auf 54°. Die Kontrollaufnahme, ein Jahr nach der Operation, zeigt keinerlei Korrekturverlust. Heute, vier Jahre nach der Operation, beträgt der Krümmungswinkel 57°.

Es kam zu folgenden Komplikationen:
Bei einem Kind kam es zu einem Ausriß des unteren Hakens, einmal stellte sich ein Stabbruch unmittelbar distal des oberen Hakens ein. Schließlich kam es zu einer tiefen Wundinfektion, die jedoch nicht zu einem wesentlichen Korrekturverlust führte.

Zusammenfassend können wir folgendes feststellen:
Wir halten eine Frühspondylodese in Kombination mit dem Einsetzen des modifizierten *Harrington*-Instrumentariums dann für angezeigt, wenn man befürchten muß, daß die postoperative Immobilisation in einem Rumpfgips nicht ausreicht, einen erheblichen Korrekturverlust zu verhindern. Allerdings gestatten die anatomischen Größenverhältnisse und die Festigkeit von Wirbelbögen und Querfortsätzen unseres Erachtens den Gebrauch des Intrumentariums erst jenseits des 4. Lebensjahres. Intraoperativ ist es auch dann meist nicht möglich, genügend autologes Spanmaterial zu gewinnen. Wir waren aus diesem Grunde darauf angewiesen, beinahe in allen Fällen zusätzlich homologe Knochenspäne zu benutzen. Die Fusionsstrecke weist unter diesen Umständen ein Jahr nach der Operation noch nicht die Festigkeit auf, wie wir es sonst gewohnt sind. Infolgedessen empfehlen wir eine weitere Immoblilisation mit Hilfe eines Korsettes bis zum Ablauf des 2. postoperativen Jahres.

Unsere bisherigen Erfahrungen mit dem modifizierten Instrumentarium zeigen, daß weder während des Einsetzens des Instrumentariums noch in der postoperativen Phase besondere Probleme auftreten. Wenn die Wirbelbögen frakturgefährdet erscheinen, können zwei Haken in verschiedenen Höhen anstelle eines Hakens eingesetzt werden. Erste Langzeitergebnisse über das Verhalten der spondylodesierten Hauptkrümmung und der Nebenkrümmun-

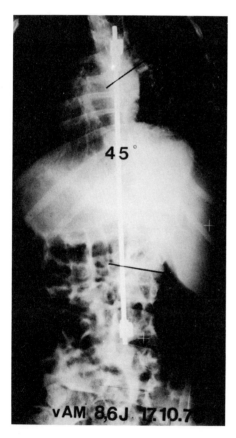

Abb. 4: Durch die hintere Spondylodese mit Einsetzen des modifizierten Harrington-Distraktionsstabes gelang es, die in Abb. 2b gezeigte Skoliose von 120 auf 45° aufzurichten.

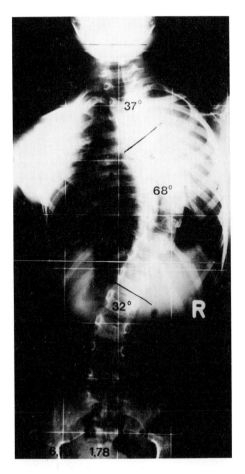 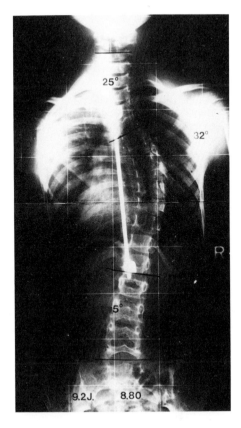

Abb. 5: Bei einem 6 Jahre und 7 Monate alten Jungen fand sich eine rechtskovexe Thorakalskoliose von 68°. Durch die hintere Spondylodese mit Implantation des modifizierten Harrington-Distraktonsstabes gelang es, die Krümmung auf 32° aufzurichten. In den auf die Operation folgenden 2½ Jahren trat keinerlei Korrekturverlust ein.

gen während des weiteren Wachstums stimmen optimistisch.

Wir können allerdings keine Aussage darüber machen, inwieweit – wie in der Literatur beschrieben – nach Frühspondylodese mit der Entwicklung einer Lordose zu rechnen ist, da der Zeitraum postoperativ zu kurz und das Krankengut zu inhomogen sind.

Insbesondere die weitere Verschlechterung der kardio-pulmonalen Situation bei Progredienz der Skoliose spricht eindeutig für eine Frühspondylodese. Während die Spondylodese bei Erwachsenen eher die reduzierte Lungenfunktion weiter beeinträchtigt, kommt es bei Kindern zu einer Verbesserung, da das Lungenvolumen mit der Thoraxvergrößerung durch das Rippenwachstum ansteigt.

Unseres Erachtens gibt es keine Kontraindikation gegen eine Frühspondylodese mit Einsetzen des modifizierten Instrumentariums, wenn es nicht gelingt, durch konservative Behandlungsmaßnahmen die Progredienz einer Skoliose bei Kindern unter zehn Jahren aufzuhalten.

Die operative Extensionsbehandlung frühkindlicher Skoliosen mit dem Harrington-Stab ohne Fusion in Kombination mit dem Milwaukee-Korsett

von K. A. Matzen und H. Stürz

In den Jahren 1979-1981 wurden an der Orthopädischen Klinik München zwei Kinder im Alter von 4 (männlich) und 5½ Jahren (weiblich) wegen konservativ nicht zu beeinflussender infantiler idiopathischer Skoliosen einer operativen Behandlung zugeführt.

Im ersten Fall handelt es sich um ein Mädchen, welches im Alter von zwei Jahren erstmals in unsere Behandlung kam. Es bestand eine S-förmige Skoliose: Die thorakale linkskonvexe Krümmung betrug bei Beginn der Behandlung 1976 45°. Die lumbale Gegenkrümmung 36° Cobb. Die thorakale Krümmung wies schon bei Behandlungsbeginn erhebliche strukturelle Veränderungen auf. Trotz intensiver konservativer Behandlung verschlechterte sich die Krümmung im Verlauf der folgenden drei Jahre erheblich. Die Behandlung bestand in krankengymnastischer Übungsbehandlung, zusätzlich wurden die Krümmungen durch Extensions-Quengelgipse zu beeinflussen versucht. Die Gipse wurden in Narkose angelegt, die trotz ordnungsgemäßer Technik und Polsterung immer wieder zu Druckulzerationen der Haut im Bereich des Rippenbuckels und der Beckenkämme führten. Eine wesentliche Verbesserung oder Verhinderung der Progredienz der Krümmung konnte über einen längeren Zeitraum nicht erreicht werden.

Die Röntgenkontrolle drei Jahre nach Beginn der Behandlung zeigt eine Zunahme der thorakalen Krümmung um 30° auf 75° und der lumbalen Krümmung um 17° auf 53°.

Analog zur Zunahme der Krümmung hat sich die keilförmige Deformierung der Wirbelkörper im Thorakal- und auch im Lumbalbereich verstärkt, welcher mit einer Wachstumsverzögerung im Bereich der thorakalen Hauptkrümmung kombiniert erscheint.

Im Sommer 1979 entschlossen wir uns zur

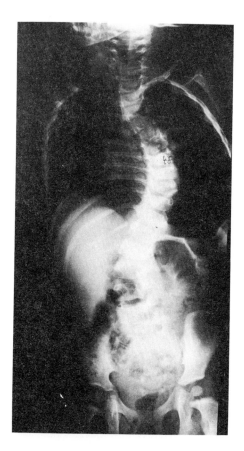

Abb. 1a: Patientin W., S. 2 Jahre; infantile Skoliose Ausgangssituation bei Behandlungsbeginn thorakal-linkskonvexe Krümmung 45° Cobb: lumbale Krümmung 36° Cobb.

operativen Intervention, d. h. zur Implantation eines *Harrington*-Distraktionsstabes. Aus Gründen der mechanischen Festigkeit wurde nicht das Münsteraner Kinderinstrumentarium verwendet. Außerdem ist es wegen der erheblichen bindegewebigen Narbenbildung einfacher, bei den erforderlichen Nachoperationen die weitere Distraktion über das Raster und nicht über einen Gewindestab mit Mutter vorzunehmen. Der Stab wurde aus Platzgründen verkehrt herum eingesetzt. Die relativ großen Haken ließen sich von zwei separaten Hautschnitten ohne größeren Aufwand in die Bögen Th 3 und L 2 einhängen. Die Muskulatur wurde nur in diesem Bereich abpräpariert, um narbige Veränderungen im Bereich der Gesamtkrümmung, d. h. eine zusätzliche narbige Verziehung der Wirbelsäulenkrümmung zu vermeiden. Der Stab wurde nach Tunnellierung über der Muskelfaszie implantiert. Auf eine Fusion haben wir in diesem Alter wegen der zu erwartenden Wachstumsstörungen im Versteifungsbezirk verzichtet. In der ersten Sitzung wurde der Stab implantiert, die Krümmung vorsichtig

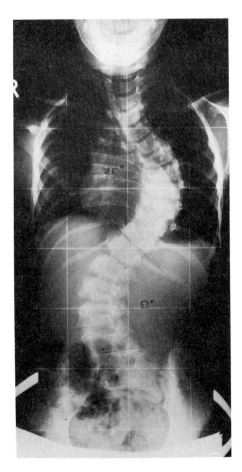

Abb. 1b: Patientin W., S. 5 Jahre; Zunahme der thorakalen und lumbalen Krümmung auf 75° bzw. 53° Cobb.

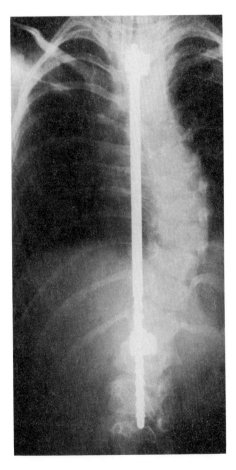

Abb. 1c: Patientin W., S. 6½ Jahre; Zustand nach 18monatiger Extension mit Harrington-Stab (37°/20°).

aufgedehnt, um neurologische Störungen zu vermeiden. Die Operation erfolgte ohne extendierende Vorbehandlung. Es wurde so ein Aufrichtungserfolg von 10° im Bereich der Primärkrümmung erzielt. Auf eine postoperative Gipsschalenbehandlung wurde verzichtet. Dem Kind wurde noch in Narkose das vorbereitete Milwaukee-Korsett angelegt. In mehreren nachfolgenden operativen Eingriffen wurde der *Harrington*-Stab insgesamt dreimal nachgestellt und dreimal ausgewechselt. Die Auswechselungen erfolgten entweder, weil der Stab zum Nachstellen zu kurz geworden war oder, weil es zum Durchschneiden der Haken im Thorakalbereich gekommen war. Die Krümmungen konnten während der vergangenen zwei Jahre bei Werten von 55° für die thorakale und 40° für die lumbale Krümmung konstant gehalten werden.

Außer dem Durchschneiden des thorakalen Hakens waren keine, insbesondere keine neurologischen Komplikationen zu verzeichnen.

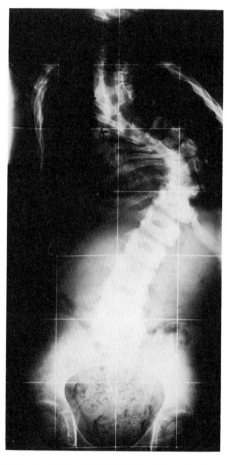

Abb. 2a: Patient K., V. 4 Jahre; Situation bei Behandlungsbeginn; linkskonvexe infantile Thorakolumbalskoliose 100° Cobb.

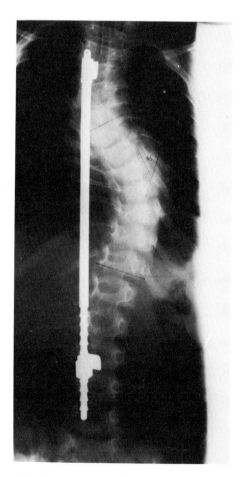

Abb. 2b: Patient K., V.; Zustand nach Implantation des Harrington-Stabes (45° Cobb) 2 Monate postoperativ.

Es ist vorgesehen, in den nächsten Monaten die Wirbelsäule zu fusionieren, um so die weitere Progredienz zu verhindern.

Die wahrscheinliche Verminderung des Wirbelsäulenwachstums wird hierbei bewußt als das kleinere Übel gegenüber der Zunahme der Krümmung in Kauf genommen. Auch bei möglicher weiterer Progredienz der Krümmung kann zu einem späteren Zeitpunkt die dorsale Fusionsstrecke revidiert und die Verbiegung verbessert werden.

Im zweiten Fall handelt es sich um einen türkischen Knaben, der erstmals im Alter von vier Jahren in unsere Behandlung kam. Das Kind war bis dahin nicht behandelt worden. Die linkskonvexe thorakolumbale Krümmung betrug 100° *Cobb*. Mißbildungen ließen sich nicht nachweisen. Das Seitbild zeigt zusätzlich eine erhebliche Kyphosierung. Das Extensionsbild brachte eine spontane Aufrichtung auf 65°. Aufgrund der im 1. Fall gewonnenen Erfahrungen haben wir bei dem Kind sofort die operative Extension durchgeführt und die Krümmung so auf 45° aufgerichtet. Auch in diesem Fall hoffen wir, auf diese Weise die weitere Progredienz über einen längeren Zeitraum zu verhindern, um zu einem späteren Zeitpunkt die Frühfusion vorzunehmen.

Ist die Querstabilisation nach Cotrel bei der Operation nach Harrington sinnvoll?
Eine vergleichende Studie

von R. Graf und P. Pink

Einleitung

Zur Korrektur der skoliotischen Wirbelsäulenverkrümmung stehen uns prinzipiell verschiedene Kräfte zur Verfügung (Abb. 1).

1. Zugkräfte, die als Extension in der Längsrichtung des Körpers angewendet werden. Sie finden als Halo-femorale Extensionen, Halo-pelvis-traction nach *Hodgson*, *Glisson*-Schlinge, *Ducroquet*, ihre Anwendung.
2. Distrahierende Kräfte, wie sie in der *Harrington*-Methode mit dem Distraktionsstab ihre Realisierung finden.
3. Komprimierende Kräfte, die an der Konvexseite durch Kompression der Verkrümmung entgegen wirken (Methode *Harrington, Zielke, Dwyer*).
4. Zugkräfte, die quer zum Längsverlauf der Wirbelsäule auf den Verkrümmungsscheitel einwirken.

Armstrong und Mitarbeiter hatten 1971 bereits auf die Möglichkeit der querziehenden Kräfte zur verbesserten Korrektur einer Skoliose hingewiesen. *Cotrel* modifizierte das Querstabilisatorium, wie wir es in seiner heutigen Form kennen und in Verbindung mit dem *Harrington*-System angewandt wird. *G. Riege* demonstrierte anhand von Kräfteparallelogrammen anschaulich, daß sich Skoliosen unter 90 Grad besser mit querziehenden Kräften korrigieren lassen, während rein distrahierende Kräfte erst über 90 Grad ihre volle Wirksamkeit entfalten. Aufgrund dieser theoretischen Überlegungen scheint das *Cotrel*sche Querstabilisatorium eine sinnvolle Ergänzung des bisher geübten *Harrington*-Verfahrens zu sein.

Material und Methode

Wir haben die in unserem Hause in den Jahren 1977 und 1978 nach der *Harrington*-Methode an Skoliose operierten Patienten nachuntersucht und aufgegliedert. Von den

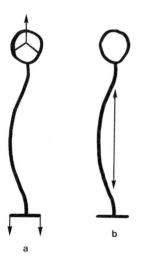
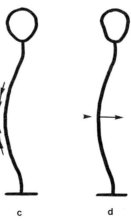

Abb. 1: Kräfte zur Korrektur der Skoliose;
a) distrahierend
b) distrahierend an der Konkavseite
c) komprimierend intraoperativ an der Konvexseite
d) quer ziehende oder drückende Kräfte.

60 untersuchten Patienten waren 31 Patienten ohne, 29 Patienten mit Querstabilisatorium operiert worden.

Ergebnisse

Die in Tab. I angegebenen Werte sind Durchschnittswerte. Bei einem durchaus vergleichbaren Krankengut bei annähernd präoperativ gleichen Skoliosewinkel war kein wesentlicher Unterschied im Aufrichtungswinkel zwischen den beiden Patientengruppen festzustellen. Nach einem Jahr war der Korrekturverlust mit Querstabilisatorium um nicht ganz die Hälfte geringer als ohne Querstabilisatorium. In einem mittleren Nachuntersuchungszeitraum von 26,4 Mo-

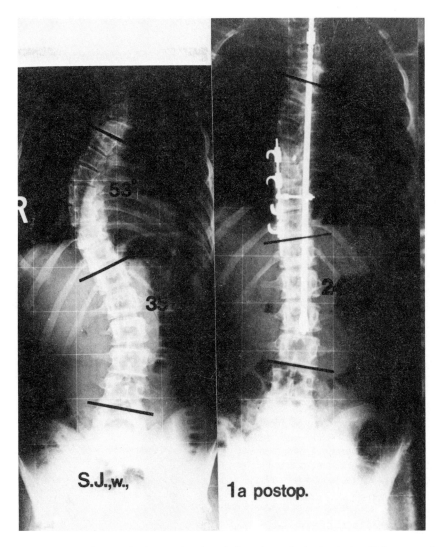

Abb. 2: S. J., 16 a. Gute Aufrichtung der thorakalen als auch der lumbalen Krümmung durch die quer ziehende Kraft des Querstabilisatoriums. Präop. Bild, 1 a postop.

Tab. I: Vergleich zwischen mit und ohne Querstabilisatorium operierter Patienten. Die angegebenen Werte sind Durchschnittswerte. Der Korrekturverlust ist bei Verwendung des Querstabilisatoriums deutlich geringer.

	Skoliose ⊀ präop.	Skoliose ⊀ postop.	Korrekturverlust nach Monaten	Grad	Korrekturverlust nach Monaten	Grad
mit Querstabilisator (29 Patienten)	60,9°	32,0°	11,6	3,6°	26,4	4,86°
ohne Querstabilisator (31 Patienten)	62,9°	33,6°	12,03	6,21°	36,4	8,12°

Tab. II: Postoperativer Korrekturgewinn gegenüber der Vergleichsgruppe. Der Korrekturverlust gegenüber der „nur" Harrington-Gruppe ist deutlich geringer.

mit Querstabilisator		
postop. Korrektur	postop. Korrekturverlust 12 Monate	30 Monate
um 1,6° größer	um 2,61° geringer	um 3,26° geringer

naten, bzw. 36,4 Monaten postoperativ, schnitten die Patienten mit Querstabilisatorium hinsichtlich ihres Korrekturverlustes gegenüber dem postoperativen Befund deutlich besser ab. Im Durchschnitt war der Aufrichtungserfolg mit Querstabilisatorium um 1,6 Grad besser als ohne dieses. Der mittlere Korrekturverlust mit Querstabilisator nach 12 Monaten war um 2,61 Grad geringer, nach durchschnittlich 30 Monaten postoperativ um 3,26 Grad geringer als bei der Vergleichsgruppe (Tab. II).

Diskussion

Vergleicht man diese von uns gefundenen Werte mit denen von *Pellin* und *Zielke* sechs Monate postoperativ veröffentlichten 16 Patienten, die mit Querstab stabilisiert wurden, können wir folgendes feststellen:

Die von den genannten Autoren mit 7 bis 10% verbesserte intraoperative Aufrichtung können wir nicht bestätigen. Unsere Verbesserung betrug nur rund 1,2%. Der angegebene Korrekturverlust nach einem Jahr von 1-3% stimmt mit unserem Mittelwert von 2,6 Grad überein. Über spätere Nachuntersuchungsergebnisse wird von den genannten Autoren jedoch nicht berichtet.

In unserem ca. 30 Monate postoperativ nachuntersuchten Krankengut war der Korrekturverlust mit Querstabilisatorium um 3,26 Grad geringer als ohne dieses.

LITERATUR

Pellin, B., K. Zielke und *G. Riege:* Korrigierender Querstabilisator nach Cotrel — eine interessante Ergänzung des Harrington-Systems. Zeitschrift f. Orthopädie und Grenzgebiete, Band 113, Heft 5 (880-885).

Besonderheiten der konservativen und operativen Skoliosebehandlung bei Neurofibromatosen

von U. Heise und W. Schinze

Die Neurofibromatose, eine dominant erbliche Krankheit, wurde von *Recklinghausen* 1882 als zusammenhängende Krankheit des Nervensystems erstmals beschrieben. Sie ist eine wichtige, jedoch relativ seltene Ursache der Skoliose.

Kutane Neurofibrome finden sich bei den Patienten mit Wirbelsäulenverkrümmungen relativ selten. Die Diagnose wird in der Regel gestellt, wenn mehr als sechs Café-au-lait-Flecken von mehr als 1 cm Durchmesser auf der Haut zu finden sind. Typische Veränderungen der Wirbelkörper lassen sich meistens im Röntgenbild nachweisen und bestätigen die Diagnose. Typisch für die Neurofibromatose sind kurzbogige, scharfe Krümmungen, die häufig einen zusätzlichen kyphotischen Knick aufweisen. Es kommen aber auch ähnliche Krümmungen wie bei der idiopathischen Skoliose vor. Vereinzelt findet man einen örtlich begrenzten Riesenwuchs, Beinlängendifferenzen, Weichteilschwellungen, manchmal in sehr bizarrer Form. Die Angaben in der Literatur über das Auftreten der Skoliose bei Neurofibromatose schwanken zwischen 10 und 43%. Zirka 1% aller Skoliosen liegt eine Neurofibromatose zugrunde. Oft bleibt die Ursache der Skoliose bei der Neurofibromatose im dunkeln, weder röntgenologisch noch bei der Korrektur-Operation findet sich ein Neurofibrom oder andere knöcherne oder weichteilige Veränderungen im Bereich der Wirbelsäule, die mit der Krankheit in Zusammenhang stehen. Ebensowenig geklärt ist die Ursache des lokalen überschießenden Wachstums an den Extremitäten. Auffällig ist der in der Regel besonders maligne Verlauf dieser Skoliosen mit rascher Progression, die auch nach Wachstumsabschluß anhält.

Cobb gab bereits 1950 an, daß in seinem Material keine einzige sichere Neurofibromatose-Skoliose sei, bei der die Spondylodese umgangen werden konnte. Der Entschluß zur Fusion muß daher bei diesen Patienten sehr viel früher erfolgen. *Winter* und *Moe* (1979) untersuchten 102 Patienten mit Skoliose bei Neurofibromatose aus einem Gesamtgut von 10000 Skoliose-Patienten. Sie fanden bei 80 dieser Patienten dystrophische Veränderungen, die letztlich immer zur Spondylodese führten. Bei diesen Patienten blieb die Korsettbehandlung in der Regel erfolglos.

Die typischen Veränderungen der Neurofibromatose im Röntgenbild der Wirbelsäule sind:

1. Eine kurzbogige skoliotische Krümmung,
2. häufig eine Kyphose im gleichen Bezirk,
3. dystrophische Wirbelkörper,
4. „Pencilling" (*Moe* und *Winter* 1979) der Rippen im Scheitelbereich der Skoliose und
5. nachweisbare Neurofibrome in der Myelographie.

Die dystrophischen Veränderungen der Wirbelsäule sind

1. ausgezogene Kanten der Wirbelkörper,
2. vergrößerte Zwischenwirbellöcher,
3. Arrosionen,
4. „Pencilling" der Rippen.

Abb. 1 zeigt das typische Röntgenbild.
Bei der Durchsicht unseres Skoliosematerials fanden sich 15 Fälle von Skoliosen bei Neurofibromatose, von denen einige demonstriert werden.

Abb. 2: Eine 17jährige Patientin zeigte bei der Erstvorstellung bereits eine linkskonvexe Thorakalskoliose von 110 Grad und eine Kyphose von 144 Grad *Cobb*. Es bestanden keinerlei neurologische Ausfallszei-

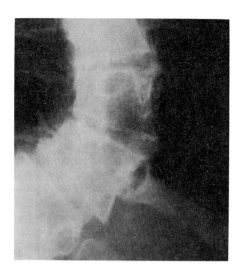

Abb. 1: Typisches Röntgenbild einer Skoliose bei Neurofibromatose.

chen. Nach Halo-Extension ließ sich die Skoliose bis 58 Grad, die Kyphose bis 70 Grad ausgleichen. Eine zusätzliche vordere Abstützung wird zur Erhaltung der Korrektur nötig sein.

Abb. 3: Ein 38jähriger Patient erschien bei uns 1979 mit einer spastischen Paraplegie. Er war bei der Aufnahme nicht mehr gehfähig. Bis zum 35. Lebensjahr war er einem normalen Berufsleben nachgegangen, die Kyphose hatte seit Wachstumsabschluß kontinuierlich zugenommen, schließlich kam es zu zunehmenden neurologischen Veränderungen seit vier Jahren. Es fand sich eine knickförmige Kyphose von fast 160 Grad, die Myelographie zeigte einen Kontrastmittelstopp in Höhe des Kyhosescheitels (3) und kontrastmittelgefüllte Exkavationen der Wirbelkörper in diesem Bereich. Intraoperativ fanden sich walnußgroße Defekte in mehreren Wirbelkörpern. Die Stabilität der Wirbelsäule sowie der Wirbelbögen war sehr gering.

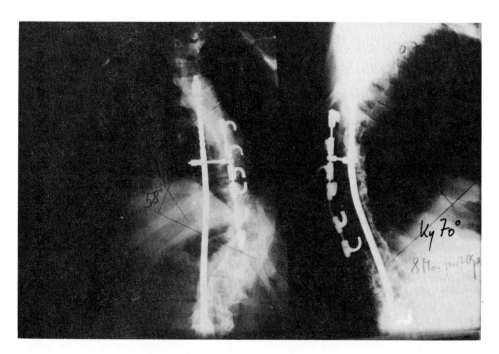

Abb. 2: Zur Erhaltung der Korrektur ist eine zusätzliche vordere Abstützung notwendig.

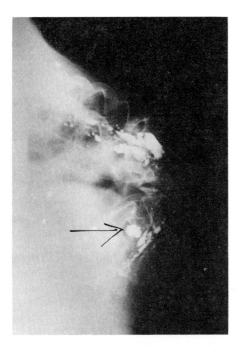

Abb. 3: Knickförmige Skoliose bei 35 Jahre altem Patienten mit spastischer Paraplegie. Kontrastmittelstop in der Myelographie.

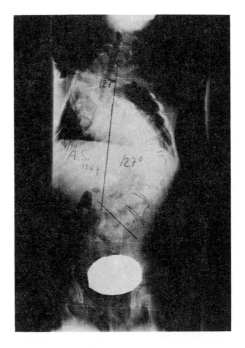

Abb. 4: Unbefriedigendes Ergebnis bei schwerster Skoliose, die im Milwaukee-Mieder nicht gehalten werden konnte.

Eine dritte Patientin zeigte bereits im Alter von sechs Jahren eine Skoliose von 84 Grad in der Hauptkrümmung. Sie konnte im Milwaukee-Korsett nicht befriedigend gehalten werden. Wegen zusätzlicher Erkrankungen an den Extremitäten und einer Lungeninsuffizienz wurde wegen des zu hohen Risikos wiederholt von der Operation abgeraten.
Sie bietet heute (Abb. 4) ein trauriges Bild, ist in ihrer Behindertenschule Klassenbeste; man hätte sicher besser getan, bereits im sechsten Lebensjahr zu fusionieren. Neurologische Ausfallserscheinungen bestehen bis heute nicht.
Die Skoliose bei der Neurofibromatose zeigt einen besonders malignen Verlauf, sie bleibt auch nach Wachstumsende progredient, neurologische Ausfallserscheinungen sind häufig. Eine frühe und effektive Spondylodese sollte bei dystrophischen Veränderungen in jedem Falle folgen. Die Korsettbehandlung kann bei Skoliosen ohne dystrophische Veränderungen unter strenger Kontrolle versucht werden, bei bestehenden dystrophischen Veränderungen kann lediglich mit dem Korsett der Operationszeitpunkt verschoben werden, wenn das Kind noch zu jung erscheint und die Verkrümmung gering ist. Bei rechtzeitigem Eingreifen zeigten sich die langsam auftretenden neurologischen Veränderungen bereits in der Halo-Extension in allen Fällen als reversibel.

Die chirurgische Behandlung radikulärer Syndrome bei Lumbalskoliose

von N. Walker und K. Uehlinger

Lumbale Skoliosen verschiedenster Ätiologie sind progredient, machen frühzeitige Beschwerden mit einem hohen Maß an Therapieresistenz. Untersuchungen aus unserer Klinik von *Peyer* (1975) über die Zunahme der Skoliose im Erwachsenenalter lassen, in Abhängigkeit vom Ausgangswinkel eine Winkelzunahme thorakolumbal von ca. 1° und lumbal von ca. 0,5° pro Jahr erwarten, wobei je nach Ätiologie größere Schwankungen vorliegen können. Sonstige für die gleichzeitigen Schmerzsymptome wichtige Faktoren wie Zunahme von Rotation und isoliertem Drehgleiten sind radiologisch oft schwer quantifizierbar. Problematisch werden diese Skoliosen oft erst dann, wenn die Wirbelsäule außerhalb der Körperschwerpunktsachse gleitet, häufig im Zusammenhang mit osteoporotischen Verformungen. Lange Jahre galt die Korsettversorgung als letzte Therapiemaßnahme. Im folgenden berichten wir über unsere Erfahrungen bei der operativen Behandlung von Patienten mit progredienten neurologischen Symptomen, deretwegen eine Operation durchgeführt wurde. Die Skoliose stand dabei also nicht im Vordergrund der Behandlung, wurde aber als 2. Gesichtspunkt neben den radikulären Veränderungen berücksichtigt. Aufgrund eigener Langzeituntersuchungen von wegen lumbaler Diskushernie operierten Patienten hatten 30% ein persistierendes vertebrales Syndrom (*N. Walker* und *A. Naghachan,* 1976). Antalgische Skoliosen wurden bei ⅔ dieser Patienten im Laufe der Zeit in eine regelrechte Torsionsskoliose übergeführt, so daß die Wirbelsäule bei einem Teil der Patienten wieder ins Achsenlot zurückgedreht wurde (*Walker* und *Kehr,* 1979). Besonders im Jugend- und Kindesalter werden oft radikuläre Zeichen nicht oder ungenügend gewürdigt, da das entsprechende subjektive Beschwerdebild in der Regel gering ist, so daß die Diskushernie konservativ behandelt wird. Antalgische Skoliosen können dabei im Laufe der Zeit strukturell umgebaut werden. Aber auch postoperativ können erhebliche rotatorische Momente zu einer ausgeprägten lumbalen Skoliose führen. Bei der Behandlung radikulärer Symptome und gleichzeitig bestehender lumbaler Skoliose richtet sich unser Vorgehen auf den Gesichtspunkt der bestehenden oder zu erwartenden Stabilität der Wirbelsäule. Bei kongenitalen Skoliosen, die im Achsenlot liegen, kann am ehesten von einer stabilen Situation ausgegangen werden und sofern präoperativ keine schwerwiegende und langdauernde vertebrale Schmerzanamnese bestand, führen wir in diesen Fällen lediglich die Nervenwurzeldekompression durch. Bei schwerer Symptomatik eines „engen Spinalkanales" fügen wir gleichzeitig eine Spondylodese hinzu, möglichst ohne Fremdkörperimplantation.

Schlechte Erfahrungen haben wir gemacht, bei einer dekompressiven Serien-Laminektomie bei einem Patienten mit einer luetischen Spondylopathie, bei dem sich die Querschnittssymptomatik nach anfänglicher Regredienz erneut verschlechtert hat. Die radiologische Kontrolle zwei Monate postoperativ zeigte eine zunehmende Wirbeldislokation am kranialen Laminektomierand.

Bei drei chondrodystrophischen Patienten haben wir eine Serien-Laminektomie, in zwei Fällen mit *Harrington*-Spondylodese Th 11/S 1, bzw. L 1/L2 und dorsolateraler Span-Spondylodese durchgeführt, bei einem Patienten lediglich die Laminektomie Th 11 - S 1. In allen drei Fällen war die neurologische Symptomatik regredient. Der kaudale *Harrington*-Haken ist in einem Fall durch das Sakraldach kaudalwärts hindurchgewandert, so daß eine Reimplantation durchgeführt wurde. Dabei wurde der Haken in den Kreuzbeinflügel eingesetzt, so daß jetzt ein Drei-Punkte-Prinzip in frontaler wie in sagittaler Ebene besteht, wodurch es zur raschen Ausheilung der lumbosakralen Pseudarthrose kam. Bei Patient Nr. 3 konnte keine Gehfähigkeit mehr erreicht werden, da die Cauda-equina-Lähmung schon viele Jahre bestanden hatte, lediglich die neu aufgetretene spastische Paraparese Niveau Th 10 hat sich zurückgebildet. Ein Problem dieser Spondylodese bei chondrodystrophischen Patienten ist die Bewegungseinschränkung der Wirbelsäule. Die Armlänge reicht nach spondylodesierter Wirbelsäule nicht mehr für die Selbstversorgung bei der Toilette. Die veränderte Stellung des Beckens führt zu einer Zunahme der Flexionsstellung der Hüften, so daß die Patienten hinterher auf den Gebrauch von Gehstöcken angewiesen sind, sofern nicht sekundär noch eine Korrektur der Hüftstellung erfolgt. Die Osteoporose verstärkt vorbestehende Wirbelsäulendeformationen und bringt unter Umständen eine schwere Kompression der Cauda equina, die sich im Rahmen einer motorischen- oder sensiblen-peripheren Neuropathie äußert. Auch sonstige degenerative Veränderungen mit gleichzeitiger lumbaler Skoliose haben bei älteren Menschen oft als im Vordergrund stehendes neurologisches Symptom die periphere Neuropathie. Bei ca. einem Drittel unserer Patienten wurde die Operation im akuten Schmerzschub durchgeführt, bei dem es den Patienten nicht mehr möglich war, allein ohne fremde Hilfe zu stehen und zu gehen. Sofern wir dabei lediglich eine Laminektomie, eventuell eine Hemilaminektomie auf zwei oder drei Etagen durchgeführt haben, nahmen die Wirbelsäulenverformungen in der Folgezeit zu und die radikulären Schmerzen und vertebralen Symptome traten nach 6-12 Monaten in geringerem Umfange wieder ein. Wir sehen deswegen die ausschließliche Laminektomie nur noch als Eingriff, zur Behandlung einer neurologischen Notfallsituation, bzw. zur Behandlung einer akuten, durch konservative Therapie nicht mehr beherrschbaren Schmerzsym-

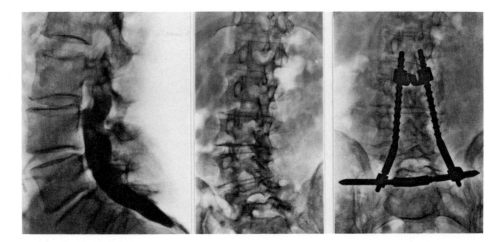

Abb. 1a bis 1c: Patient A. W., 1923, P.-Nr. 278817: Lumboradikuläres Syndrom entsprechend einer Lähmung der Nervenwurzel L 4, bei myelographisch nachgewiesener Diskushernie L 3/ L 4 rechts. Dekompression der Nervenwurzel, Ausräumung der Bandscheibe L 3 und Harrington-Spondylodese mit dem Sakralstab nach Ziehlke L 2/S 1.

ptomatik bei ansonsten inoperablen Patienten. Die älteste diesbezügliche behandelte Patientin war 79 Jahre alt und nach einer Serien-Laminektomie L 3 - S 1 wenigstens soweit beschwerdefrei, daß sie ihren eigenen Haushalt wieder versorgen und auf der Straße mit ihrem Mann kurze Spaziergänge machen konnte. Bei insgesamt 26 Patienten haben wir neben der umschriebenen Dekompression gleichzeitig eine *Harrington*-Spondylodese durchgeführt, womit die Wirbelsäulendeformität teilweise korrigiert wurde. Unser ältester Patient war 76jährig und erhielt während desselben stationären Aufenthaltes noch eine Hüfttotalendoprothese, womit er dann schmerzfrei mobilisiert werden konnte. Bei umschriebener Duralsackkompression versuchen wir dabei in letzter Zeit wieder vermehrt durch autologe Span-Distraktion eine Spondylodese im Sinne der H-Span-Spondylodese zu erreichen. Bei ausgedehnteren Skoliosen scheint uns aber das Verfahren mit den Sakralstäben nach *Ziehlke* besonders erfolgversprechend, wobei wir grundsätzlich auch die entsprechende Duralsack- bzw. Nervenwurzeldekompression im Gegensatz zu den Angaben von *Ziehlke* hinzufügen. Verbesserte Implantate scheinen aber auch hier das therapeutische Spektrum noch ergänzen zu können.

LITERATUR

Peyer, J.: Die Skoliose beim Erwachsenen. Z. Orthop. 113 (1975) 577-582. F. Enke Verlag, Stuttgart.

Walker, N., Naghachan, A.: Wirbelgleiten nach Diskushernienoperation. Z. Orthop. 114 (1976) 702-704. F. Enke Verlag, Stuttgart.

Walker, N., P. Kehr: Langzeitverläufe nach lumbaler Diskushernien-Operation. Orthopäde 8, 211-214 (1979). Springer Verlag.

Ziehlke, K.: Persönliche Mitteilungen.

Die schwere Erwachsenenskoliose – operationstechnische Besonderheiten

von R. Bauer und F. Kerschbaumer

Nach den Berichten in der Literatur (Fauchet, 1968; Kostuik und Mitarb. 1973; Zielke und Pellin, 1975; Kostuik, 1979) sowie aufgrund der eigenen Erfahrungen werden Skoliosen im Erwachsenenalter aus folgenden Gründen operiert:

1. Wirbelsäulenschmerzen, vor allem LWS
2. Progression der Krümmung (Collis und Ponseti 1969; Peyer 1974)
3. Balanceprobleme (Dekompensation, schwere Kyphose, Beckenschiefstand u. a.)
4. Neurologische Komplikationen
5. Kardiopulmonale Probleme
6. Fehlschläge nach vorangegangener Wirbelsäulenchirurgie.

Erwachsene Patienten mit einer schweren Skoliose weisen vielfach Besonderheiten auf, denen im Rahmen der Therapie Rechnung zu tragen ist: Starke kyphotische Komponente, spontane Ankylosen (kleine Gelenke, Rippen, Querfortsätze, Wirbelkörper), Zustand nach vorangegangenen Wirbelsäulenfusionen, Reduktion der Lungenfunktion, Cor pulmonale und anderes. Daraus ergeben sich diverse operationstechnische Besonderheiten:

1. Mobilisierende Osteotomie dorsal
2. Mobilisierende Osteotomie ventral
3. Resektion des konkavseitigen Rippenbuckels (Chevalet costal)
4. Intrathorakale, extrapleurale Lagerung des Harrington-Stabes
5. Verwendung von mehreren Distraktionsstäben
6. Rippenbuckelresektion.

Prinzipiell kann die operative Behandlung der Erwachsenenskoliose einzeitig oder mehrzeitig erfolgen (Bauer, 1979).

Einzeitige Operation

Diese ist möglich, falls die präoperative Korrektur ein befriedigendes Ergebnis gebracht hat. Stagnara (1973, 1975) empfiehlt in dieser Situation, intraoperativ nicht mehr als 10 Grad über das präoperativ erreichte Korrekturergebnis hinauszugehen wegen des hohen neurologischen Risikos. Unter Umständen müssen bei schweren Krümmungen zwei Distraktionsstäbe an der Konkavseite der Krümmung verwendet werden.

Mehrzeitiges Vorgehen

Erster Eingriff: Je nach Ausgangssituation können dabei folgende operative Maßnahmen erforderlich werden:

a) Dorsale mobilisierende Wirbelsäulenosteotomie:
Wird erforderlich, wenn Synostosen vorliegen. Diese können als Folge von früher vorgenommenen Wirbelfusionen bestehen. Bei schweren Kyphoskoliosen werden insbesondere an der Konkavseite spontan aufgetretene Synostosen beobachtet. Diese sind vor allem dann zu vermuten, wenn in den Bendingaufnahmen beziehungsweise während der präoperativen Korrektur im Zentrum der Krümmung keine Aufdehnung erfolgt. Selektive Röntgenaufnahmen beziehungsweise Tomographien sichern die Diagnose.

b) Konkavseitige Rippenresektion (Chevalet costal):
Bei Vorliegen einer starken kyphotischen Komponente müßte der Harrington-Stab stark gebogen werden. Um diese Verbiegung zu vermeiden oder in Grenzen zu halten, wird in der Verbindungslinie des vorgesehenen proximalen und distalen Hakensitzes des Harrington-Instrumentariums je-

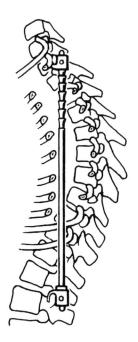

Abb. 1: Konkavseitige Rippenresektion nach Stagnara: Der Harrington-Stab kann ohne starke Krümmung eingebracht werden (aus: R. Bauer, Die operative Behandlung der Skoliose, Huber/Bern, 1979).

weils ein 2 bis 4 cm breites Stück der prominenten Rippen reseziert. Diese Präparation erweist sich häufig als schwierig, da die Rippen dreieckig deformiert sind und sehr eng aneinander liegen.

c) Provisorisches Einbringen eines *Harrington*-Stabes:

Nach der eben erwähnten konkavseitigen Rippenresektion kann ein *Harrington*-Stab provisorisch intrathorakal und extrapleural eingebracht werden. Wie bereits erwähnt, läßt sich mit dieser Technik ein stärkeres Biegen des *Harrington*-Stabes vermeiden. Außerdem wird die Gefahr eines Hakenausbruches insbesondere im Bereiche der proximalen Lamina infolge einer nicht axialen Belastung reduziert. Es wird lediglich eine leichte Distraktion mit dem *Harrington*-Stab vorgenommen (Abb. 1).

Nach dieser Erstoperation wird eine weitere progressive Korrektur durch Haloschwerkraft- bzw. Halo-femorale Extension vorgenommen.

Zweiter Eingriff: Nach einer weiteren Korrektur der skoliotischen Krümmung wird der bei der Erstoperation eingesetzte *Harrington*-Stab durch einen neuen von adäquater Länge ersetzt, er kann auch durch einen zweiten *Harrington*-Stab ergänzt werden (*Stagnara*, 1972). Eine typische Wirbelfusion wird angeschlossen.

Falls Synostosen im Wirbelkörperbereich vorliegen, muß noch eine ventrale mobilisierende Osteotomie vorgenommen werden, die Korrektur erfolgt dann im allgemeinen in drei Sitzungen (Abb. 2).

Eigenes Krankengut

An 47 Patienten wurden insgesamt 70 operative Eingriffe vorgenommen (Tab. I). Die

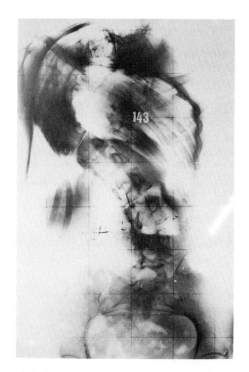

Abb. 2a

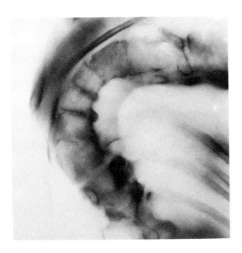

Abb. 2b

Abb. 2: D. A., ♀, 28 a, Kyphoskoliose von 143 Grad Cobb. a) Tomographie: multiple Wirbelkörpersynostosen im Bereiche der BWS b), Korrektur mit Haloschwerkraftextension, drei operative Eingriffe: transthorakale vordere mobilisierende Osteotomie und Rippenbuckelresektion / dorsale mobilisierende Osteotomie, Resektion des Chevalet costal, intrathorakale Lagerung des provisorischen Harrington-Distraktionsstabes c) dorsale Wirbelfusion und Einbringung von zwei Harrington-Distraktionsstäben, Korrektur auf 87 Grad Cobb (d).

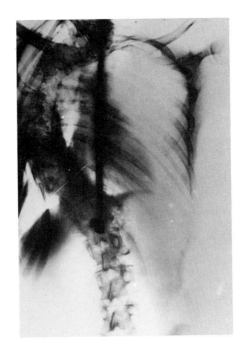

Abb. 2c

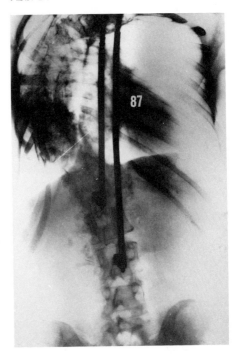

Abb. 2d

operativen Einzelmaßnahmen decken sich nicht mit der Zahl der Operationen, da zum Teil mehrere Maßnahmen (z. B. mobilisierende Osteotomie, Resektion des Chevalet costal und provisorische Implantation eines *Harrington*-Distraktionsstabes) in einer Sitzung vorgenommen wurden. Ergebnisse und Komplikationen sind in den Tab. II und III zusammengestellt.

Die beschriebenen Operationsmethoden lassen auch bei schweren Skoliosen eine befriedigende Korrektur sowie eine solide Fusion erwarten. Bei Verwendung des *Harrington*-Instrumentariums ist es möglich, die Korrektur in nur einer Sitzung vorzunehmen. Das neurologische Risiko sollte jedoch dabei nicht außer acht gelassen

Tab. I: Operation nach Harrington über 18 a.

Anzahl Pat. 47, Anzahl Op. 70
Alter: 18-47 a (Ø 23,8)
Geschlecht: 14 männl., 33 weibl.

Mobilis. Osteot. dorsal	12
Mobilis. Osteot. ventral	4
Rippenbuckelresektion	6
Resektion Chevalet costal	10
Harrington - 1 Distr.	32
- 2 Distr./1 Krümm.	8
- 2 Distr./Doppelkr.	7

Tab. III: Erwachsenenskoliosen; Komplikationen (Patienten: 47, Operationen 70).

Hakenausriß	4	(bis 2 Mo. postop.)
Stabbruch	8	(2-10 a postop. 4 Pseudarthrosen)
Cast-Syndrom	1	
Neurol. Kompl.	4	(volle Remission)
Thromboemb. Kompl.	4	(1 Exitus letalis)
Pneumothorax, Hämatothorax	3	

Tab. II: Operation nach Harrington über 18 a; Ergebnisse.

	AW	PO	Gewinn		LW	Verlust	n		Zeit
	83°	41°	42°	51%	51°	10°	13%	43	4,3 a
≤ 60°	55°	21°	34°	62%	33°	12°	21%	8	4,8 a
> 60°	89°	46°	43°	49%	55°	9°	11%	35	4,2 a

werden. Bei sehr schweren Fällen ist es von Vorteil, die Korrektur langsam vorzunehmen und in zwei Sitzungen zu operieren.

LITERATUR

Bauer, R.: Die operative Behandlung der Skoliose, Huber/Bern, (1979).

Collis, D. K., I. V. Ponseti: Long-Term follow-up of Patients with idiopathic Scoliosis treated Surgically. J. Bone Jt. Surg. 51-A, 425, (1969).

Fauchet, M. R.: Traitement chirurgical des Scolioses. Rev. Lyonnaise de méd. 17, 415 (1968).

Kostuik, J. P.: Decision Making in Adult Scoliosis. Spine 4, 521 (1979).

Kostuik, J. P., J. Israel, J. E. Hall: Scoliosis Surgery in Adults. Clin. Orthop. 93, 225 (1973).

Peyer, J.: Die Skoliose beim Erwachsenen. 61. Tagung der D.G.O.T. (1974).

Stagnara, P.: Prognose kindlicher und jugendlicher Skoliosen. Orthopäde 1, 241 (1973).

Stagnara, P., D. Fleury, R. Fauchet, Mazoyer, B. Biot, C. Vauzelle, P. Jouvinroux: Scolioses majeures de 1 adulte supérieures à 100°. Rev. Chir. Orthop. 61, 101 (1975).

Stagnara, P.: Tratetment chirurgical des Scolioses majeures de l'adulte. Journées de la Scoliose, Lyon (1979).

Zielke, K., B. Pellin: Ergebnisse operativer Skoliosen- und Kyphoskoliosen-Behandlung beim Adoleszenten über 18 Jahre und beim Erwachsenen. Z. Orthop. 113, 157 (1975).

Rippenbuckelresektion bei Skolioseoperationen

von H. Hirschfelder und D. Hohmann

In der Orthopädischen Universitätsklinik Erlangen wurden in den letzten zehn Jahren 127 dorsale Spondylodesen bei Skoliose durchgeführt, 15mal kombiniert mit einer Rippenbuckelresektion. Der Grund für die Häufigkeit der Rippenbuckelresektion liegt einmal in unserem Patientengut, das zu 45% Skoliosengrad IV (nach *Ponseti*) aufweist, zum anderen versuchen wir gezielt, die operationstechnischen Vorteile einer Rippenbuckelresektion auszunutzen.

Bei der Indikationsstellung wird zunächst der Wunsch des Patienten nach kosmetischem Gewinn berücksichtigt. Die 2. Voraussetzung ist, daß ein spitzwinkeliger Rippenbuckel vorliegt, da nur hier eine kosmetische Besserung ohne zusätzliche Lungenrestriktion erwartet werden kann. Wir fertigen hierzu Röntgen-Tangentialaufnahmen des Rippenbuckels an, in den letzten zwei Jahren auch vermehrt Computertomographien, um uns über die anatomischen Verhältnisse Klarheit zu verschaffen. 3. Kriterium für die Indikation ist der operativ-technische Vorteil einer Rippenbuckelresektion.

Die übliche Methode einer Rippenbuckelresektion nach *Narawcevic* beinhaltet nach der paraspinalen Resektion der Rippen eine Osteosynthese der distalen Rippenenden mit den Querfortsätzen ein bis zwei Etagen tiefer. Wir führen eine alleinige Rippenresektion von den Kostotransversalgelenken bis zur hinteren Axillarlinie durch, ohne primäre Wiederherstellung der Kontinuität des knöchernen Thorax. Die Operationszeit wird dadurch nicht wesentlich verlängert, dadurch der intraoperative Blutverlust nicht verstärkt und das Allgemeinbefinden der Patienten nicht zusätzlich beeinträchtigt. Zum andern erhält man aus den entnommenen Rippen reichlich hochwertiges autologes Spanmaterial, das für die Spondylodese verwendet wird. Die Nachbehandlung unterscheidet sich nicht von anderen Skolioseoperationen: äußere Rumpffixation mit Gips- und Ortholenmieder über 12-18 Monate, isometrische Kranken-

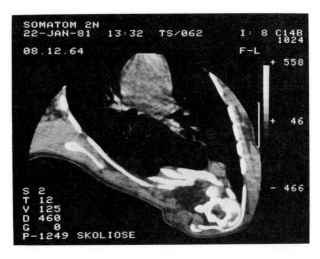

Abb. 1: Computer-Tomogramm zur Darstellung der anatomischen Verhältnisse eines Rippenbuckels.

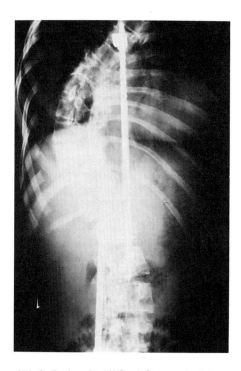

Abb. 2: Fusion der LWS mit Spanmaterial aus den resezierten Rippen (Fusion der BWS folgt in 2. Sitzung).

auf eine zusätzliche Beckenspanentnahme völlig verzichtet werden konnte. Bei drei anderen Patienten wurde in erster Sitzung die Deliberierung der Wirbelsäule mit *Harrington*-Distraktion durchgeführt, die Rippenmasse wurde dazu verwendet, eine lumbale Spondylodese durchzuführen, so daß in zweiter Sitzung nur noch die thorakale Fusion angeschlossen werden mußte. Bei den in zweiter Sitzung vorgenommenen Rippenresektionen wurde das Rippenmaterial in das angefrischte Spondylodesenbett eingefügt.

An rippenbuckelresektionsbedingten Komplikationen stand an erster Stelle eine artifizielle Pleuraeröffnung, die 7mal auftrat und 2mal drainiert werden mußte. Bei einer Patientin mit *Marfan*-Syndrom kam es nach

gymnastik, kombiniert mit Atemgymnastik. Unser Patientengut besteht aus 13 weiblichen und 2 männlichen Patienten, das Durchschnittsalter zum Zeitpunkt der Rippenbuckelresektion betrug 18 Jahre, das präoperative Ausmaß der thorakalen Primärkrümmung betrug 116 Grad nach *Cobb*. 9mal wurde die Rippenbuckelresektion bei der ersten Operationssitzung durchgeführt, 4mal bei der primär eingeplanten zweiten Operationssitzung nach wenigen Wochen. Nur bei zwei Patienten führten wir die Rippenbuckelresektion zum Zeitpunkt der Stabentfernung drei bis fünf Jahre nach der Spondylodeseoperation aus kosmetischen Gründen durch. Das gesamte Rippenmaterial wurde als autologes Spanmaterial verwendet. Bei zwei Operationen konnte so viel Rippenmaterial entnommen werden, daß

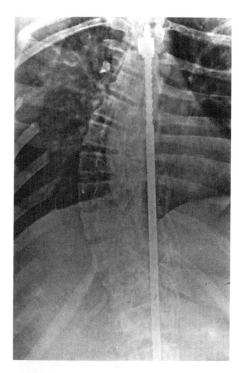

Abb. 3: B. S., ½ Jahr nach Rippenbuckelresektion.

der Rippenbuckelresektion durch Stellungsänderung der Skapula zur Kaudalverlagerung der Klavikula mit Engpaßsyndrom des Plexus brachialis, das nach Teilresektion der 1. Rippe voll reversibel war. Die gleiche Patientin entwickelte an einem peripheren Rippenstumpf ein inneres Ulkus, das eine Nachresektion und Glättung der Rippe notwendig machte.

Das optische Ergebnis wurde von allen Patienten subjektiv als gut eingestuft, objektiv war das Ergebnis nur mäßig, wenn die torquierten Wirbelkörper die Deformierung verursachten. Bei zehn Patienten konnte die Lungenfunktion prä- und postoperativ beurteilt werden: Sechs Patienten zeigten eine Besserung der Vitalkapazität zwischen 10 und 100%, drei Patienten unveränderte Werte, lediglich bei einer Patientin war zwei Wochen postoperativ eine wohl schmerzbedingte Einschränkung der Vitalkapazität von 12% zu erkennen.

Zur Beurteilung von Rippenneubildung durch das belassene Periost konnten wir zehn Patienten länger als drei Jahre beobachten. Alle sechs Patienten, bei denen die Rippenbuckelresektion im Alter von 12-17 Jahren vorgenommen wurde, zeigten röntgenologisch eine knöcherne Neubildung der Rippen mit wiedergewonnener Kontinuität des knöchernen Thorax. Bei einer 20jährigen war diese Rippenneubildung unvollständig, drei Patienten zwischen 20 und 24 Jahren zeigten röntgenologisch keinen sicheren Aufbau von knöchernen Rippenanteilen, allerdings zeigt uns auch hier eine computertomographische Untersuchung einer heute 29jährigen, fünf Jahre postoperativ, ein knöchernes Regenerat der resezierten Rippen.

Zusammenfassend kann betont werden, daß eine Rippenbuckelresektion als Zusatzoperation einer Spondylodese häufiger als allgemein üblich durchgeführt werden sollte: Bei relativ geringem operativen Aufwand kann doch ein deutlicher kosmetischer Gewinn erzielt werden; mindestens genauso wichtig beurteilen wir die operativ-technischen Vorteile bei der Indikationsstellung zu einer Rippenbuckelresektion.

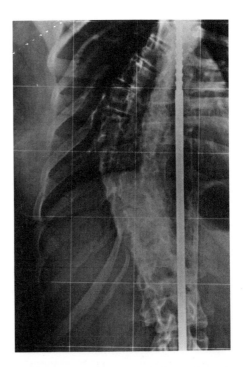

Abb. 4: B. S., 2½ Jahre nach Rippenbuckelresektion. Die Kontinuität des knöchernen Thorax ist wiederhergestellt.

LITERATUR

Bauer, R.: Die operative Behandlung der Skoliose. Verlag Hans Huber (1979).

Grünberg, U., M. Baacke: Plexus-brachialis-Parese nach operativer Skoliosebehandlung nach Rippenbuckelresektion. Z. Orthop. 110, 538-539 (1972).

Manning, C. W., F. J. Prime, P. A. Zorab: Partial costeotomy as a cosmetic operation in scoliosis. Journal of Bone and Joint Surgery 55B, 521-527 (1973).

Matzen, P. F.: Orthopädische Operationen an der Wirbelsäule. Aus: Chirurgische Operationenslehre Band 2/1, 8. Auflage. Johann Ambrosius Barth Verlag Leipzig (1973).

Schöllner, D.: Steigerung der Vitalkapazität durch Rippenbuckelresektion mit der Brustkorbdehnungstechnik. Z. Orthop. 109, 637-649 (1971).

Schöllner, D., D. Hohmann: Techniken und Ergebnisse der Rippenbuckelresektion. Orthopäde 1, 264-270, Springer Verlag (1973).

Zielke K., B. Pellin: Ergebnisse operativer Skoliose- und Kyphoskoliosenbehandlung beim Adoleszenten über 18 Jahre und beim Erwachsenen. Z. Orthop. *113*, 157-174, (1975).

Die Rippenbuckelresektion als kosmetische Zweitoperation nach dorsaler Spondylodese

von G. Pflüger und F. Meznik

Der Wunsch, vor allem weiblicher Patienten, nach möglichst optimalem kosmetischem Ergebnis nach einer Skolioseoperation läßt uns in zunehmendem Maße die Indikation zur Rippenbuckelresektion finden, wenngleich es sich auch heute noch um eine relativ seltene Operation handelt. Belastend für den Patienten sind nicht Schmerz- oder kardiorespiratorische Probleme, sondern rein das entstellende Aussehen durch die Deformierung der Rippen auch bei stabiler Spondylodese. Grundsätzlich unterscheidet man zwei Typen von Rippenbuckeln, und zwar den bogenförmigen, der im wesentlichen durch ein Ausladen der Rippen nach dorsal verursacht wird und den kielförmigen, der einerseits durch ein spitzwinkeliges Abknicken der Rippen verursacht wird und bei dem andererseits die Deformität zusätzlich durch Rotation der Wirbelsäule und der Querfortsätze mitbedingt ist. Häufig kommt dann noch eine vermehrte Kyphose hinzu.

Patientengut

Zwischen dem 12. 2. 1973 und dem 13. 9. 1980 wurden an der Orthopädischen Klinik Wien insgesamt 26 Patienten operiert. Es handelte sich dabei um 25 weibliche und 1 männlichen Patienten, um 21 idiopathische, 3 paralytische und 2 kongenitale Skoliosen. Das Patientenalter zum Zeitpunkt der Operation lag zwischen 15 und 35 Jahren, im Durchschnitt 19¾ Jahre. Die vorangegangene dorsale Spondylodese nach *Harrington* lag zwischen zwei und zehn Jahren zurück, im Durchschnitt fünf Jahre und sieben Monate. Die Rippenbuckelresektion war lediglich bei höchstgradigen Skoliosen als Zweitoperation erforderlich. Der präoperative Skoliosewinkel nach *Cobb* betrug zwischen 62° und 142°, im Durchschnitt 94°. Der postoperative Skoliosewinkel nach dorsaler Spondylodese betrug zwischen 32° und 91°, im Durchschnitt 64°. Die Kyphose der Patienten variierte zwischen 0° und 100°, im Durchschnitt 36°.

Indikation zum operativen Vorgehen:

Ein hochgradiger, kosmetisch und funktionell vor allem beim Sitzen und Liegen störender Rippenbuckel, wobei Psyche und kosmetische Allgemeinerscheinung mit in das Kalkül gezogen wurden. Vor allem bei höhergradiger Kyphose bzw. kielförmigem Rippenbuckel erfolgte eine entsprechende Information der Patienten, um eine überdurchschnittliche Erwartung zu verhindern. Bedingung für das operative Vorgehen war eine stabile Spondylodese.

Operationstechnik

Paramedianer Längsschnitt über dem Scheitel des Rippenbuckels, Spalten der dorsalen Faszie und Eingehen auf die Rippen in Spaltrichtung des Musculus trapezius und Musculus latissimus dorsi. Üblicherweise waren drei Fensterungen der Muskulatur ausreichend. Anschließend subperiostale Darstellung sämtlicher deformierter Rippen und Erhaltung derselben. Erst nach Beurteilung des gesamten Thoraxkäfigs und dessen Deformierung wird das exakte Ausmaß der notwendigen Rippenresektion bestimmt. Medial werden die Rippen in der Höhe der Querfortsätze mit der Rippenschere abgesetzt und lateral knapp unter dem Niveau der fusionierten Wirbelsäule. Anschließend werden die Querfortsätze exakt mit dem Raspatorium dargestellt und mit dem Lüer mitsamt den verbleibenden Rippenstümpfen abgetragen. Wenn notwendig, wird auch noch von der durch die Rotation prominierenden Fusionsmasse mit dem Meißel eine entsprechende

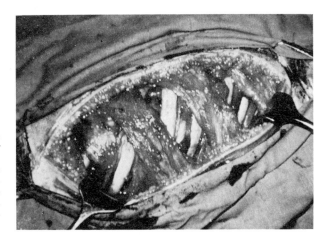

Abb. 1: Operationssitus der M. trapezius bzw. latissimus dorsi in der Verlaufsrichtung der Muskelfasern längsgespalten, dadurch Bildung dreier Fensteröffnungen. Nach subperiostaler Präparation der deformierten Rippen leichte Beurteilbarkeit des nötigen Resektionsausmaßes.

Knochenlamelle abgesetzt. Bei Eröffnen der Pleura, was während der ersten 12 Operationen bei 8 Patienten der Fall war, wurde eine Bülau-Drainage eingelegt. Bei einzelnen weiteren kleinen Öffnungen des Thorax wurde lediglich die Lunge überbläht und die Pleura übernäht. Drainage der tiefen Muskulatur sowie der Subkutis, schichtweiser Wundverschluß, intrakutane Hautnaht und Verkleben der Wunde mit Steristrips.

Postoperative Maßnahmen
Atemgymnastik ab dem 1. postoperativen Tag.
Im Falle einer notwendigen Bülau-Drainage erfolgt die Drainentfernung am 2. postoperativen Tag nach erfolgter Klemmung, routinemäßig wurden die Patienten ab dem 2. postoperativen Tag querbettgesetzt und durften am 3. postoperativen Tag aufstehen. Die Hospitalisation betrug zwischen 10 und 14 Tagen.

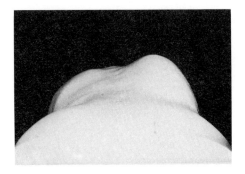 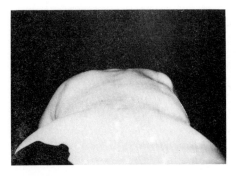

Abb. 2a und 2b: Pat. G. M.; prä- und postoperativ ausgezeichnetes Ergebnis nach Rippenbuckelresektion, wobei der Operationserfolg einerseits durch den kostalen Typ des Rippenbuckels, andererseits durch eine geringe Minusdeformität auf der Konkavität der Wirbelsäule beeinflußt wird.

Ergebnisse

Die Beurteilung der Rippenbuckelhöhe wurde einerseits klinisch in der herkömmlichen Weise gemessen, andererseits röntgenologisch durch tangentiale Aufnahmen dokumentiert. Zur Beurteilung des postoperativen Ergebnisses dienten Vergleichsaufnahmen im tangentialen Strahlengang prä- und postoperativ. Die Höhe des Rippenbuckels betrug präoperativ zwischen 3 und 9,5 cm, im Durchschnitt 5,8 cm. Nach operativer Korrektur fand eine Reduktion der Höhe auf 0,5 bis 5,5 cm, im Durchschnitt auf 2,7 cm entsprechend 53% Korrektur statt. Auch in den Fällen mit kielförmigen Rippenbuckeln, wo rein prozentuell nur ein mäßiger Korrekturerfolg erzielbar war, ließ sich durch die Abtragung des Kieles ein kosmetisch und subjektiv befriedigendes Ergebnis erzielen. Die Beurteilung des subjektiven Operationserfolges erfolgte nach den Kriterien „unzufrieden", „zufrieden" und „sehr zufrieden", wobei 11 Patienten mit dem Operationsergebnis zufrieden waren und 14 es als sehr zufriedenstellend beurteilten. Die postoperative Beobachtungszeit betrug zwischen drei Monaten und 5½ Jahren, im Durchschnitt 2¾ Jahre. Während dieser Zeit kam es zu keiner Änderung des postoperativen Ergebnisses. Die Regeneration der subperiostal resezierten Rippen erfolgte sehr schnell, so daß bereits nach drei bis vier Wochen röntgenologisch die Rippenregenerate beginnend sichtbar werden und nach drei Monaten bereits in ihrer vollen Kontinuität vorhanden sind.

Lungenfunktion

Routinemäßig wurde prä- und postoperativ eine Lungenfunktionsuntersuchung durchgeführt, wobei die Zeit nach der Operation im Durchschnitt 1½ Jahre ± 1 betrug. Die chirurgische Korrektur der Thoraxdeformi-

Tab. I:

Name	Skoliose bei Ri-Bu-Res.	Kyphose	Ri-Bu präop.	postop.	Korr. %	Jahre postop.
H. C.	45°	15°	7,5 cm	3,5 cm	54%	5
M. G.	91°	100°	6 cm	4 cm	33%	6
D. A.	87°	89°	7,6 cm	5,3 cm	31%	4
W. E.	73°	55°	7,3 cm	4,1 cm	44%	4
R. M.	82°	48°	9,2 cm	5,5 cm	41%	1
H. E.	51°	0°	6,5 cm	3,3 cm	49%	5
W. M.	78°	22°	6,3 cm	1,8 cm	71%	4,5
G. M.	74°	30°	6,5 cm	1,8 cm	72%	0,5
R. R.	48°	13°	4,5 cm	1,9 cm	38%	5,5
L. A.	43°	12°	6 cm	3 cm	50%	4
M. E.	61°	24°	5,5 cm	1,8 cm	67%	4,5
K. S.	86°	62°	9,5 cm	5,5 cm	42%	5
B. R.	78°	42°	5,8 cm	2,2 cm	62%	3,5
W. M.	41°	22°	5,4 cm	1,2 cm	78%	3
S. F.	90°	58°	5,3 cm	3 cm	43%	5,5
B. I.	60°	17°	4,6 cm	2,9 cm	37%	2
S. I.	32°		3,5 cm	0,5 cm	86%	1
P. E.	66°	31°	3 cm	2 cm	33%	0,5
M. M.	70°	45°	6,1 cm	3,4 cm	44%	1,5
G. M.	53°	13°	4,5 cm	1,5 cm	66%	2
W. D.	66°	22°	4,9 cm	2 cm	59%	0,5
B. E.	70°	80°	6,5 cm	3,7 cm	43%	1
R. R.	52°	35°	3,5 cm	1 cm	71%	1
N. E.	56°	52°	4,5 cm	2,7 cm	40%	0,5
W. S.	63°	22°	5,3 cm			0,5
G. M.	48°	0°	4,3 cm	1,4 cm	67%	0,25

tät führte zu einer signifikanten Verkleinerung der Lungenvolumina (Erniedrigung d. VK 8%) bei gleichbleibender Atembalance. Die Ventilationswerte blieben unverändert, bei der MVV besteht ein leichter Trend zu besseren Werten. Die Belastungswerte blieben unverändert. Insgesamt ist durch die Rippenbuckelresektion keine Verschlechterung der Lungenfunktion zu erwarten.

Komplikationen

In einem Fall kam es zu einer postoperativen respiratorischen Insuffizienz, die eine maschinelle Beatmung für einige Tage notwendig machte. In einem Fall kam es zu einer oberflächlichen Wundheilungsstörung, in einem weiteren Fall zu einer Hautnekrose im Bereich des Restrippenbuckels. Ursache für die Nekrose war eine zu großzügige Hautexzision, die wir seit dieser Komplikation unterlassen.

Diskussion

Das operative Vorgehen wurde nach Angaben von A. Ponte in allen Details übernommen. Lediglich die von ihm angegebene oväläre Hautresektion wurde von uns nach anfänglicher Komplikation unterlassen, unseres Erachtens ist die modellierende Kraft der Haut für das postoperative kosmetische Ergebnis nicht entscheidend. Wesentlich erscheint uns das atraumatische Vorgehen in den Spaltrichtungen der Muskulatur und die richtige Beurteilung des Resektionsausmaßes sowohl was die Quantität der Rippen anbelangt als auch das Ausmaß nach lateral und die notwendige Resektion an Querfortsätzen und der Fusionsmasse. Die anfangs nach Eröffnung der Thoraxhöhle durchgeführte Bülau-Drainage führt in allen Fällen zu einer deutlich erhöhten postoperativen Schmerzhaftigkeit. Wir haben seit Anfang 1975 in den nur mehr seltenen Fällen einer kleinen Eröffnung der Thoraxhöhle jeweils die Pleura nur übernäht und dadurch keine Komplikationen von seiten der Lunge gesehen. Die durchwegs positive subjektive Beurteilung der Patienten zum Operationsergebnis ließ sich nicht immer durch den Behandler objektivieren. Ganz deutlich beeinflussen hohe Restskoliose, kielförmiger Rippenbuckel, Rotation der Wirbelsäule und hochgradige Kyphose das postoperative Ergebnis. Der durch dieses Schicksal betroffene Skoliosepatient ist aber auch für die Reduktion des Rippenbuckels um knapp über $1/3$ dankbar und beurteilt die Rundung der Deformität sowie die Besserung beim Sitzen und Liegen als positiv.

Evozierte Potentiale bei Skolioseoperationen – klinische und experimentelle Untersuchung

von K. Mitzkat und M. Bartels

Bei Skolioseversteifungen liegt die kritische Phase im Hinblick auf neurologische Komplikationen im Moment der Aufdehnung. Dem bis dato noch gültigen und auch forensisch wichtigen Aufwachtest haftet der Nachteil an, daß man das neurologische Bild unter der Operation erst prüfen kann, wenn die Aufdehnung vollzogen ist, d. h., der mögliche spinale Schaden schon gesetzt ist. Es ist deshalb verständlich, daß man von seiten der orthopädischen Chirurgie eine sensiblere „Frühwarnmethode" gesucht hat und zurückgriff auf neurophysiologische Erkenntnisse, basierend auf der Arbeit von *Dawson* (1947). In ihr wird zum ersten Mal die Meßmöglichkeit der evozierten Potentiale beschrieben.

Das Grundprinzip dieser Methode beruht darin, daß multiple Reizung eines peripheren Nerven zu kortikalen Aktivitäten führt, die sich über einen Summierungseffekt (Averaging) in einem bestimmten Potential darstellen lassen, dem sogenannten somatosensorischen evozierten Potential (Abb. 1).

Es gibt mehrere Möglichkeiten der Reiz- bzw. Ableitmethodik:

1. Elektrische Reizung eines peripheren Nerven oder visuelle bzw. akustische Stimulation und Ableitung der (somatosensorischen) evozierten Potentiale mit Elektroden von der Kopfhaut.
2. Periphere Stimulation und Ableitung der spinalen evozierten Potentiale über den Dornfortsätzen.
3. Stimulation eines peripheren Nerven oder der Anteile des Conus medullaris mit thorakaler extraduraler Ableitung.
4. Thorakale extradurale Reizung (der Hinterstränge) und subarachnoidale Ableitung aus dem Conus-medullaris-Bereich.

Im Tierexperiment am Kaninchen konnten wir zeigen, daß bei der Aufdehnung experimentell erzeugter Skoliosen unter Barbitu-

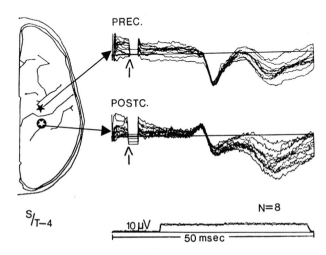

Abb. 1: Somatosensorische Potentiale, abgeleitet von der Prä- und Postzentralregion. Darstellung des Summierungseffektes (nach J. E. Desmedt, 1980).

ratnarkose das somatosensorische evozierte Potential mit zunehmender Distraktion in der Amplitude abnahm; die Basis des Potentials wurde verbreitert und die Latenzzeit vergrößert (Abb. 2).

Experimentell stellen die somatosensorischen evozierten Potentiale ein gutes neurophysiologisches Kontrollsystem der spinalen Funktion unter der Distraktionsphase der Wirbelsäule dar.

Bei der klinischen Anwendung am wachen und narkotisierten Patienten ist die Messung der somatosensorischen evozierten Potentiale wesentlich problematischer. Prinzipiell werden Amplitude und Latenz der somatosensorischen evozierten Potentiale durch folgende Variablen beeinflußt:

1. Elektrodenlage
2. Vigilanz
3. Temperatur (Latenzverlängerung durch geringere Leitgeschwindigkeit des peripheren Nervens bei Abnahme der Oberflächentemperatur)
4. Blutdruck und
5. Narkotika.

Gerade die Narkotika beeinflussen das somatosensorische evozierte Potential erheblich. Schon *Engler* (1978) stellt die Messung der somatosensorischen Potentiale bei Skolioseoperationen unter Halothan-Lachgas-Narkose als problematisch dar. Von anästhesiologischer Seite wurden von *Clark* (1973) die Einflüsse der verschiedenen Narkotika auf das somatosensorische evozierte Potential beschrieben.

Es ließ sich nachweisen, daß Barbiturate keinen Effekt auf die somatosensorischen Potentiale haben, Lachgas eine erhebliche Amplitudenverringerung bis zur Auslöschung des Potentials bewirken kann, ebenso die Kombinationsnarkose Halothan + Lachgas – hier ließen sich die einzelnen Narkotika isoliert nicht prüfen.

Wir haben klinisch den Einfluß der Halothan-Lachgas-Narkose auf das somatosensorische evozierte Potential untersucht und können diese Literaturangaben nur bestätigen (Abb. 3).

Weiterhin haben wir den Einfluß der Kombinationsnarkose Fentanyl-Lachgas auf das

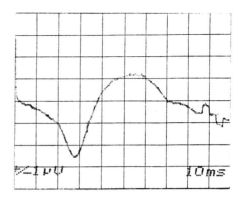

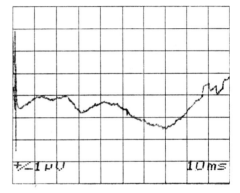

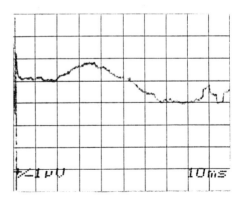

Abb. 2: Amplitudenverringerung und Basisverbreiterung des somatosensorisch evozierten Potentials bis zur völligen Auslöschung bei einem Querschnitt unter der Distraktion einer experimentell erzeugten Skoliose am Kaninchen.

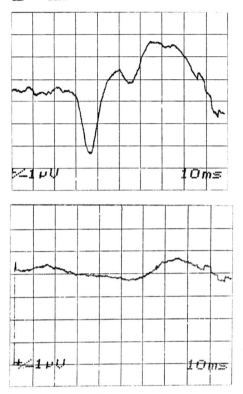

Abb. 3: Gegenüberstellung des somatosensorischen Potentials im wachen Zustand und beim selben Patienten unter Halothan-Lachgas-Narkose. Das Potential ist ausgelöscht.

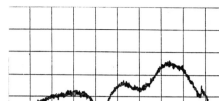
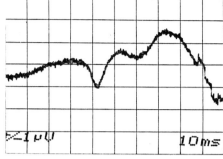
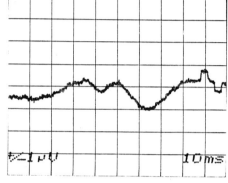

Abb. 4: Gegenüberstellung des somatosensorischen Potentials im wachen Zustand und am selben Patienten unter Fentanyl-Lachgas-Narkose. Deutliche Amplitudenabnahme.

somatosensorische evozierte Potential klinisch geprüft und fanden eine deutliche Amplitudenabnahme des Potentials (Abb. 4).

Desmedt (1980) legt in seinem grundlegenden Standardwerk über die Kriterien der evozierten Potentiale eindeutig fest, daß bei der Auswertung von gemessenen evozierten Potentialen international bestimmte Bedingungen beachtet werden müssen, um die gemessenen biologischen Signale richtig werten zu können und – im Hinblick auf die klinische Verwertbarkeit – fatale Irrtü-

mer zu vermeiden. Im Operationssaal muß eine Stabilisierung des gesamten neurophysiologischen Systems erreicht werden. *Desmedt* fordert hier z. B. eine „elektrische Ruhe" von 15 Minuten. Diese Zeit ist erforderlich, um eine allgemeine Stabilisierung des neurophysiologischen Systems zu erreichen und die über angeschlossene Meßsysteme aufgetretenen Hintergrundaktivitäten als unkontrollierte Einflüsse auszuschließen.

Sowohl die anästhesiologischen Einflüsse auf die somatosensorisch evozierten Potentiale als auch die Veränderungen unter der Distraktionsphase bei Skolioseoperationen lassen bis heute nicht den Schluß zu, daß die somatosensorischen evozierten Potentiale ein verläßliches Kriterium darstellen, um mögliche spinale Läsionen frühzeitig zu erfassen. Wir sind deshalb sowohl klinisch als auch experimentell zur Messung der spinalen evozierten Potentiale übergegangen. Bei dieser Meßmethode dürfte der Einfluß des Narkotikums weitaus geringer sein.

Nach Stimulation eines peripheren Nerven (Nervus tibialis) haben wir die spinalen Potentiale thorakal extradural oberhalb der Fusionsstrecke vor, während und nach der Distraktion abgeleitet (Abb. 5).

Die Amplitude der spinal evozierten Potentiale war relativ gering (0,25 bis 0,5 µv). (Die Potentiale wiesen zahlreiche „peaks" auf, deren Zuordnung im einzelnen noch umstritten ist).

Nach unseren Erfahrungen haben wir in der Ableitung der spinal evozierten Potentiale eine neurophysiologische Methode, um unter der Distraktion „störungsfrei" die spinale Funktion zu messen. Vor der klinischen Anwendung stehen aber noch elektrophysiologische Untersuchungen und die Klärung meßtechnischer Probleme.

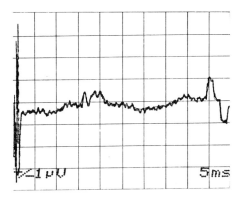

Abb. 5: Klinisch gemessenes spinal evoziertes Potential bei Stimulation eines peripheren Nerven (Nervus tibialis) und thorakaler extraduraler Ableitung oberhalb der Spondylodesestrecke.

LITERATUR

Brown, R. H., C. L. Nash: Current status of Spinal Cord Monitoring. Spine 4 (1979) 466-470.

Clark, D. L., E. C. Hosick, B. S. Rosner: Neurophysiological effects of different anesthetics in unconsious man. J. Appl. Physiol. 31 (1971) 884-891.

Clark, D. L., B. S. Rosner: Neurophysiological effects General Anesthetics. Anesthesiology 38 (1973) 564.

Dawson, G. D.: Cerebral Responses to Electrical Stimulation of Periphere Nerve in Man. J. Neurol., Neurosurg. and Psychiat. 10 (1947) 137-140.

Desmedt, J. E.: Clinical uses of Cerebral Brainstem and Spinal Somatosensory Evoked potentials. Prog. clin. Neurophysiol., Vol 7. Karger, Basel 1980.

Engler, G. L., N. I. Spielholz, W. N. Bernhard, N. Danziger, H. Merkin, T. Wolff: Somatosensory Evoked Potentials during Harrington instrumentation for Scoliosis. J. Bone Jt. Surg. 60-A (1978) 528-532.

Eulert, J., K. Mitzkat, M. Stöhr, J. Gekeler: Zur Anwendung evozierter Potentiale bei Skolioseoperationen. Z. Orthop. 118 (1980) 630.

Nash, C. L., L. A. Schatzinger, R. H. Brown, J. Brodkey: The Unstable Thoracic Compression Fracture; its Problems and the Use of Spinal Cord Monitoring in the Evaluation of Treatment. Spine 2 (1977) 261-265.

Nash, C. L., R. Loring, L. A. Schatzinger, R. H. Brown: Spinal Cord Monitoring During Operative Treatment of the Spine. Clin. Orthop. 126 (1977) 100-105.

Tamaki, T., H. Tsuji, S. Inone, K. Kabayashi: The Preventing of Iatrogenic Spinal Cord Injury Utilizing the Evoked Spinal Cord Potential. Int. Orthop. (Sicot) 4 (1981) 313-317.

Experimentelle Untersuchung der Effektivität von Winkelplatten zur Verbesserung des Schraubenhaltes im Wirbelkörper

von H. Stürz

Bei den ventralen Operationen der Skoliose nach *Dwyer* und nach *Zielke* erfolgen Korrektur und Stabilisierung über Schrauben im Wirbelkörper. Diese Schrauben werden transversal belastet und nicht in der Längsachse, wie das für Schraubenverbindungen sonst die Regel ist. Die Abstützung der Schrauben erfolgt überwiegend an der Kortikalis unter dem Schraubenkopf. Deren Tragfähigkeit ist jedoch begrenzt, so daß die Schrauben relativ schnell seitlich wandern und die Wirbelkortikalis durchschneiden. Damit verliert das System an Korrekturwirksamkeit und Stabilität. Zur Verbesserung des Schraubenhaltes bei rechtwinkligem Kraftansatz hat *Dwyer* Klammern angegeben, die über Deck- und Grundplatte des Wirbelkörpers gesetzt oder seitlich eingetrieben werden können. *Zielke* benutzt zum gleichen Zweck Winkelplatten. Über die tatsächliche Wirksamkeit dieser Hilfsmittel liegen keine systematischen Untersuchungen vor, wenn man von den Angaben *Dwyers* absieht und von den Untersuchungen durch *Michel* und Mitarb. an einer Wirbelsäule sowie *Dunn* und *Bohlstad* an sechs Wirbelsäulenpräparaten.

Wir haben zunächst die Gesetzmäßigkeiten der Schraubenlösung bei transversalem Zug an 153 Wirbeln von 59 Wirbelsäulen des Alters 6-80 Jahre untersucht.

Das Kraft-Weg-Diagramm zeigt einen linearen Kraftanstieg zum Beginn, das ist der Bereich des festen Schraubensitzes. Dann beginnt die Schraubenlösung, die sich als Abflachung der Kurve mit Plateaubildung darstellt. In diesem Bereich wandert der Schraubenkopf seitlich unter Zerstörung der Wirbelkörperkortikalis, ohne daß die erforderliche Kraft wie bisher konstant weiter steigt. Sie steigt erst wieder zunehmend steil an, wenn die Schraube um 30-45° verkippt ist und immer mehr auf Längszug belastet wird. Am Kurvengipfel erfolgt dann der komplette Ausriß. Die Kraft, mit der die seitliche Schraubenbewegung beginnt, haben wir als Lösungskraft bezeichnet, die maximale Kraft am Ende des Lösungsvorganges als Auszugskraft.

Die Lösungskraft beträgt 48% der Auszugskraft. Wir bestimmten Mittelwerte von 300 N am BWK 5/6, 430 N am BWK 11/12 und 580 N am LWK 3/4/5 für die Lösungskraft.

Bei Individuen unter zehn Jahren und über 55 Jahren verringerten sich diese Werte noch einmal um 50%.

Den Effekt von Winkelplatten und Klammern bestimmten wir im Paarvergleich an jeweils zwei benachbarten Wirbelkörpern, indem wir Lösungs- und Auszugskraft bei Zug ohne Platte und mit Platte gegenüberstellten. Die Lösungskraft erfährt durch die Winkelplatte eine Zunahme um 92% und auch die Auszugskraft steigt um 22%.

Durch die Verwendung der Winkelplatte im Wirbelkörper wird die erforderliche Lösungskraft bzw. der Schraubenhalt also annähernd verdoppelt.

Weitere Paarvergleiche mit verschiedenen Platten- und Schraubenimplantationen erfolgten jetzt immer im Vergleich zum Bezugswert der VDS-Schraube mit Winkelplatte, um zu ermitteln, ob eine entsprechende Steigerung der erforderlichen Lösungskraft auch mit anderen Mitteln bewirkt werden kann. Die Ergebnisse sind in Tab. I zusammengestellt. Bei Auflegen der Winkelplatte auf die unversehrte Wirbelkörperdeckplatte ergibt sich eine weitere Steigerung des Schraubenhaltes von 39%. Die *Dwyer*-Klammer bewirkte im Wirbelkörper eine Festigkeitszunahme von 23% und über

Tab. I: Lösungskraft verschiedener Implantationen im Vergleich zur VDS-Schraube mit Winkelplatte nach Ziehlke.

1. Winkelplatte auf der Deckplatte	+ 39%	(n = 34)
2. *Dwyer*-Klammer im Wirbelkörper	+ 23%	(n = 32)
3. *Dwyer*-Klammer über Deck- und Grundplatte	+ 33%	(n = 32)
4. gabelförmige Winkelplatte	+ 26%	(n = 32)
5. diagonale Schraubenimplantation	+ 45%	(n = 24)

Deck- und Grundplatte gesetzt von 33%. Eine gabelförmige Winkelplattenkonstruktion erbrachte eine Verbesserung von 26%. Die höchste Steigerung der erforderlichen Lösungskraft von 45% erbrachte allerdings die diagonale Schraubenimplantation in Zugrichtung ohne Zusatzimplantat. Andere Plattenformen, die zu Versuchszwecken konstruiert wurden, ergaben keine Steigerung der Verankerungsfestigkeit, teilweise führten sie zu Wirbelkörperbrüchen und zur Verminderung der erforderlichen Lösungskraft.

Zusammenfassend ergaben die Untersuchungen eine Verdoppelung der Verankerungsstabilität von Schrauben im Wirbelkörper gegenüber einer transversal ansetzenden Lösungskraft bei zusätzlicher Implantation der Winkelplatten nach *Zielke* und der Klammer nach *Dwyer*.
Noch effektiver ist jedoch die diagonale Implantation der Schraube in Zugrichtung.

Ergebnisse der operativen Skoliosebehandlung mit dem Instrumentarium nach Harrington

von K. A. Matzen und H. Stürz

In den Jahren 1973-1977 wurden an der Orthopädischen Klinik München 73 Skoliosepatienten unter Verwendung des *Harrington*-Instrumentariums operativ behandelt. Das Geschlechtsverhältnis war 65 weibliche zu 8 männlichen Patienten. Das durchschnittliche Operationsalter betrug 15 Jahre, der jüngste Patient war 11, der älteste 22 Jahre alt.
62 Patienten waren zum Zeitpunkt der Operation jünger, 11 Patienten älter als 17 Jahre.

Nach der Ätiologie der Skoliose ließ sich folgende Einteilung vornehmen:

Idiopathische Skoliosen:	62 Pat.	86%
Lähmungsskoliosen:	1 Pat.	1,2%
Kongenitale Skoliosen einschließl. *Marfan*	10 Pat.	12,8%.

Nach dem Schweregrad der Skoliose wurde folgende Einteilung vorgenommen:

Krümmung bis 60° *Cobb*	9 Patienten
Krümmung 60 bis 90° *Cobb*	50 Patienten
Krümmung über 90° *Cobb*	14 Patienten.

Zur Auswertung wurden Wirbelsäulenganzaufnahmen im Stehen präoperativ und im weiteren postoperativen Verlauf herangezogen. Die gewonnenen Daten wurden statistisch ausgewertet. Da das Datenmaterial teilweise starke Abweichung von der Normalverteilung aufwies, wurden verteilungsfreie statistische Berechnungsmethoden angewandt. Aus diesem Grund wurde als Schwerpunktmaß der Median zur Berechnung verwendet, unter Angabe der Maximal- und Minimalwerte (s. a. *R. Bauer*: Die operative Behandlung der Skoliose, Huber-Verlag Bern, 1979).

Der Median berechnet sich nach folgender Gleichung:

$$M = X_m + \frac{\frac{N}{2} - \sum_{L=1}^{m-1} f_i}{f_m} \cdot B$$

Bei dem untersuchten Krankengut wurde so ein durchschnittlicher Ausgangswinkel der Primärkrümmung von 75,5° und der Sekundärkrümmung von 52° ermittelt.
Die unmittelbar postoperativen Korrekturergebnisse zeigen erhebliche Unterschiede. In den Jahren 1973/74 wurde im Bereich der Primärkrümmung eine Korrektur von 16° erreicht, 1975 von durchschnittlich 28°, d. h. in den Jahren 1973-1975 ein mittlerer Wert von 20°. Erst durch eine strenge Vereinheitlichung des Operationsverfahrens und die Durchführung der Operation durch einen verantwortlichen Operateur brachte 1976-1977 eine Verbesserung der Korrekturergebnisse auf durchschnittlich 34° *Cobb*. Die Sekundärkrümmung wurde anfänglich um 10°, 1975-1977 im Schnitt um 23° verbessert.
Die prozentuale Korrektur betrug in den Jahren 1973-1975 29% gegenüber 49% der Jahre 1976/77.
Bei den einbogigen Skoliosen ließen sich Korrekturergebnisse nicht in dem für zweibogige Skoliosen gezeigten Maß erzielen. Die erreichte Korrektur lag 1973 bei 19°, steigerte sich über 23° (1974) auf 28° (1977). Die prozentuale Berechnung zeigt Ergebnisse zwischen 20% (1973) und 36% (1977).

Aufschluß über die erreichten Ergebnisse gibt jedoch erst der weitere Verlauf. Es wurden bei der Auswertung die Halteverluste im EDF-Gips bis ein Jahr postoperativ und die weiteren freien Verluste in jährlichen Abständen ermittelt. Der Korrekturverlust im Gips (Halteverlust) betrug im Patientenkollektiv des gesamten Untersuchungszeitraumes der Jahre 1973-1977 durchschnittlich 4,5° *Cobb* bzw. 6%. Die Maximal- und Minimalwerte des Halteverlustes bewegen sich zwischen 0° und 25° *Cobb*. Bei den in den Jahren 1971-1973 operierten Patienten hatte der Halteverlust noch 9,4° betragen. Die Verbesserung wurde durch eine Intensivierung der mobilisierenden Vorbehandlung, durch Verbesserung der Operationstechnik und durch eine 12monatige ununterbrochene Fixierung im EDF-Gips erreicht. Bei dem vorherliegenden Patientenkollektiv war eine nur 6monatige Gipsfixierung und anschließend eine Korsettversorgung vorgenommen worden. Im 2. postoperativen Jahr wurden durchschnittliche freie Verluste von 3,2° ermittelt. Die Maximal- und Minimalwerte lagen zwischen 0° und 13° *Cobb*. Der prozentuale freie Verlust lag bei durchschnittlich 4,2%. Die Tab. I zeigt eine Übersicht der Ergebnisse des Gesamtkollektivs.

Die Zahl und die Art der Komplikationen ist aus Tab. II ersichtlich. Sie wurden in intra- und postoperative Komplikationen unterteilt:

Tab. II: Komplikationen nach Spondylodese nach Harrington.

I. Intra- und unmittelbar postoperative Komplikationen:		
Infektionen:	5 Fälle	7%
Wundrandnekrosen:	3 Fälle	4%
Pleuraeinriß:	1 Fall	1,5%
Hämatothorax:	2 Fälle	3%
Hakenausriß:	9 Fälle	12%
II. Postoperative Komplikationen:		
Pseudarthrosen:	6 Fälle	8%
Stabbruch:	8 Fälle	11%

Neurologische Komplikationen wurden bei diesem Patientenkollektiv nicht beobachtet, ebenso keine intra- oder postoperativen Todesfälle. In allen Fällen wurde intraoperativ in Neuroleptanalgesie zur Überprüfung der motorischen Situation die Narkose so weit abgeflacht, daß der Patient auf Aufforderung Arme und Beine bewegt („wake up"-Test).

Die Infektionen oder Wundrandnekrosen fanden sich vorwiegend bei zwischen 1973-1975 operierten Patienten. In keinem der Fälle mußte das *Harrington*-Instrumentarium wegen einer Infektion entfernt werden. Wegen der relativ hohen Infektionsrate führen wir seit 1975 eine perioperative Infektionsprophylaxe durch.

Bei den Hakenausrissen handelt es sich um Ausrisse des thorakalen Hakens. Sie traten

Tab. I: Ergebnisse nach Spondylodese nach Harrington (n = 73).

		M	Min.	Max.
Alter		15	11	22
Ausgangswinkel		75,5	38	110
Korrektur	°*Cobb*	20/34	0/20	48
	%	29/49	0/26	75
Halteverlust	°*Cobb*	4,5	0	25
	%	6	0	27,5
freier Verlust	°*Cobb*	3,2	0	13
	%	4,2	0	18

bei Extension der Wirbelsäule mit dem Outtrigger oder nach Einsetzen des *Harrington*-Stabes auf und konnten so noch in gleicher Sitzung korrigiert werden. Bei einem Patienten mit einem erheblichen Rippenbuckel brach der thorakale Haken aus, als der Patient in die schon präoperativ in Extension angefertigte Liegeschale eingelegt wurde. Aus diesem Grund werden jetzt die Liegeschalen nach erfolgter Korrektur unmittelbar postoperativ noch in Narkose angelegt.

In einem Fall *(Marfan)* kam es intraoperativ thorakal und lumbal zum mehrmaligen Durchschneiden der implantierten Haken. In diesem Fall mußte letztendlich auf die Implantation des *Harrington*-Instrumentariums verzichtet werden. Die Wirbelsäule wurde fusioniert und im EDF-Gips immobilisiert, hier wurde nur ein geringer Aufrichtungserfolg erzielt.

Die Zahl der Stabbrüche und Pseudarthrosen ist in unserem Krankengut relativ hoch. In einem Teil der Fälle (4) bestand ein direkter Zusammenhang zwischen Stabbruch und Pseudarthrose der Versteifungsstrekke. Die Stabbrüche waren direkt auf die Hypermobilität der Spondylodesestrecke zurückzuführen. In den anderen Fällen wurden die Stabbrüche ohne Pseudarhrosen beobachtet. Sie sind wie *Stürz* et al. im Dauerschwingversuch 1979 nachweisen konnte (Arch. Orthop. Traumat. Surg. 95 (1979, 113), auf Ermüdungsbrüche der Stäbe zurückzuführen. Die Therapie richtet sich nach dem Ausmaß des Korrekturverlustes. Bei geringem Verlust (bis 5°) und anschließend gleichbleibender Krümmung haben wir, um die Fusionsstrecke nicht zu gefährden, die frakturierten Stäbe unter ständiger Beobachtung belassen. Bei starken und weiter zunehmenden Korrekturverlusten haben wir die Stäbe ausgetauscht und die Pseudarthrose saniert.

Vergleichende Langzeituntersuchungen dorsaler Spondylodesen in der Technik nach Risser und Harrington

von W. Küsswetter und W. Robens

Aus dem Krankengut der Orthopädischen Universitätsklinik König-Ludwig-Haus, Würzburg, konnten 156 Patienten mit idiopathischer Skoliose nachuntersucht werden, die im Laufe der letzten 20 Jahre nach verschiedenen Verfahren operiert worden waren.

Aus diesem nachuntersuchten Kollektiv wurden zwei Gruppen gebildet, bei denen entweder das Operationsverfahren nach *Risser/Hibbs* oder das nach *Harrington* angewendet worden war. Dabei wurden solche Fälle ausgewählt, die nach dem präoperativen klinischen und röntgenologischen Befund in bezug auf Geschlecht, Alter, Form, Schweregrad und Ausdehnung der Skoliose möglichst gleiche Ausgangsparameter aufwiesen.

Dabei ergaben sich für S-förmige, rechtskonvexe BWS-Skoliosen zwei Kollektive mit je 18 Patientinnen. Das durchschnittliche Operationsalter lag bei etwa 13,5 Jahren mit einer geringen Varianz. Die Ausdehnung der Skoliose von Neutralwirbel zu Neutralwirbel reichte vom 3. bzw. 4. Brustwirbelkörper bis zum 4. Lendenwirbelkörper. Der Scheitelwirbel der thorakalen Krümmung lag bei BWK 6, der der lumbalen Krümmung bei LWK 2. Der *Cobb*sche Krümmungswinkel konnte im BWS-Bereich mit durchschnittlich etwa 64 Grad, im LWS-Bereich mit durchschnittlich etwa 51 Grad ermittelt werden.

Der Nachuntersuchungszeitraum lag bei dem *Harrington*-Kollektiv bei 4,8 Jahren und beim *Risser/Hibbs*-Kollektiv bei 5,5 Jahren.

Ergebnisse

Der Vergleich der *Cobb*schen Winkel im BWS- und LWS-Bereich ergab unmittelbar postoperativ einen Korrektureffekt von durchschnittlich 26 Grad, während der Korrekturgewinn im LWS-Bereich durchschnittlich 16 Grad betrug.

Demgegenüber betrug der unmittelbar postoperative Korrekturgewinn bei den nach *Risser/Hibbs* operierten Patienten im BWS-Bereich durchschnittlich 21 Grad, im LWS-Bereich durchschnittlich 16 Grad.

Während der erreichte Korrektureffekt bei den mit dem *Harrington*-Distraktionsstab operierten Patienten zum Nachuntersuchungszeitraum unverändert blieb, weisen hier die nach *Risser/Hibbs* operierten Patientinnen einen mäßigen durchschnittlichen Korrekturverlust sowohl im BWS- als auch im LWS-Bereich auf. Dieser zahlenmäßig gering erscheinende durchschnittliche Korrekturverlust zeigt jedoch bei Auswertung eine signifikant höhere Varianz in der Standardabweichung. Das heißt, daß die Korrekturverluste höher sind, als dies im Mittelwert allein zum Ausdruck kommt.

Bei der klinischen Nachuntersuchung ergab sich für die *Harrington*-Patienten eine mittlere Lotabweichung von 2,8 cm gegenüber 3,9 cm bei den nach *Risser/Hibbs* operierten Patientinnen. Die Beweglichkeit der LWS war bei der *Risser*-Gruppe gegenüber dem *Harrington*-Kollektiv deutlich eingeschränkt, was sich in einem verminderten *Schober* lumbalis bestätigte. Das maximale Atemvolumen als Ausdruck der vitalen Funktionsatemfähigkeit betrug bei der *Harrington*-Gruppe im Mittel 1350 ccm und bei dem *Risser*-Kollektiv 1220 ml. Der Unterschied von 10% zusätzlicher Kapazität bei normaler Atemtätigkeit stellt einen signifikant hohen Gewinn der *Harrington*-Gruppe dar.

Auch bei der Wertung der kosmetischen Aspekte waren die Spätergebnisse der *Harrington*-Methode günstiger als die der *Risser/Hibbs*-Methode. Die verbliebene Wirbelsäulenverbiegung war ebenso wie der Rip-

Tab. I: Patientengut und präoperative Befunde.

	Harrington	Risser/Hibbs
Anzahl	18 Patientinnen	18 Patientinnen
Op.-Alter	13,8 ± 1,3 Jahre	13,5 ± 1,1 Jahr
Scheitelwirbel	BWK VI ± 1/LWK II	BWK VI ± 1/LWK II
Ausdehnung	BWK 3 – LWK IV	BWK 4 – LWK IV
Cobb-Winkel	BWS 68° (± 8)	BWS 62° (± 8)
	LWS 52° (± 6)	LWS 50° (± 6)

Tab. II: Unmittelbar postoperative Ergebnisse der Spondylodesen nach Harrington bzw. Risser-Hibbs.

	präop.	Harrington	Risser	präop.
	BWS 68 ± 8	42 ± 6 (42 ± 6)	41 ± 3 (51 ± 5)	62 ± 8
	LWS 52 ± 6	36 ± 4 (36 ± 4)	34 ± 5 (36 ± 7)	50 ± 6
Rippenwirbelkörper-Winkel		40 (58)°	60 (80)°	
Wirbelkörper-Achsenwinkel		95 (82)°	68 (90)°	

Tab. III: Korrekturverluste nach Harrington bzw. Risser-Hibbs Spondylodese.

	Harrington (n = 18)		Risser/Hibbs (n = 18)	
	NA-Zeitraum 4,8 Jahre (± 1,3)		5,5 Jahre (± 1,6)	
	postoperativ	Nachuntersuchung	postoperativ	Nachuntersuchung
Cobb BWS 42° (± 6)		42° (± 6)	49° (± 3)	51° (± 5)
LWS 36° (± 4)		36° (± 4)	34° (± 5)	36° (± 7)

Tab. IV: Ergebnisse der klinischen Nachuntersuchung.

	Harrington	Risser/Hibbs
Lotabweichung	2,8 cm (± 1,1)	3,9 cm (± 1,2)
Schober lumbalis	10/17	10/11
max. Atemvolumen	1350 ccm (± 230)	1220 ccm (± 160)
kosmetische Aspekte	gering S-förmig	stärker S-förmig
	Rippenbuckel geringer	Rippenbuckel ausgeprägter

penbuckel bei der *Harrington*-Gruppe vom äußeren Aspekt her weniger ausgeprägt und kosmetisch weniger störend als bei dem *Risser*-Kollektiv.

Die bei der Nachuntersuchung durchgeführte Befragung ergab bei beiden Kollektiven unterschiedliche physische Aktivitäten:

So waren 16 Patientinnen des *Harrington*-Kollektivs vollschichtig berufstätig, gegenüber nur fünf Patienten aus dem *Risser/Hibbs*-Kollektiv. 17 Patientinnen der *Harrington*-Gruppe gaben sportliche Aktivitäten an, während aus dem *Risser/Hibbs*-Kollektiv nur neun Patientinnen über sportliche Aktivitäten berichteten.

Unter den nach *Harrington* operierten Patientinnen gaben drei zeitweise Schmerzen im Bereich der oberen BWS an, wogegen aus dem *Risser*-Kollektiv 12 Patientinnen über Bewegungssteifigkeit und Schmerzen im Bereich des lumbosakralen Überganges klagten. Subjektiv waren aus der *Harrington*-Gruppe 16 Patientinnen mit dem Operationsergebnis voll zufrieden, während sieben Patientinnen der *Risser*-Gruppe vom Ergebnis her sich nicht noch einmal einer operativen Behandlung unterziehen würden.

Anhand unserer Vergleichskollektive läßt sich zusammenfassend sagen, daß die Langzeitergebnisse bei mittelschweren S-förmigen Skoliosen, die nach der *Harrington*-Technik operiert worden waren, objektiv und subjektiv günstigere Ergebnisse brachten, als gleichartige Skoliosen bei denen das Operationsverfahren nach *Risser/Hibbs* durchgeführt wurde. Dies gilt in besonderem Maße für den Korrekturgewinn, die Korrekturstabilität, Beweglichkeit, Atemfunktion und kosmetischen Aspekt. Die von uns ausgewerteten subjektiven Angaben der Patienten unterstreichen dieses Ergebnis.

Ergebnisse der operativen Skoliosebehandlung

von F. Meznik

An der Orthopädischen Univ.-Klinik Wien wurden von 1961 bis 1968 61 Skoliosepatienten operativ behandelt, bei denen die Korrektur präoperativ im Umkrümmungsgips erfolgte. Die dorsale Spondylodese wurde in zwei Sitzungen mit modifizierter *Hibbs*-Technik durchgeführt, wobei besonderer Wert auf eine exakte gestielte Aufmeißelung der Wirbelbögen und Dornfortsätze und Verzahnung dieser Spänchen gelegt wurde; eine Verblockung der Wirbelgelenke erfolgte nur lumbal, thorakal wurde paraartikulär fusioniert; die Fusionsmasse wurde bei der überwiegenden Zahl der Patienten mit homologer lyophilisierter Spongiosa verstärkt, in einigen Fällen auch mit autologer Spongiosa. Die postoperative Liegezeit im Umkrümmungsgips betrug sechs Monate, sechs weitere Monate wurde mit einem Gipsmieder behandelt. Von 1968 bis Ende 1977 wurden 200 Patienten unter Verwendung des *Harrington*-Instrumentariums (HI) operiert. Hochgradige und rigide Skoliosen wurden anfänglich mit einem Extensionsgipsmieder, später mittels der halo-femoralen Extension vorkorrigiert; die Spondylodese wurde wie bei der ersten Serie aber einzeitig durchgeführt, seit 1969 wird das homologe Spongiosaimplantat routinemäßig nach der Gefriertrocknung mit einer Dosis von 2,5 Megarad sterilisiert. Postoperativ erhalten die Patienten nach einer ca. 2wöchigen Liegezeit ein Gipsmieder für ein Jahr.

Von der ersten Serie (Umkrümmung) konnten 52, von der zweiten Serie (*Harrington*) 173 Patienten für die vorliegende Untersuchung ausgewertet werden; das Minimum der postoperativen Beobachtungszeit wurde mit drei Jahren festgesetzt. Zur Bewertung dienten folgende Merkmale: 1. Ätiologie der Skoliose, 2. Operationsalter, 3. präoperativer Winkel der Hauptkrümmung, 4. Ausdehnung der Fusion, 5. *Risser*sches Zeichen bei Operation, 6. prä- bzw. intraoperative Korrektur der Hauptkrümmung, 7. postoperativer Korrekturverlust, 8. Korrektur der Hauptkrümmung nach mindestens 3jähriger postoperativer Beobachtung, 9. Beeinflussung des Rippenbuckels durch die Operation, 10. postoperative Balance der Wirbelsäule, 11. postoperativer Schulterstand, 12. postoperativer Beckenstand, 13. Fingerbodenabstand bei Letztuntersuchung, 14. Stand, 15. Beruf, 16. Zahl der Geburten bei weiblichen Patienten, 17. sportliche Betätigung, 18. Beschwerden und subjektive Beurteilung des Operationsergebnisses durch den Patienten. Die Entwicklung der Lungenfunktion konnte unter Heranziehung der Spiroergometrie nur bei einem kleineren Teil der Patienten verfolgt werden und ist Gegenstand einer gesonderten Mitteilung.

Tab. I: Gesamtzahl, präop. ∢ der Hauptkrümmung und Op.-Alter beider Gruppen.

	n	H.K° C präop. $\bar{x}$	Op.-Alter $\bar{x}$
Umkrümmung	52 41 ♀ 11 ♂	85,5° 53° - 144°	14,9 a 6,1 a - 20,7 a
Harrington-I.	173 143 ♀ 30 ♂	85,4° 47° - 155°	14,8 a 7 a - 36,6 a

Tab. II: Operative Korrektur, postop. Korrekturverlust in % der Op.-Korrektur, Korrektur bei letzter Beobachtung und postop. Beobachtungszeit beider Gruppen.

	Op.-Korrektur $\bar{x}$	postop. Korrekturverlust $\bar{x}$	Korrektur letzte Beobachtung $\bar{x}$	postop. Beobachtung $\bar{x}$
U.	59,7%	61,2%	21,4%	8,4 a
H. I.	50,8%	43,9%	27,7%	6,5 a

Tab. I gibt einen Überblick über die präoperativen Werte beider Gruppen. Die Differenzierung nach der Ätiologie der Skoliose ergab für Gruppe 1 38 idiopathische, neun paralytische, zwei kongenitale, zwei Neurofibromatosen und eine thorakogene Skoliose, für Gruppe 2 132 idiopathische, 15 paralytische, 16 kongenitale, drei Neurofibromatosen, drei *Marfan*-Syndrome, zwei myopathische, eine osteopathische und einen Zwergwuchs. Die durchschnittlichen präoperativen Winkelwerte und das Operationsalter decken sich weitgehend in beiden Gruppen, dagegen findet sich eine deutliche relative Abnahme der paralytischen und eine absolute wie relative Zunahme der kongenitalen Skoliosen in der HI-Gruppe gegenüber der U-Gruppe. Bezüglich der Lokalisation der Skoliose läßt sich keine Differenzierung der Ergebnisse durchführen, in Gruppe 1 finden sich 48 thorakale oder thorakolumbale, eine lumbale und drei Doppelskoliosen, in Gruppe 2 164 thorakale oder thorakolumbale, zwei lumbale und sieben Doppelskoliosen. Die prä- (1. Gruppe) bzw. intraoperativ (2. Gruppe) erzielte Korrektur unterscheidet sich ebenso deutlich wie die postoperativen Korrekturverluste in beiden Gruppen, die Letztwerte unterscheiden sich statistisch nicht signifikant, wobei außerdem für Gruppe 1 die längere postoperative Beobachtungszeit zu berücksichtigen ist (Tab. II).
Tab. III enthält kosmetische, funktionelle und soziale Parameter; hier ist auf die sehr unterschiedliche Entwicklung des Rippen-

Tab. III: Kosmetische Parameter: postop. Entwicklung des Rippenbuckels, der WS-Statik (Lot), des Schultern- und Beckenstandes (je 1 bzw. 2 fehlende Angaben bei Schulter und Becken). Funktionelle und soziale Parameter: Finger-Bodenabstand, Beruf, Stand, Geburten (bei ♀), Sport (fehlende Angaben Beruf, Stand und Sport in Gruppe 2).

		U	H.I.
Rippenbuckel	verringert	7	57
	gleich	34	42
	verstärkt	11	74
WS	im Lot	40	116
	dekompens.	12	57
Schultern	gerade	38	81
	dekompens.	12	90
Becken	gerade	39	133
	dekompens.	12	38
Finger-Bodenabstand $\bar{x}$ (cm)		5	6
Beruf	leicht	23	48
	mittel	21	62
	schwer	2	3
	keiner	1	9
Schule oder Ausbildung		5	47
Stand	ledig	33	138
	verheiratet	19	33
Geburten (♀ Pat.)		21	25
Sport	ja	33	100
	nein	19	71

buckels hinzuweisen; bei Spondylodesen vor Abschluß des Wachstums ist mit beiden Behandlungsverfahren keine sichere Minderung des Rippenbuckels zu erwarten, das konvexseitige Rippenwachstum zielt auch bei guter Skoliosekorrektur vermutlich in Abhängigkeit von der verbleibenden Resttorsion der Wirbelsäule in eine vorgegebene Richtung. Schwere Dekompensationen im WS-, Schulter- oder Beckenbereich wurden nur in unbedeutender Zahl beobachtet, und es mußte nur einmal bei einem Patienten mit CP eine operative Nachkorrektur wegen eines stärkeren Überhanges vorgenommen werden. Kleine Abweichungen von der Idealform wurden in Gruppe 2 häufiger beobachtet; bei der funktionellen und sozialen Wertung fehlen in Gruppe 2 bei vier bzw. zwei Patienten die Angaben; zu beachten ist die verhältnismäßig hohe Zahl der in mittelschweren Berufen arbeitenden, wogegen die Skoliose offenbar noch immer ein gewisses Hindernis für eine Verehelichung darstellt. Die eher häufige sportliche Betätigung kann vielleicht im Sinne einer Kompensation gewertet werden. Die postoperativen Beschwerden waren für die Gesamtzahl aber auch für die Einzelfälle gering und sind überwiegend funktioneller Art. Eine Korrelation zwischen Kreuzschmerzen und Fusionen über L 3 nach kaudal konnte nicht festgestellt werden. In Gruppe 1 wurden 8mal lumbale, 2mal dorsale (Fusionsbereich), 3mal zervikale und 2mal sonstige Beschwerden angegeben. In Gruppe 2 18mal lumbale, 13mal dorsale, 2mal zervikale und 13 sonstige. Die Tab. IV enthält die Ergebnisse bei den idiopathischen Skoliosen beider Gruppen. Die Durchschnittswerte zeigen hier einen analogen Verlauf wie bei der Gesamtzahl beider Gruppen. Paralytische und kongenitale Skoliosen nach *Harrington* behandelt zeigen praktisch identische Werte, wobei die Endkorrektur bei den paralytischen 23,9% und bei den kongenitalen 24,8% beträgt. Das schlechteste Ergebnis erbrachte die Gruppe der paralytischen Skoliosen, die mit dem Umkrümmungsgips behandelt wurden, bei der kleinen Patientenzahl von neun betrug die Endkorrektur nur 13,4%. Zwischen den Erwachsenen und Jugendlichen der Gruppe 2 besteht hinsichtlich der prä- und postoperativen Werte statistisch kein signifikanter Unterschied, allerdings wurde die Altersgrenze von 18 Jahren willkürlich gezogen. Bei 161 Jugendlichen betrug der durchschnittliche präoperative Winkelwert der HK 84,1° C, die intraoperative Korrektur 51,4%, der postoperative Korrekturverlust 44,9% des intraoperativen Korrekturgewinnes und die Endkorrektur in % der präoperativen HK 27,6%; die entsprechenden Werte für 12 Erwachsene sind: 102,5°, 43,1%, 30,4%, 29,4%. Die Komplikationen in beiden Gruppen sind aus Tab. V zu entnehmen. Die überwiegende Zahl der komplizierten Fälle in Gruppe 2 wurde in den ersten vier Jahren der Behandlung beobachtet. Das gilt vor allen für die meisten technischen Komplikationen, die ja mit 16,7% in dieser Gruppe deutlich an der Spitze liegen. Aber auch die pathophysiologischen Komplikationen sind mit zunehmender Erfahrung zurückgegangen; so er-

Tab. IV: Idiopathische; beide Gruppen präop. Winkel der Hauptkrümmung, Operationsalter, intra- bzw. präop. Korrektur, postop. Korrekturverlust in % der operativ erzielten Korrektur, Korrektur in % des präop. Winkelwertes.

	präop. °C	Op.-Alter	Op.-Korrektur	postop. Korrekturverlust	Korrektur letzte Beobachtungszeit	n
U.	85,5°	14,6 a	58,3%	56,2%	23,7%	38
H. I.	81,2°	14,8 a	52,2%	42,7%	29 ,%	132

Tab. V: Komplikationen.

Umkrümmung		Harrington		
Wundinfektion oberflächlich	3 (5,7%)	Wundinfektion mit H. I.-Entfernung	3	6,3%
Dekubitus, tief	5 (9,6%)	Wundinfektion ohne H. I.-Entfernung	8	
Parese (Axillaris)	1 (1,9%)	Fusion in falscher Höhe	9	
Abortus (präop.)	1 (1,9%)	intra- u. postop. Hakendislok.	5	
Narkose (Exitus)	1 (1,9%)	Stablux. aus kaudalem Ha.	9	16,7%
Pseudarthrose	4 (7,7%)	Stabbruch ohne Pseudarth.	4	
		Stabbruch mit Pseudarthr.	2	
		Dekubitus	7	
		Beckenvenenthrombose	1	
		Cast-Syndrom	9	
		Streßulkus	1	13,8%
		Postop. Ischialgie	1	
		WS-Dekompensation	2	
		vorübergehende Paraparese	4	
		bleibende Paraplegie	1	
		Herzstillstand (postop.)	1	1,7%
		Tod (Transfusionszwisch.)	1	

nähren wir die Patienten seit fünf Jahren postoperativ jeweils zwei Tage lang ausschließlich parenteral und haben seit Einführung dieser Maßnahme nur mehr einen leichten Fall eines Castsyndroms und keine Wundheilstörungen oder Infektionen gesehen. Die vier passageren Paraparesen wurden intraoperativ durch den Aufwachtest festgestellt und mit Entspannung des HI beseitigt; in allen vier Fällen wurde in zweiter Sitzung die angestrebte Korrektur ohne nachteilige Folgen erreicht. Die definitive Paraplegie betrifft eine kongenitale Skoliose, die intraoperativ einen Blutdruckabfall erlitt; daraus und aus der WS-Streckung entstand wahrscheinlich eine vaskuläre Myelopathie. Von der Gesamtzahl der 225 operierten waren bis auf zwei alle Patienten mit dem Ergebnis der Operation mehr oder weniger zufrieden, obwohl objektiv dazu nicht immer eine Veranlassung bestand. Dieser Umstand charakterisiert deutlich die psychologische Situation des Skoliosepatienten.

Zum Verhalten der nichtoperierten Sekundärkrümmung nach Harrington-Spondylodese

von D. Jaster

Bei der Frage nach dem Verhalten der nichtoperierten Sekundärkrümmung interessiert in erster Linie natürlich das Problem, wie sich Korrekturgewinn und Korrekturverlust im Vergleich zur aufgerichteten und spondylodesierten Primärkrümmung darstellen. Zur Beantwortung dieser Frage werteten wir die Verläufe von 29 Patienten mit idiopathischer S-förmiger Skoliose aus, die im Alter zwischen 12 und 16 Jahren mit dem *Harrington*-Instrumentarium operiert wurden. Die Spondylodesen erfolgten ausschließlich im Bereich der immer rechtskonvexen thorakalen Primärkrümmung mit tiefer Dekortikation, Verödung der kleinen Wirbelgelenke und konvex- und konkavseitiger Anlagerung autogener kortikospongiöser Späne aus dem Beckenkamm. Eine präoperative Korrektur der Skoliose erfolgte – abgesehen von kurzfristiger krankengymnastischer Übungsbehandlung – nicht. Unmittelbar postoperativ wurde ein Gipskorsett angelegt, das sechs Monate getragen wurde. Anschließend wurde für weitere sechs Monate ein sogenanntes Überbrückungsmieder verordnet. Die Bestimmung der Krümmungswinkel erfolgte nach *Cobb*, die der Rotation der Wirbel im Krümmungsscheitel nach *Nash* und *Moe*, wobei die letztere Methode natürlich mit gewissen Schwächen verbunden ist.

Die präoperativen Befunde (Tab. I) zeigten das bekannte Überwiegen der thorakalen Primärkrümmung in bezug auf Seitverbiegung und Rotation. Das Verhältnis von Krümmung zur Rotation ausgedrückt in den jeweiligen Gradangaben war in beiden Krümmungen gleich. Bei der Auswertung des Korrekturgewinns fällt zunächst auf, daß die mittlere prozentuale Aufrichtung der Primär- und Sekundärkrümmung gleich war (Tab. II). Eine besondere präoperative Lockerung der Sekundärkrümmung als Voraussetzung für die Erhaltung der Kompensation der Skoliose nach Begradigung der Hauptkrümmung, wie sie z. B. von *DeForest Smith* gefordert wurde, scheint demnach nicht erforderlich zu sein.

Das Ergebnis, daß die mittlere Korrektur der Rotation geringer war als die der Krümmung, entspricht der Erfahrung, daß die Rotation immer schwerer zu korrigieren ist. Die stärkere mittlere Korrektur der Rotation im Bereich der Sekundärkrümmung könnte mit der prinzipiell besseren Mobilität der Lendenwirbelsäule zu erklären sein.

Bei allen Patienten kam es postoperativ in beiden Krümmungen zu Korrekturverlusten. Bei 16 von ihnen traten diese Verluste ohne erkennbaren Grund hauptsächlich in den ersten sechs Monaten post operationem auf (Tab. III). Wenn der mittlere Korrektur-

Tab. I: Mittleres präoperatives Ausmaß der Primär- und Sekundärkrümmung bei idiopathischer S-förmiger Skoliose (n = 29).

Primärkrümmung	70°
Sekundärkrümmung	41°
Rotation-Primärkrümmung	34°
Rotation-Sekundärkrümmung	21°

Tab. II: Mittlerer Korrekturgewinn nach Harrington-Spondylodese der Primärkrümmung (n = 29).

Primärkrümmung	33°	(= 47%)
Sekundärkrümmung	19°	(= 46%)
Rotation-Primärkrümmung	8°	(= 24%)
Rotation-Sekundärkrümmung	8°	(= 38%)

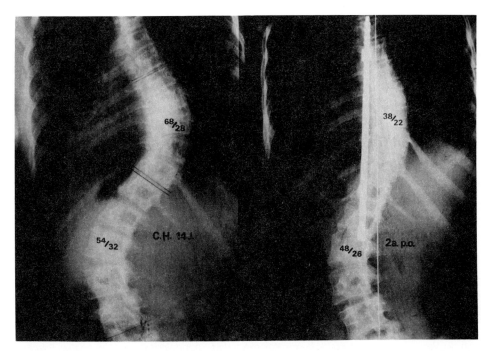

Abb. 1: *Unverändert volle Kompensation einer S-förmigen Skoliose nach Harrington-Spondylodese der thorakalen Primärkrümmung.*

verlust der Sekundärkrümmung als der weniger ausgeprägten erwartungsgemäß auch kleiner war als derjenige der Primärkrümmung, so bestand doch immer eine Proportionalität insofern, als starker Korrekturverlust in der Primärkrümmung einen entsprechenden in der Sekundärkrümmung nach sich zog. Die dauerhafte Korrektur einer nichtoperierten Sekundärkrümmung ist demnach nur über eine dauerhafte Stabilität der Primärkrümmung zu erreichen — ein Punkt, auf den *Jani* und *Morscher* bereits hinwiesen.

Die Erhaltung der Beweglichkeit der lumbalen Sekundärkrümmung ist die Voraussetzung dafür, daß die S-förmige Skoliose nach der thorakalen Spondylodese im Gleichgewicht bleibt. Eine große Rolle spielen dabei der präoperative Zustand der Skoliose und das Ausmaß der Spondylodese. Offenbar ist es so, daß eine kompensierte S-förmige Skoliose bei richtiger Plazierung des Distraktionsstabes und optimaler Ausdehnung der Spondylodese auch ohne besondere Vorbehandlung der Sekundärkrümmung im Lot bleibt (Abb. 1).

Ist die Skoliose bereits präoperativ dekompensiert, kann durch richtige Ausdehnung der Spondylodese nach distal bis über den

Tab. III: *Mittlerer Korrekturverlust nach Harrington-Spondylodese der Primärkrümmung (n = 16).*

	3 Mo.	6 Mo.	1 J.	(postop.)
Primärkrümmung	8°	14°	17°	(51%)
Sekundärkrümmung	5°	10°	10°	(30%)

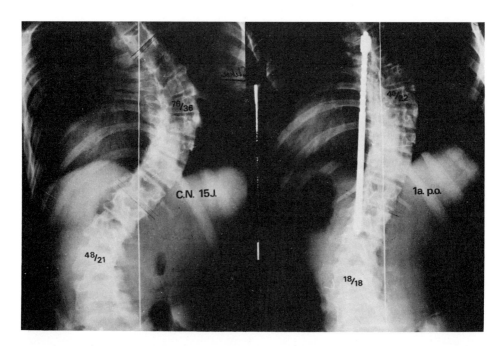

Abb. 2: Verbesserung der Statik durch Korrektur und Spondylodese der thorakalen Primärkrümmung.

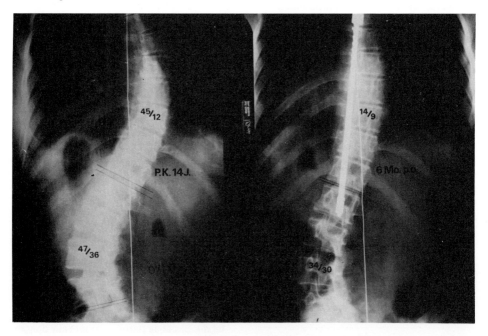

Abb. 3: Zunehmende postoperative Dekompensation einer S-förmigen Skoliose mit rigider Sekundärkrümmung und nicht ausreichender Ausdehnung der Spondylodese nach kaudal.

Neutralwirbel hinaus neben der Korrektur auch eine Verbesserung der Statik erreicht werden (Abb. 2).

Zwei Patienten zeigten schon sechs Monate postoperativ eine Verstärkung der bereits präoperativ vorhandenen Dekompensation. In beiden Fällen hätte in Anbetracht des Ausmaßes und vorhandener Rigidität der Sekundärkrümmung die Spondylodese weiter nach distal ausgedehnt und eine Mobilisation der Lumbalkrümmung durchgeführt werden müssen (Abb. 3).

Zusammenfassend möchten wir unsere Ergebnisse wie folgt interpretieren:

1. Die Sekundärkrümmung folgt nach *Harrington*-Spondylodese der Thorakalkrümmung im Positiven wie im Negativen der Primärkrümmung. Korrekturen der Sekundärkrümmung sind nur über eine dauerhafte, stabile Aufrichtung der Primärkrümmung zu erreichen.
2. Eine besondere präoperative Mobilisationsbehandlung der Sekundärkrümmung ist nur in Ausnahmefällen erforderlich.
3. S-förmige Skoliosen, die bereits präoperativ nicht im Gleichgewicht sind, sind postoperativ im Hinblick auf eine weitere Dekompensation besonders gefährdet.

Probleme bei der Erkennung von Pseudarthrosen nach Skoliose-Operationen

von U. Heise, H. Gruber und P. Krukenberg

Die Pseudarthrose nach Skoliose-Operationen stellt auch nach Einführung des *Harrington*-Instrumentariums ein Problem dar. Angaben in der Literatur über die Häufigkeit schwanken von 2 bis 17% (*Masters*, 1976), zu Zeiten der Spondylodesen ohne metallische Implantate wurden weit höhere Raten bis 68% angegeben. Die äußere Ruhigstellung und die mechanisch zunächst sehr gute Festigkeit der verwandten Implantate lassen es zunächst nicht zum raschen Korrekturverlust kommen. So wird die Früherkennung einer Pseudarthrose bei Verwendung der heute üblichen metallischen Implantate erschwert. Eine kritische Durchsicht unserer eigenen Fehlergebnisse zeigte außerdem, daß bei fast allen Pseudarthrosen ein vermeidbarer biomechanischer Irrtum vorgelegen hat.

James und Mitarbeiter haben einige Jahre routinemäßig nach sechs Monaten revidiert und fanden bei 26 Fällen in 76,6% Pseudarthrosen. Operativ fand sich das Periost im Bereich fester Spanstraßen leicht ablösbar, an der Pseudarthrose adhärent. Die Pseudarthrosen zeigten sich als deutlich sichtbare Spalten oder als haarfeine Risse. Die routinemäßige Revision ist jetzt allgemein verlassen, ohne sie sind Pseudarthrosen ungleich schwerer festzustellen.

Als direkte Zeichen können gelten:

1. Spalt im Nativ-Röntgenbild,
2. Tomographie,
3. Funktionsaufnahmen,
4. axiale Tomographie,
5. Szintigraphie.

Indirekte Zeichen der Pseudarthrose:

a) röntgenologisch:
1. Korrekturverlust,
2. Implantatbruch,
3. Implantatverschiebung.

b) klinisch:
1. Größenabnahme,
2. Zunahme des Rippenbuckels,
3. Klopf- und Stauchschmerz.

In unserer Erfahrung hat sich gezeigt, daß ein lokalisierter persistierender Klopfschmerz und ein axialer Stauchschmerz letztlich immer der späteren Diagnostik einer Pseudarthrose oder eines Implantatbruches vorausgingen. Eine feste Spanstraße schmerzt nicht. Der Schmerz durch oberflächlich liegendes Implantatmaterial läßt sich leicht abgrenzen. Diese Beschwerden werden anfänglich oft als Muskelverspannung oder Tendinose fehlinterpretiert. Plötzliche stechend einschießende Schmerzen bei maximaler Belastung, nach Sturz oder bei Extrembewegungen führten uns in Einzelfällen zur Diagnose eines Implantatbruches oder einer Pseudarthrose.

Die Indikation zur Revision ist gegeben bei:

1. Röntgennachweis der Pseudarthrose,
2. Korrekturverlust,
3. persistierendem lokalen Schmerz.

Bei der Revision kommen folgende Möglichkeiten zur Anwendung:

1. Anfrischen, Spananlagerung,
2. Neue Implantate (die einliegenden Implantate haben eine ausreichende Stabilisierung in der Regel nicht erreicht, sonst wäre es zur Pseudarthrose nicht gekommen, deshalb ist eine neue Instrumentation oft angezeigt).
3. erneute Korrektur,
4. vordere Abstützung bei Kyphosen über 60 Grad und Lähmungsskoliosen. (Bei signifikanten Kyphosen und bei durch Lähmung instabilen Wirbelsäulen reicht die hintere Fusion allein in der Regel nicht. Man sollte also nicht erst bei der Revisions-Operation nach eingetretenem

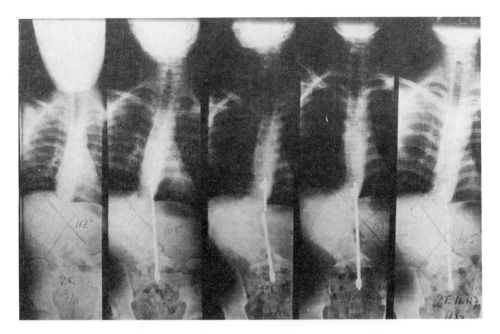

Abb. 1: Patient mit kongenitalem Keilwirbel L 1/L 2. Im Rahmen der Behandlung kam es zu zwei Stabbrüchen und dadurch zu zwei Reoperationen.

Korrekturverlust Maßnahmen ergreifen, sondern von vornherein einen Zweiteingriff planen).

Grundkrankheiten mit erhöhtem Pseudarthroserisiko:

1. Lähmungen,
2. Neurofibromatose (Kyphose!),
3. *Marfan*-Syndrom,
4. Spastik.

Der endgültige Durchbau der Spanstraße braucht ein bis eineinhalb Jahre, die maximale Festigkeit wird in der Regel erst nach zwei Jahren erreicht. Zusätzlich zu den routinemäßigen Röntgenkontrollen sollte besonderer Wert auf klinische Kontrollen der Steh- und Sitzgröße und des Rippenbukkels anhand eines Skoliosebogens gelegt werden. Alle technisch aufwendigen Spezialuntersuchungen haben bis heute nicht die Sicherheit einer guten klinischen Verlaufskontrolle bei der Erkennung von Pseudarthrosen erreicht.

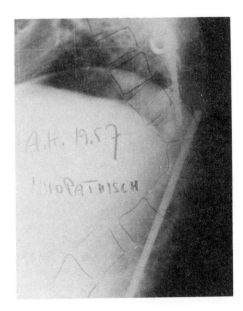

Abb. 2: 20jährige Patientin mit rascher Progredienz auf 90 Grad nach einem Materialermüdungsbruch.

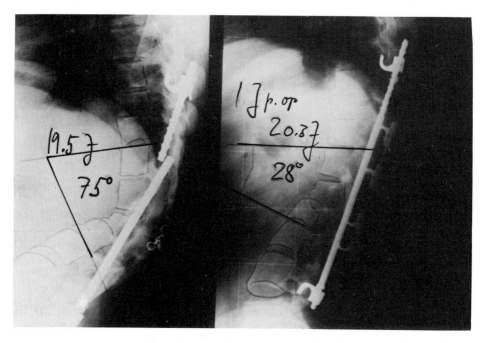

Abb. 3: 19jährige Patientin mit Neurofibromatose. Wegen der fehlenden Korrektur der Kyphose kam es zur Pseudarthrose und zum Stabbruch – knöcherner Durchbau nach Reoperation.

Unseres Erachtens lassen sich Fehlschläge in der Mehrzahl der Fälle auf folgende biomechanische Fehler bei der Erstoperation zurückführen:

1. Unzureichende Korrektur,
2. zu wenig Späne,
3. imkomplette Arthrodese der Zwischenwirbelgelenke,
4. unzureichende Implantate,
5. unzureichende Ruhigstellung.

Bei weitgehend ausgegradeten idiopathischen Skoliosen mit fest in die Spanstraße eingemauertem *Harrington*-Stab haben wir keine Pseudarthrosen gesehen.

Abb. 1: Bei diesem bei der Erstoperation 12jährigen Patienten lag eine kongenitale Skoliose mit Keilwirbel L 1/L 2 vor. Die alleinige Korrektur mit dem *Harrington*-Distraktionsstab führte zu keiner ausreichenden Korrektur der Kurve, in der Folge kam es zu zwei Stabbrüchen und zu zwei Reoperationen. Heute würden wir in einem solchen Fall primär die ventrale Derotationsspondylodese nach *Zielke* anwenden.

Bei diesem 20jährigen Patienten (Abb. 2) war eine Kyphose über 60 Grad verblieben. Nach dem Materialermüdungsbruch kam es zu einer raschen Progredienz auf fast 90 Grad Kyphose.

Bei dieser 19jährigen Patientin (Abb. 3) mit einer Skoliose bei Neurofibromatose konnte die Kyphose bei der Erstoperation nicht ausreichend korrigiert werden, nach erneuter dorsaler Fusion und guter Korrektur der Kyphose wurde die Spondylodese fest.

Wachstum und Korrekturverlust nach dorsaler Fusion bei Skoliosen – eine multifaktorielle Analyse*

von F. Meznik, G. Lukeschitsch und G. Pflüger

Klinische und experimentelle Arbeiten haben Hinweise ergeben, daß das Wirbelsäulenwachstum nach dorsaler Spondylodese eine nicht unwesentliche Ursache des postoperativen Korrekturverlustes darstellt (1-17). Beweise für diese Annahme liegen allerdings nicht vor, und es wurde daher eine eigene klinische Untersuchung (10) statistisch weiter verfolgt. Die Grundlage der vorliegenden Arbeit waren prä- und postoperative Werte von 72 idiopathischen Skoliosen, die in einheitlicher Weise mit dem *Harrington*-Instrumentarium korrigiert und mit modifizierter *Hibbs*-Technik fusioniert wurden; Pseudarthrosen konnten für alle Fälle ausgeschlossen werden. Folgende Werte wurden in der statistischen Untersuchung verarbeitet:
1. Operationsalter der Patienten, 2. *Risser*sches Zeichen (0-5), 3. Verschmelzung der Wirbelkörperapophysen (ja oder nein),
4. präoperativer Winkel der Hauptkrümmung, 5. Begrenzung der Hauptkrümmung (Neutralwirbel), 6. Kyphose der HK, 7. intraoperativer Winkelwert der HK, 8. Länge der Fusionsstrecke präoperativ (röntgenologisch mit dem Kurvenmesser ermittelt),
9. Ausmaß der Fusion (Zahl der über die Neutralwirbel mitfusionierten Segmente), 10. *Risser*sches Zeichen ein Jahr postoperativ, 11. Winkel der HK ein Jahr postoperativ, 12. Länge der Fusionsstrecke ein Jahr postoperativ, 13. Winkel HK bei Wachstumsende, 14. Länge der Fusionsstrecke bei Wachstumsende, 15. Kyphose bei Wachstumsende, 16. Korrekturverlust im ersten postoperativen Jahr, 17. Korrekturverlust vom Zeitpunkt ein Jahr postoperativ bis Wachstumsende, 18. Korrekturverlust von Wachstumsende bis Letztbefund und damit gesamter Korrekturverlust,
19. Wachstumsdauer von einem Jahr postoperativ bis Wachstumsende, 20. gesamte postoperative Wachstumsdauer, 21. Zeit von Operation bis Letztbefund, 22. Zeit von Wachstumsende bis Letztbefund.

Die postoperative Beobachtungszeit betrug mindestens 20 Monate, bei der letzten postoperativen Beobachtung war das WS-Wachstum in allen Fällen abgeschlossen; als Zeichen des Endes des WS-Wachstums diente die Verschmelzung der Ringapophysen mit den Wirbelkörpern. In Tab. I sind die wichtigsten präoperativen Zahlen sowie die Korrekturwerte enthalten. Der Korrekturverlust in % des prä- bzw. intraoperativ erzielten Korrekturgewinnes betrug im ersten postoperativen Jahr durchschnittlich 34%, in der Zeit vom Ende des 1. postoperativen Jahres bis zum Wachstumsende jährlich durchschnittlich 6,7% und vom Wachstumsende bis zum Letztbefund jährlich durchschnittlich 1,8%. Die multivariate Analyse des Winkelwertes der Hauptkrümmung bei Wachstumsende ergab nun eine hochsignifikante Abhängigkeit desselben von fünf verschiedenen Einflußgrößen, wobei 1. der intraoperative Winkelwert der Skoliose, 2. das Ausmaß der operativ erzielten Korrektur, 3. die postoperative Wachstumszeit und 4. die postoperative Längenzunahme der Fusionsstrecke am 1%-Niveau, 5. die Differenzzahl Neutralwirbel-Fusionsgrenze am 6,4%-Niveau liegen. Alle fünf Regressoren erklären den Winkelwert der Skoliose bei Wachstumsende, d. h. bei Zunahme eines Regressors nimmt auch der Winkelwert der Skoliose bei Wachstumsende zu. Die Varianz der Skoliosen bei Wachstumsende ist sehr groß; sie kann

---

* Die statistischen Arbeiten wurden in dankenswerter Weise durch Doz. Dr. *Georg Pflug*, Institut für Statistik und Informatik der Universität Wien, durchgeführt.

Tab. I: Operationsalter, präoperative Winkelwerte der HK und operative Korrektur der HK (n = 72).

	x	S	max.	min.
Op.-Alter (Jahre)	15,1	2,7	25,9	11,5
Hauptkrümmung präop. °Cobb	79,1	19,3	136	48
Op.-Korrektur in %	53,1	8,9	71,2	25,9

durch den intraoperativ erzielten Winkelwert zwar zu 99,75% erklärt werden, jedoch müssen für eine exakte Prognose des Skoliosegrades bei Wachstumsende die restlichen Regressoren (2-5) mit herangezogen werden (Abb. 1). Der Zusammenhang zwischen Regressoren und der Hauptkrümmung bei Wachstumsende läßt sich in einer Regressionsgleichung darstellen (Tab. II). Der praktische Wert dieser Gleichung besteht darin, daß mit Eingabe der Regressoren eine verhältnismäßig gute Prognose für die Entwicklung der Hauptkrümmung bis Wachstumsende möglich ist, wobei allerdings die noch ausstehende Wachstumszeit nur geschätzt und die Längenzunahme der Fusionsstrecke durch den Risser-Wert zu aproximieren ist. Die Gleichung erlaubt weiterhin eine retrospektive exakte Analyse von bereits operierten Skoliosen und die Überprüfung der eigenen 72 Patienten zeigt folgende Fehleraufteilung: 0-5°: 50 Patienten, 6-10°: 16 Patienten, 11-12°: 3 Patienten, 14°: 2 Patienten, 19°: 1 Patient. Tab. III zeigt die Entwicklungsmöglichkeiten eines Falles bei Variation der Hauptkrümmung zum Operationszeitpunkt, des Operationsalters und der intraoperativ erzielten Korrektur bei gleichbleibender Länge der Fusionsstrecke.

LITERATUR

1. Bisgard, D. J., M. M. Musselman: Scoliosis. Its experimental production and growth correction: growth and fusion of vertebral bodies. Surg., Gyn. Obst. 70 (1940) 1029-1036.
2. Coleman, S. S.: The effect of posterior spine fusion on vertebral growth in dogs. J. Bone Surg. 50A (1968) 879-896.
3. Haas, S. L.: Influence of fusion of the spine on the growth of the vertebrae. Arch. Surg. 41 (1940) 607-624.
4. Hallock, H., K. C. Francis, J. B. Jones: Spine fusion in young children. A longterm end-result study with particular reference to growth effects. J. Bone Surg. 39A (1957) 481-491.
5. Hienz, H. A., H. Mau: Röntgenologische und histologische Untersuchungen zur Frage des postoperativen Korrekturverlustes bei skoliotischen Wirbelsäulenversteifungsoperationen. Z. Orthop. Bd. 93 (1961) 477-494.
6. Kornew, P. G.: Transplantation und Knochenwachstum. Arch. klin. Chir. 154 (1929) 499-564.
7. Letts, R. M., W. P. Bobechko: Fusion of the scoliotic spine in young children. Clinical Orthop. 101 (1974) 136-145.
8. Meznik, F.: Beobachtungen über das Wachstum der Wirbelsäule nach Skolioseoperationen. Z. Orthop. 103 (1967) 530-533.

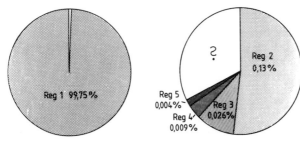

Abb. 1: Prozentuale Anteile der 5 Regressoren an der postoperativen Entwicklung der Hauptkrümmung.

Tab. II: Die Regressionsgleichung.

$$H3 = \text{EXP}\{0{,}958 \cdot \log(H1) + 0{,}412 \cdot [\log(H0) - \log(H1)]$$
$$+ 0{,}579 \cdot [\log(H0) - \log(H1)] \cdot (W - A) : A$$
$$+ 1{,}056 \cdot [\log(L2) - \log(L1)] + 0{,}117 \cdot (F : FZ)\}$$

HK präop.:	H 0	HK intraop.:	H 1
Op.-Alter:	A	Alter bei	
Länge der Fusionsstrecke		Wachstumsende:	W
präop:	L 1	Länge der Fusionsstrecke	
Diff. Neutralwirbel		bei Wachstumsende:	L 2
– Fusionsgrenze:	F	Fusionsausmaß:	FZ

Tab. III: Beispiel für die unterschiedliche Entwicklung der HK bei variiertem Operationsalter, variiertem präoperativen Winkelwert und gleichbleibendem Fusionsausmaß.

	1. Var.	2. Var.	3. Var.
HK	70	90	70
HK postop.	30	40	30
Alter	11	15	15
Alter Wachstumsende	16	16	16
HK-Wachstumsende	50	52	40

Fusions-Neutralwirbeldiff. = 3 Fusionswirbelanzahl = 8

9. *Meznik, F., G. Pflüger, H. Plenk jr., F. Fischerleitner, F. Grundschober, F. Machacek:* Experimentelle Untersuchungen über das Wachstum der Wirbelsäule nach dorsaler Spondylodese. Z. Orthop. 118 (1980) 28-40.

10. *Meznik, F., G. Pflüger, H. Plenk jr., F. Grundschober, F. Fischerleitner:* Das Wirbelsäulenwachstum nach dorsaler Fusion bei Skoliosen - experimentelle und klinische Untersuchungen. DGOT-Kongreß (1980) Münster.

11. *Ponseti, I. V., B. Friedman:* Changes in the scoliotic spine after fusion. J. Bone Surg. 32A (1950) 751-766.

12. *Risser, J. C.:* Vertebral growth and spine fusion. J. Bone Surg. 38A (1956) 1386.

13. *Ritsilä, V., S. Alhopuro:* Spinal fusion with free periosteal grafts and its effect on vertebral growth in young rabbits. J. Bone Surg. 57B (1975) 500-505.

14. *Rompe, G., E. Silva, E. Jahns:* Beobachtungen zur Frage des Längenwachstums operativ versteifter Wirbelsäulenabschnitte bei Skoliosen. Z. Orthop. 104 (1968) 513-526.

15. *Scheier, H. J. G.:* Spondylodese und Wachstum. Z. Orthop. 106 (1969) 430-432.

16. *Veliskakis, K., D. B. Levine:* Effects of posterior spine fusion on vertebral growth in dogs. J. Bone Surg. 48A (1966) 1367-1376.

17. *Wandschneider, H.:* Zur Frage des Wirbelsäulenwachstums nach operativer Versteifung. Z. Orthop. 98 (1964) 429-436.

Prä-, intra- und postoperative Komplikationen bei 156 Harrington-Operationen

von G. Biehl und J. Schmitt

An der Orthopädischen Universitätsklinik Homburg/Saar wurden in der Zeit von 1972 bis 1980 156 operative Skoliosekorrekturen nach *Harrington* durchgeführt. Ätiologisch handelt es sich um 129 idiopathische, 11 poliomyelitische, 8 kongenitale sowie 8 Skoliosen sonstiger Genese. Bezüglich der Lokalisation handelte es sich in der überwiegenden Anzahl um Thorakalskoliosen (101 Fälle), während 49mal Thorakolumbalkrümmungen korrigiert wurden. Die niedrige Anzahl von 6 Lumbalskoliosen erklärt sich daraus, daß wir seit fünf Jahren Skoliosen dieser Lokalisation in der überwiegenden Zahl über eine Thorakofrenolumbotomie nach der Technik von *Dwyer* instrumentieren.

An dieser Stelle soll lediglich über die wesentlichen Komplikationen berichtet werden, die wir der präoperativen Vorbereitungsphase, während der *Harrington*-Operation selbst und in der frühen und späten Nachoperationsphase beobachtet haben.

Präoperative Komplikationen

Die präoperative Extensionsbehandlung wird an unserer Klinik bei primär relativ gut aufdehnbaren Skoliosen im *Cotrel*-Dauerzug durchgeführt, eine Methode, mit der wir keine Komplikationen erlebt haben. Die effektvollere *Halo*-Extension haben wir bei 68 Patienten (43,6%) angewandt. Ursprünglich benutzten wir die *Halo*-Beckenkorb-Extension, von der wir aus verschiedenen Gründen wieder abgegangen sind. Als wesentlicher Nachteil zeigte sich uns das Auftreten von in zwei Fällen sogar sehr erheblichen Druckstellen im Beckenkorb. Die Komplikationsquote bei den 60 Halo-Schwerkraft-Extensionen im Rollstuhl war relativ gering: In zwei Fällen kam es zum Schraubenausbruch, wobei einmal die Schraube primär nicht richtig justiert war und in dem zweiten Fall eine Patientin mit dem Rollstuhl gestürzt war. Eine offenbar infektbedingte meningeale Reizung mit kurzzeitigen Krampfattacken, Meningismus, allgemeinen Infektionszeichen und Erhöhung der Drittelzellen im Liquor veranlaßte uns zur Entfernung des Halo-Ringes. Unter antibiotischer Abdeckung konnte der Infekt anschließend voll beherrscht werden.

Intraoperative Komplikationen

Bei den intraoperativ aufgetretenen Problemen interessiert naturgemäß an erster Stelle die Art und Häufigkeit neurologischer Komplikationen:

Wir beobachteten in zwei Fällen anläßlich des routinemäßig durchgeführten Aufwachtestes, daß die Patienten trotz sicherer Ansprechbarkeit und sonstiger Aufwachzeichen die Füße nicht bewegen konnten, d. h. es mußte eine schwerwiegende Störung der Rückenmarkfunktion angenommen werden. In einem dieser Fälle war eine dorsale mobilisierende Osteotomie nach in Fehlstellung verheilter früherer Spondylodese vorgenommen worden. Bei beiden Patienten wurde nicht nur sofort die Distraktionskraft reduziert, sondern alle Implantate entfernt. Die Unsicherheitsproblematik des Aufwachtestes, insbesondere in forensischer Hinsicht, zeigt sich daraus, daß in einem der beiden Fälle nach Beenden der Operation und Abklingen der Narkose die Neurologie wieder völlig unauffällig war. Bei der zweiten Patientin bildete sich die anfänglich bestehende Paraplegie binnen vier Wochen ebenfalls völlig zurück.

Vaskuläre Komplikationen traten nie bei dem eigentlichen Wirbelsäuleneingriff, sondern in zwei Fällen bei der Beckenspanentnahme auf. Während in einem Falle wohl durch Hämatomdruck nach einer Glutäalblutung eine nur vorübergehende Fußheberschwäche bestand, war die zweite Komplikation doch schwerwiegender: Es kam bei der Spanentnahme zu einer sehr starken Blutung aus der Arteria glutaea superior. Bei dem Versuch der Darstellung des Gefäßes durch ein Knochenfenster im Os ilium wurde die Vena iliaca interna verletzt. Der Patient wurde sofort umgelagert, und die Gefäßläsion konnte über eine ventrale transabdominelle Freilegung versorgt werden. Spätfolgen sind nicht zurückgeblieben.

Postoperative Komplikationen

Unter den postoperativen Komplikationen nehmen mechanische Implantatsprobleme die erste Stelle ein. In 11 Fällen (7%) kam es zum Ausriß des oberen Hakens. Dreimal trat dieses Ereignis innerhalb der ersten vier Wochen ein, weshalb wir uns zur Neuimplantation entschlossen. Stabbrüche wurden in neun Fällen (5,7%) registriert. Dabei handelte es sich einmal um einen Stab aus dem *Götze*-Instrumentarium. Die übrigen acht gebrochenen Distraktionsstäbe brachen alle an der sogenannten Sollbruchstelle am Übergang des unteren glatten Stabteils zu den Rasterstufen. Erstaunlich ist, daß in sieben von acht Fällen das komplette *Harrington*-System einschließlich des „distraktionsstabschonenden" Kompressionsstabes und der Querstabilisation implantiert war. Sicher ist jedoch, daß bei keinem der Stabbruchfälle die Spondylodese fest war, so daß ein Dauerschwingbruch des Implantates nahezu vorprogrammiert schien. Dies und vier weitere Pseudarthrosen veranlaßten uns zur Überprüfung und Verbesserung unserer Spondylodesentechnik einerseits und zu dynamischen Gestaltsfestigkeitsuntersuchungen an *Harrington*-Stäben andererseits. Anhand der in unserem biomechanischen Labor im Wechselbiegeversuch erstellten *Wöhler*-Kurven *(Schiller)* konnten wir bei den bisher üblichen Stäben eine Dauerschwingfestigkeit feststellen, die etwa 1/3 niedriger liegt, als bei neueren Chargen des gleichen Herstellers. Nach Werksangaben basiert das gesteigerte dynamische Verhalten der neueren Stäbe auf einer Verbesserung der Legierung. Ein weiterer Grund der Verbesserung könnte unseres Erachtens auch in einer zusätzlichen Kaltverfestigung der sogenannten Sollbruchstelle liegen. Wir gehen diesem Problem zur Zeit durch metallurgische und weitere Gestaltsfestigkeitsuntersuchungen nach und werden zu gegebener Zeit darüber berichten.

Die Infektquote in unserem Krankengut lag relativ niedrig. Zu zwei Frühinfekten innerhalb der ersten 14 Tage kam ein Spätinfekt nach 15 Monaten sowie zwei Wundheilungsstörungen. Alle Fälle konnten zum Teil durch Saug-Spül-Drainagenbehandlung mit gleichzeitiger Antibiotikaabdeckung ohne Entfernung des Implantates beherrscht werden.

Eine sehr ernsthafte Komplikation war das zweimalige Auftreten eines sogenannten

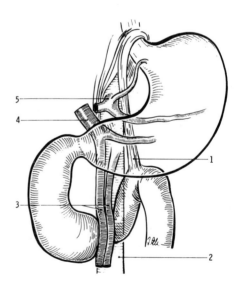

Abb. 1: Arteriomesenterialer Duodenalverschluß I. Anatomisch-topographische Situation. Einklemmung der Pars horizontalis des Duodenums zwischen der Gefäßschere von Aorta und den Vasa mesent. sup. Stenose und Dilatation des proximalen Duodenums. 1 = Treitz-Band; 2 = Aorta abdominalis; 3 = A. und V. mesenterica superior; 4 = V. portae; 5 = Truncus coeliacus.

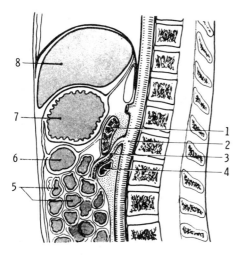

Abb. 2: Arteriomesenterialer Duodenalverschluß II. Anatomisch-topographische Situation im seitlichen Querschnitt. Darstellung der duodenalen Gefäßzwinge, deren Winkel durch Zug am Mesenterium verkleinert werden kann.
1 = Pankreas; 2 = Aorta abdominalis; 3 = A. mesenterica superior; 4 = Duodenum; 5 = Jejunum; 6 = Colon transversum; 7 = Magen; 8 = Leber.

Oberbauchlaparotomie zeigte sich eine extreme Dilatation und Atonie des Magens und Duodenums, deren Ursache in einer elastischen arterio-mesenterialen Einklemmung im Bereich der Flexura duodenojejunalis lag. Nach Durchführung der Duodenojejunostomie kam es sehr rasch zur Rückbildung aller Beschwerdesymptome (Abb. 4). Erwähnung verdient noch eine Beckenbeinvenenthrombose, die am 14. Tag einer operativen Desobliteration und Thrombektomie bedurfte. Die übrigen Komplikationen wie eine Appendizitis, ein Alkoholdelirium, eine Lungenembolie sind nach allen größeren Eingriffen mögliche Ereignisse, die nicht als spezifische Komplikationen der Harrington-Technik angesehen werden können. Typischer erscheint in diesem Zusammenhang eher das Auftreten eines Pleuraergusses nach einer gleichzeitig mit der Harrington-Aufrichtung durchgeführten Rippenbuckelresektion.

Spinal-Traction-Syndroms. In einem Falle lag die Ursache wohl in einer neuralfunktionellen Störung, wofür die gelungene konservative Therapie in Form des Elektrolytausgleichs, der Magensonde und der Anregung der Darmperistaltik spricht.
Bei der zweiten Patientin lag die Ursache jedoch eindeutig in einer mechanischen Verlegung der Flexura duodenojejunalis (Abb. 1 und 2). Bei der Patientin war eine sehr erhebliche Skoliosekorrektur von 66 Grad auf 12 Grad erreicht worden, was einen gleichzeitigen Längenzuwachs von 5,5 cm bedeutete. Erstmals am 9. postoperativen Tag trat heftiges Erbrechen bei starkem Oberbauchvöllegefühl auf. Nach sieben Tagen vergeblicher konservativer Therapie ergab die MDP eine Magendilatation (Abb. 3). Bei der daraufhin durchgeführten

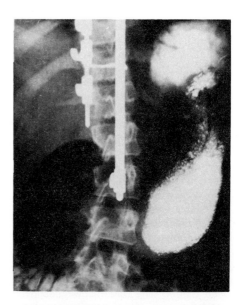

Abb. 3: Gastrographie 13 Tage nach Harrington-Operation: Keine Kontrastmittelpassage in das Duodenum.

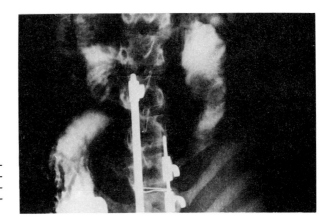

Abb. 4: 14 Tage nach Durchführung der Duodeno-Jejunostomie wegen akuter Magendilatation: gute Durchgängigkeit der Passage.

Zusammenfassend kann die Zusammenstellung unserer Komplikationen nach *Harrington*-Operationen als ergänzende Bestätigung der im bisherigen Schrifttum berichteten Komplikationen aufgefaßt werden, wie sie insbesondere in jüngerer Zeit von *R. Bauer* in seinem Buch über die operative Behandlung der Skoliose als multizentrischer Überblick erarbeitet wurde.

LITERATUR

Bauer, R.: Die operative Behandlung der Skoliose — aktuelle Probleme in Chirurgie und Orthopädie. Bd. 11, Huber, Bern, Stuttgart, Wien (1979).

Biehl, G.: Gestaltsfestigkeitsuntersuchungen an Osteosyntheseimplantaten. Verlag der SSIP-Schriften, Breitenbach, Saarbrücken (1977).

Harms, J., Ch. Schwaiger, G. Biehl, J. Schmitt: Das Spinal-Traction-Syndrom. Z. Orthop. 118 (1980) 246-250.

Schiller, E.: Gestaltsfestigkeitsuntersuchungen an Harrington-Stäben. Pers. Mitteilung Inaug. Dis., Homburg.

Ermüdungsbrüche von Harrington-Stäben im Dauerschwingversuch

von H. Stürz und W. Plitz

Die Häufigkeit postoperativer *Harrington*-Stabbrüche liegt zwischen 2% und 7%. Lähmungsskoliosen, Operationen beim Erwachsenen über 20 Jahre und Skoliosen von mehr als 90° zeigen eine erhöhte Bruchquote. Fast immer findet sich die Bruchstelle in der ersten Rasterstufe. *Erwin*, *Dickson* und *Harrington* überblicken 160 Stabbrüche bei 2016 Operationen.
150 Brüche lagen in der ersten Rasterstufe, 10 im kompakten Mittelteil des Stabes. Von diesen zeigten zwei Stäbe sogar zwei bzw. drei Brüche. Es handelt sich dabei um Ermüdungsbrüche, die zwangsläufig eintreten müssen, wenn bestimmte Belastungsgrenzen des Materials überschritten werden. Unsere Kenntnisse über die intra- und postoperativen Kräfte am *Harrington*-Stab basieren auf den Experimenten von *Waugh*, *Hirsch*, *Nachemson* und *Elfström*, die später von *Biehl* und Mitarb. nachvollzogen und erweitert wurden. Dabei handelte es sich aus meßtechnischen Gründen immer um die Erfassung der axialen Kraftkomponente am *Harrington*-Stab, die über den Hebel der Haken exzentrisch eingeleitet wird. Die kritische Bruchgrenze der thorakalen Wirbelbögen bei 300-400 N begrenzt die maximale intraoperative Distraktionskraft. Diese nimmt postoperativ schnell ab und liegt nach 14 Tagen bei 30-40% des Ausgangswertes. Die axiale Komponente der Dauerlast auf dem *Harrington*-Stab beträgt dann nach den Messungen von *Nachemson* und *Elfström* noch 80-140 N, während *Biehl* und Mitarb. sie vom 4. postoperativen Tag an mit ca. 200 N schätzten.
Um diesen Ruhewert bewegen sich lage- und bewegungsabhängige Schwankungen, die mit Lastspitzen bis zu 620 N gemessen wurden.

Die Frage, die uns hier beschäftigt lautet, ob exzentrisch ansetzende axiale Kraftkomponenten dieser Größenordnung zu einer wechselnden Biegebeanspruchung des Stabes führen und Ermüdungsbrüche hervorrufen, wie sie aus der Klinik bekannt sind. Zunächst zeigen wir zwei klinische Beispiele von Ermüdungsbrüchen, die 23 bzw. 18 Monate postoperativ aufgetreten waren. Im ersten Fall zeigt die Bruchfläche einen reinen Ermüdungsbruch ohne Restgewaltbruch, der sich von einer Stabseite zur gegenüberliegenden gleichmäßig fortgesetzt hat. Die Auszahlung der Schwingungsstreifen auf dem REM-Bild läßt ca. 18 000 Lastwechsel vom Anriß bis zum Durchlauf des Ermüdungsbruches erkennen. Im anderen Fall sehen wir zwei Ermüdungsbrüche mit Rißbeginn an den gegenüberliegenden Stabseiten und einem mittelständigen Restgewaltbruch. Hier lassen die Schwingungsstreifen ca. 10 000 Lastwechsel vom Anriß bis zur Gewaltbruchzone ermitteln. Diese unterschiedlichen Befunde lassen annehmen, daß überlagerte Mechanismen bruchauslösend waren. – Im Experiment haben wir die Stäbe einer definierten axialen Wechsellast über die Originalhaken ausgesetzt, die letztlich zu einer Biegewechsellast führten. Acht Stäbe der Länge 5 inch und sechs mit 10 inch wurden im Dauerschwingversuch getestet. Die Haken wurden in die oberste Kerbe des Rasters eingehängt und bei einer Vorspannung von 300 N wurden unterschiedliche Wechsellasten mit einer Frequenz von 10 Hz aufgebracht.
Nach 5 Millionen Lastspielen wurde der Versuch abgebrochen, wenn der Stab bis dahin intakt geblieben war. Die Bruchflächen wurden rasterelektronenmikrosko-

Tab. I: Ergebnisse im Dauerschwingversuch bei 5 Inch-Stäben.

Last-wechsel (N)	Last-spiele	Bruch-stelle	Schwingungs-streifen
± 300	347 000	7. Kerbe	1300
± 280	651 000	3. Kerbe	5800
± 260	1 124 000	4. Kerbe	–
± 250	1 746 000	7. Kerbe	1900
± 240	5 000 000	–	–
± 230	5 000 000	–	–
± 200	5 000 000	–	–
± 100	5 000 000	–	–

Tab. II: Ergebnisse im Dauerschwingversuch bei 10 Inch-Stäben.

Last-wechsel (N)	Last-spiele	Bruch-stelle	Schwingungs-streifen
± 300	92 000	2. Kerbe	2000
± 270	252 000	3. Kerbe	7300
± 250	561 000	4. Kerbe	1500
± 230	1 093 000	1. Kerbe	6100
± 220	5 000 000	–	–
± 200	5 000 000	–	–

pisch analysiert. Die Ergebnisse sind in den Tab. I und II zusammengefaßt.
Die exzentrisch aufgebrachte axiale Wechsellast bewirkte nur einen Bruch in der ersten Kerbe, alle anderen lagen zwischen der 2. und 7. Kerbe des Rasterteiles. Das entspricht nicht den bekannten klinischen Befunden mit deutlichem Überwiegen der Brüche in der 1. Kerbe. Die Zahl der Schwingungsstreifen ist viel geringer als bei den beiden klinischen Beobachtungen

und zeigt keine unmittelbare Beziehung zu den Lastspielen und zum Lastwechsel. Das REM-Bild der experimentellen Brüche zeigt auf der Seite der Zugspannungen den Ermüdungsbruch und auf der Gegenseite immer einen Gewaltbruch. Auch hierin besteht keine Übereinstimmung mit den klinischen Beobachtungen (Abb. 1 und 2). Die bekannten exzentrischen axialen Stabbelastungen reichen zur Erklärung der verschiedenen Erscheinungsformen späterer Ermüdungs-

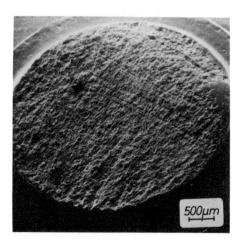

Abb. 1: Reiner Ermüdungsbruch des Harrington-Stabes 23 Monate nach der Implantation.

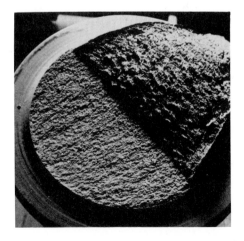

Abb. 2: Ermüdungsbruch (links) und Restgewaltbruch (rechts) durch exzentrische, axiale Wechsellast im Experiment.

brüche nicht aus. Sie sind in erster Linie ein Maß für die Belastung des knöchernen Hakenlagers über einen bestimmen Zeitraum.

Die experimentellen Befunde stützen gemeinsam mit den beschriebenen Mehrfachbrüchen die Annahme, daß Brüche aus Biegewechselbelastungen ohne wesentliche axiale Komponente resultieren, daß sie also durch quer zur Stabachse ansetzende Biegekräfte entstehen. Die Stäbe sind somit offenbar mehrdimensional überlagerten Kräften ausgesetzt, die zusätzlich durch die Rastergeometrie bedingte komplexe Spannungszustände in den gefährdeten Querschnitten induzieren.

Somit können Brüche letztlich immer dann auftreten, wenn die verbliebene Schwingungsfähigkeit der Fusion größer ist als die der Stäbe. Das muß aber nicht in jedem Falle eine mechanische Insuffizienz der Fusion bedeuten.

4. Organfunktion

Die Skolioselunge als Organ der Kompensation und Komplikation

von F. Kummer

Zur Morphologie des Skoliosethorax

Die Deformität des Thoraxskelettes bei der meist rechtskonvexen Skoliose besteht in einer doppelten Verwindung:
Die konvex gelegene Seite hat eine größere Ausdehnung in kraniokaudaler Richtung, ist aber flacher im horizontalen Durchmesser. Die Konkavseite ist kraniokaudal kürzer, aber horizontal tiefer. Die zweite Verwindung besteht in der Torsion der gekrümmten Wirbelsäule um ihre Längsachse, so daß die Rippen auf der Konvexseite in ihrem hinteren Drittel einen Winkel bilden, der teilweise vom Grad der Torsion abhängig ist. Schließlich ist die Kyphosierung nicht zu vergessen: Sie hat wesentlichen Anteil an der Gesamttiefe des Thorax. Bei der Untersuchung der in diesem Thorax gefangenen Lunge und ihrer regionalen Funktion ist die unterschiedliche Rolle dieser Deformität zu berücksichtigen. Eine Seitendifferenz zwischen Konkav- und Konvexlunge kann viel eher vernachlässigt werden, als der Einfluß der Kyphose (*Hofner*, u. a., 1977). Diese begünstigt die Lungenvolumina durch das größere Raumangebot, während die Lordoskoliose mit einem Flachthorax einhergeht, bei dem wir bronchostenotische Atelektasen auf der Konvexseite beobachtet haben (*Hofner*, u. a., 1978).

Lungenfunktion bei Kyphoskoliose

Die Störung der Lungenfunktion bei der Wirbelsäulenverkrümmung ist bereits den alten Ärzten geläufig gewesen. Mit Einführung der objektiven Erfassung der Lungenfunktion wurde bewiesen, was die Vermutung gelehrt hatte: Das System Lunge + Thorax ist in seiner Ausdehnungsfähigkeit eingeschränkt. Mit der Entwicklung der Meßmethoden in der Atemphysiologie bürgerte sich rasch ein scheinbar lückenloses Konzept von Kausalzusammenhängen zwischen Skoliosegrad, Thoraxdeformation und Lungenfunktion aus. Dieses Konzept lautete:
Die Verkrümmung und Verwindung der Wirbelsäule bewirkt eine Thoraxdeformität. – Die Brustkorbwand wird steif, der Rauminhalt kleiner. – Die Atemarbeit steigt, die Ventilation wird insuffizient. – Es stellt sich eine Hypoxämie und später Hyperkapnie ein. – Dadurch steigt der Widerstand im kleinen Kreislauf, was letztlich zur Ausbildung des sogenannten Cor pulmonale führt. Dieses wird, damit der Kausalring geschlossen ist, als Cor kyphoskolioticum bezeichnet.

Nach diesem pathophysiologischen Schema müßte der kausale Zusammenhang zwischen der Wirbelsäulendeformität und der Entwicklung in der Lungenfunktion in jeder Phase nachweisbar sein. Tatsächlich gelingt es, mit einiger Mühe Korrelationen von guter bis mäßiger Signifikanz zwischen Skoliosegrad und den verschiedensten Lungenfunktionsparametern aufzuzeigen.

Die Vitalkapazität hat die größte Tradition in der Beurteilung der Skolioselunge. Es hat den Anschein, als wäre ihr der Vorrang unter all den anderen, komplizierteren Parametern nicht streitig zu machen. Es gelingt praktisch immer, eine signifikante Korrelation innerhalb eines Patientenkollektivs zwischen Vitalkapazität und Skoliosegrad zu finden (*Kummer*, 1973; Literaturübersicht bei *R. Meister*, 1980).

Andere Parameter können ebenfalls in Statistiken gezwängt werden, doch konnten wir nachweisen, daß hier nur scheinbar direkte Zusammenhänge zum Skoliosegrad bestehen (*Kummer*, 1973). Durch Berechnung von partiellen Korrelationen ergab sich, daß lediglich die Vitalkapazität nebst Alter und

Körpergewicht einer direkten Beziehung zur Skoliose unterliegt. Hingegen hängen Ventilationswerte, Blutgase, Druckwerte im kleinen Kreislauf und Belastungsreaktionen wohl meistens mit der Vitalkapazität, jedoch nicht mehr mit dem Skoliosegrad zusammen (*Meister*, u. a. 1975).

Wir haben uns die Mühe gemacht und bei 50 Skoliotikern 40 verschiedene Meßgrössen untersucht, um mittels einer Faktorenanalyse etwaige „mitgeteilte", d. h. zufällige Korrelationen auszuschalten. Dabei hat sich herausgestellt, daß tatsächlich die Skoliose, Kyphose, Erkrankungsdauer etc. keinen direkten Einfluß auf die weitere Entwicklung der Lungenfunktion haben (*Haber*, u. a. 1981).

Natürlicher Verlauf von Skoliose und Lungenfunktion:

Es läßt sich daraus folgern, daß es einmal im natürlichen Verlauf der Skoliose zu einer Einschränkung der thorakalen Ausdehnungsfähigkeit kommt, wodurch die Vitalkapazität unter den Sollwert absinkt. Gleichzeitig setzen aber Kompensationsmechanismen ein, die diesen drohenden Funktionsverlust wettzumachen versuchen. Dazu zählt die Anhebung und inspiratorische Verschiebung der Atembalance, die der Lunge eine erhöhte Vorspannung für die Expiration verschafft („Starling-Resistor"). Die Atmung stellt sich auf ein geringeres Volumen, aber auf eine höhere Frequenz als bei gesunden Altersgenossen ein. Der Atemantrieb durch die zentralen Regulationszentren bleibt dabei normal (*Lack*, u. a. 1981).

Es resultiert daraus eine Abkopplung der weiteren Geschicke von Wirbelsäule und Lunge; beide gehen ureigenen Gesetzlichkeiten nach, so daß trotz laufender, altersabhängiger Zunahme der Verkrümmung die Lungenfunktionsänderung ebenfalls nur dem Alter und nicht dem Schweregrad der Skoliose folgt. Die mitunter schweren Veränderungen der Lungen- und Herzfunktion sind daher nicht mehr an schwerste Skoliosen gebunden. Sie stellen vielmehr den seltenen Fall einer Überforderung der physiologischen Kompensation dar. Wenn die Vitalkapazität unter 50% des Sollwertes sinkt, ist eine Belastungshypoxämie sehr wahrscheinlich. Diese zieht eine Arteriolenkontraktion und Blutumverteilung in der Lunge nach sich, in deren Folge sich ein pulmonaler Hochdruck entwickeln kann. Die klinische Erfahrung lehrt aber, daß das Herz-Lungen-System in der Regel bis ins Alter mit den Kompensationsmechanismen zurecht kommt. Allerdings kann dann relativ plötzlich eine respiratorische Insuffizienz und Rechtsherzdilatation zum Tode führen.

Der tatsächliche „lineare" Funktionsverlust über die Jahre scheint auf einem Nebenschauplatz des Geschehens stattzufinden: Die körperliche Belastbarkeit scheint weniger aus organischen, sondern allgemeinmenschlichen Gründen vermindert zu sein. Die verunstalteten Jugendlichen sind in ihrer sozialen Anpassung gehemmt, häufig werden sie vom Schulturnen befreit, scheuen den Sport, eine adäquate Berufsausbildung und die Gründung einer Familie. Daraus erwächst ein gewisses Außenseiter- und Stubenhockerdasein, welches objektiv schwer faßbar oder bestenfalls angedeutet ist, jedoch wesentlich zum schlechten Trainingszustand des kardiopulmonalen Systems beiträgt. Als Bestätigung dieser Annahme muß die ausgezeichnete Trainierbarkeit von Skoliotikern genommen werden, wie sie von *Nachemson* u. a. (1970) und *Götz* u. a. (1974) dargelegt worden ist. Es besteht weiterhin kein Zweifel, daß der deformierte Thorax und die darin befindliche Lunge insgesamt eine „Vorschädigung" des Atemapparates bedeuten; jedwede zusätzliche Krankheiten wie chronische Bronchitis und möglicherweise Pulmonalembolien haben daher wesentliche Folgen, die schwerer zu werten sind als bei Nichtskoliotikern.

Schlußfolgerungen

1. Die Pathogenese der „idiopathischen" Skoliose ist weiterhin unklar, allerdings wird ein zentralnervöser Faktor diskutiert (*Lukeschitsch* u. a., 1980).

Tab. I: Der Einfluß der Skoliose auf Lebenserwartung und Lungenfunktion.

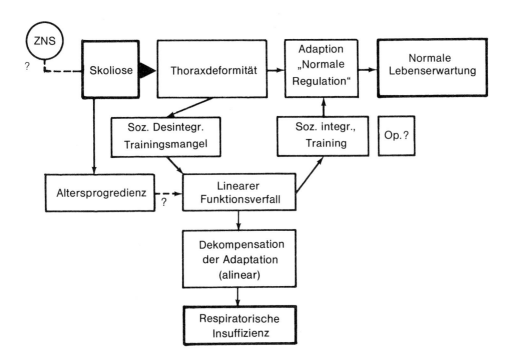

2. Das gleichzeitige Vorliegen einer Skoliose und einer Störung der Lungenfunktion ist sehr häufig, doch kann nach strengen statistischen Überlegungen eine Kausalkette nicht mehr als bewiesen gelten. Eine übergeordnete Störung, die für Skoliose und Lungenfunktion die gleiche wäre (Zentralnervensystem) bleibt vorläufig hypothetisch.
3. Die kardiopulmonale Funktion hat große Anpassungs- und Kompensationsfähigkeit. Diese können mit zunehmendem Alter langsam (linear) schlechter werden, oder durch akute Überforderung (Infekte, Embolien, kardiale Dekompensation) plötzlich zum Tode führen.
4. Die Leistungsfähigkeit ist anthropometrischen Gegebenheiten unterworfen; meist besteht ein reversibler Trainingsmangel.
5. Die Korrekturoperation trägt dem Umstand Rechnung, daß mit einem guten kosmetischen Ergebnis die soziale Integrierung erleichtert wird.
6. Durch soziale Integrierung und Sport kann die Lebensqualität wesentlich verbessert und möglicherweise eine normale Lebenserwartung angenommen werden (Tab. I).

LITERATUR

Götze, H. G., F. Sünram, K. Scheele, B. Klisa: Der Einfluß eines vierwöchigen Konditionstraining auf die organische Leistungsfähigkeit jugendlicher Skoliosepatienten. Dtsch. med. Wschr. (1974), 99, 1761.

Haber, P., W. Dorda, F. Kummer: Untersuchung über die Beziehung von Lungenfunktion und Deformationsgrad bei Skoliosepatienten mittels der Faktorenanalyse. Wr. Med. Wschr. (1981), suppl. 66,7.

Hofner, W., F. Kummer, F. Meznik, F. Machacek: Lungentopographie und -funktion bei Thoraxdeformität. Acta med. Austr. (1977), 4, 115.

Hofner, W., G. Denk, F. Kummer, W. Küster, G. Pflüger, G. Seidl: Lungenatelektasen auf der Konvexseite thorakaler Skoliosen. Z. Orthop. (1978) 116, 640-645.

Kummer, F.: Die Skolioselunge als Modell einer extrapulmonalen Atemstörung. Wr. Z. Inn. Med. (1973) 54, 524-543.

Lack, W., P. Haber, G. Lukeschitsch, F. Kummer: Zentrale Atemregulation bei idiopathischer Skoliose. Wr. Med. Wschr. (1981) Suppl. 66, 7.

Lukeschitsch, G., F. Meznik, H. Feldner-Burstin: Zerebrale Dysfunktion bei Patienten mit idiopathischer Skoliose. Z. Orthop. (1980), 118, 291.

Meister, R.: Atemfunktion und Lungenkreislauf bei thorakaler Skoliose. G. Thieme, Stuttgart-New York (1980).

Meister, R., H. W. Klempt, E. Most, J. Heine: Die Drücke im kleinen Kreislauf und ihre Beziehung zu den arteriellen Blutgasen bei jugendlichen Skoliosepatienten. Med. Klin. (1975), 70, 1969.

Nachemson, A., J. Bjure, G. Grimby, M. Lindh: Physical fitness in young women with idiopathic scoliosis before and after an exercise program. Arch. phys. Med. Rehabil. (1970) 51, 95.

Tachykarde, hyper- und hypotone Kreislaufregulationsstörungen während Skoliose- und Kyphose-Operationen

von G. Keßler, G. Schöntag und U. Heise

I. Einleitung

Die Thoraxdeformierung des Skoliosepatienten bedingt Lungenfunktionsveränderungen, die ihrerseits zu einer Verminderung der kardialen Leistungsbreite führen (6, 7, 9).
Die eingeschränkte kardio-pulmonale Belastbarkeit sowie zusätzliche bei der Spondylodese mit dem *Harrington*-Instrumentarium typischerweise auftretende Kreislaufreaktionen gestalten die Narkoseführung problematisch.

II. Tachykardien

Nahezu regelmäßig kommt es während des Abspanens der Dornfortsätze zu einem Anstieg der Pulsfrequenz (2, 5, 11).
Schmerzbedingte Tachykardien lassen sich durch eine Vertiefung der Narkose beherrschen. Die Phase des Abspanens der Wirbelsäule ist besonders blutreich; ein Pulsfrequenzanstieg kann daher durch einen intravasalen Volumenmangel ausgelöst sein.
Diese Phase der Operation wird in der Regel in kontrollierter Hypotension durchgeführt. Das dabei häufig zur Anwendung kommende Nitro-Prussid-Natrium (NPN) bewirkt neben der erwünschten Blutdrucksenkung eine reflektorische Katecholaminausschüttung, die ihrerseits eine Tachykardie induziert (8, 11).
Ferner löst die mechanische Erschütterung der Wirbelsäule über eine Irritation des Grenzstranges eine sympathikotone Dysregulation im Sinne einer beta-adrenergen Stimulation aus (2) (Abb. 1). Gleichzeitig werden Serumspiegelanstiege von Renin und Angiotensin sowie von Lactat beobachtet (11). Die Therapie besteht dementsprechend in der Gabe von Beta-Rezeptoren-Blockern und eventuell von Digitalis (2, 5).

Schließlich kann auch die paravertebrale Injektion verdünnter Katecholaminlösungen zum Zwecke größerer Bluttrockenheit im Operationsgebiet zu tachykarden Rhythmusstörungen führen.

III. Hypertonien

Im Zusammenhang mit der Aufbiegung der Wirbelsäulen werden bereits intraoperativ einsetzende weit in die postoperative Phase hineinreichende Hypertonien beobachtet (10). Wir berichteten über ein 10jähriges kyphoskoliotisches Mädchen, bei dem es anläßlich zweier transthorakaler Vertebrotomien während der Distraktionsphase zu einem Blutdruckanstieg bis auf Werte von 160:100 mm HG kam, der sich in den ersten postoperativen Tagen kontinuierlich bis auf Werte von 240/140 mm HG steigerte (Abb. 2). Der Plasmareninspiegel war in dieser Zeit stark erhöht. Nach zehn Tagen hatte sich der Blutdruck normalisiert. Das zu diesem Zeitpunkt angefertigte Nierenangiogramm war unauffällig. Verantwortlich könnte eine Stimulation der beta-adrenergen Rezeptoren durch eine starke Dehnung des thorakolumbalen Grenzstranges sein (13), die über eine Stimulation des Renin-Angiotensin-Systems zu einem exzessiven Blutdruckanstieg führte, der in der Folgezeit mit zunehmender Adaptation des Gewebes zur Norm zurückkehrte. Denkbar ist auch eine durch die mechanische Dehnung ausgelöste Vagusblockade mit relativem Überwiegen des Sympathikus.
Durch die Aufrichtung der Wirbelsäule kommt es zur Elongation der Aorta. Die intrabdominellen Organe bleiben weitgehend an der hinteren Bauchwand fixiert, während der Abgangswinkel der sie versorgenden arteriellen Gefäße sich unter Umständen mit der Dehnung der Aorta ver-

ändert, so daß es zu einer Minderversorgung der nachgeschalteten Gebiete kommt. Für die Arteria mesenterica superior wurde ein solcher Zusammenhang wahrscheinlich gemacht (14).
Eine analoge Durchblutungsminderung der Arteria renalis könnte über eine Stimulation des Renin-Angiotensin-Aldosteron-Systems zur Ausbildung eines Hypertonus führen. Möglich sind auch durch Manipulation bedingte Strömungshindernisse der Arteria renalis in Form von kleinen Intimaabscherungen und Teilthrombosierungen.
Therapeutisch erfolgreich dürften Beta-

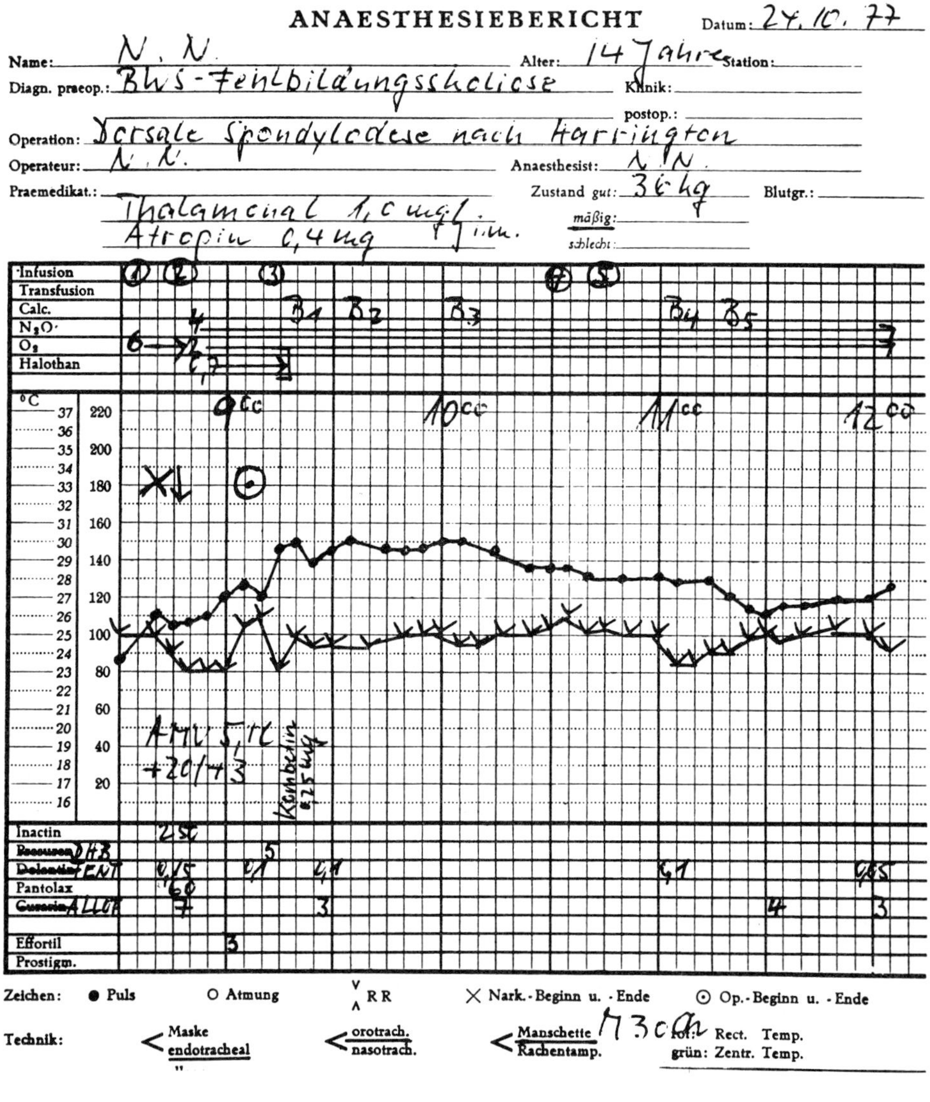

Abb. 1: Tachykarde Rhythmusstörung während des Abspanens der Dornfortsätze.

Blocker, Ganglien-Blocker und Diuretika bzw. Aldosteronantogonisten sein.

IV. Hypotonien

Hypotone Kreislaufreaktionen werden ebenfalls beobachtet. Fast regelmäßig kommt es nach Narkoseeinleitung zu einem leichten Blutdruckabfall, der durch die sympathikusdämpfende bzw. Alpha-Rezeptoren-blockierende vasodilatatorische Wirkung der Narkosemedikamente zu erklären ist.

Während der Abmeißelung der Dornfortsätze werden gelegentlich erhebliche Blutdruckstürze mit Bradykardien gesehen, die als eine mehr oder weniger ausgeprägte Sympathikolyse nach mechanischer Irritation des Grenzstranges interpretiert werden (1). Sie scheinen umso eher aufzutreten, je geringer die narkoseinduzierte Sympathikolyse ist. Jedoch verschwindet dieser

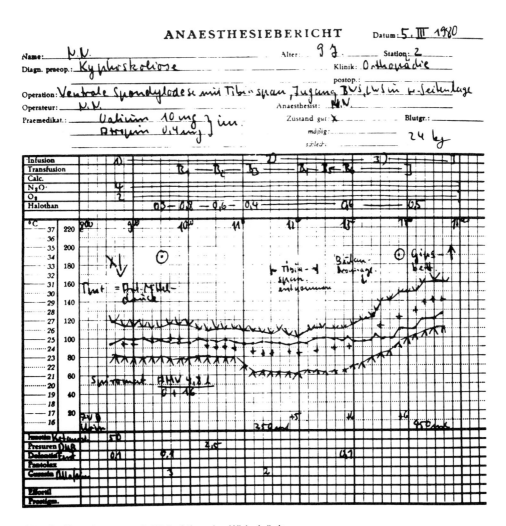

Abb. 2: Hypertonus nach Distraktion der Wirbelsäule.

Zustand in der Regel nach 10 bis 15 Minuten auch ohne Therapie.
Plötzlich auftretende hypotensive Zustände während der Distraktion der Wirbelsäule deuten auf eine ein- oder beidseitige Sympthatikolyse hin (Abb. 3) (4, 9, 12). Durch die starke Streckung der Wirbelsäulen kann eine Dehnung und damit Querschnittsverminderung der das Rückenmark und den Grenzstrang versorgenden arteriellen Gefäße entstehen. Der Verlust des Sympathikotonus führt zu einer Vasodilatation in den nachgeschalteten Gebieten, in die ein Teil des zirkulierenden Volumens versackt. Intraoperative akzidentielle Traumatisierungen der nervösen Gewebe sowie

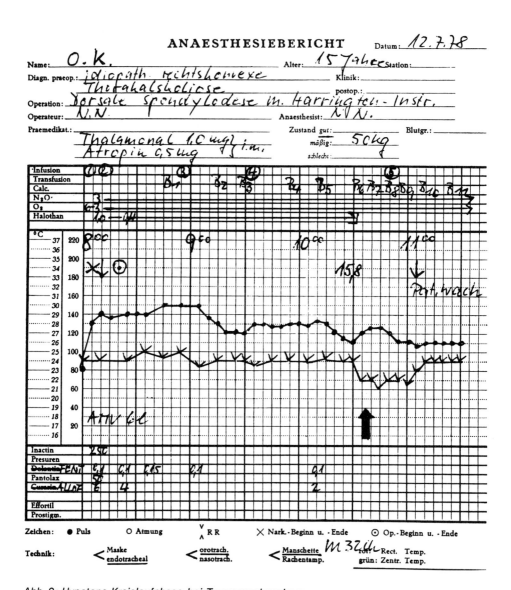

Abb. 3: Hypotone Kreislaufphase bei Transversalsyndrom.

die Ausbildung eines Transversalsyndroms haben die gleichen Kreislauffolgen.

Eine ausreichende Durchblutung des Rückenmarks läßt sich nur durch eine Verminderung der Distraktion wiederherstellen.

Skolioseoperationen sind im allgemeinen recht blutreich. Eine nicht zeitgerechte Volumensubstitution wird sich ebenfalls durch eine Hypotension bemerkbar machen.

V. Veränderungen im kleinen Kreislauf

Die skoliosebedingte Thoraxdeformierung führt zu einer Fehlentwicklung des pulmonalen Gefäßbettes (3, 6, 7, 9). Die Folge davon ist ein erhöhter pulmonaler Gefäßwiderstand, der sich bei bereits bestehender respiratorischer Insuffizienz durch reflektorische Vasokonstriktionen noch verstärkt. Daraus resultiert mit zunehmender

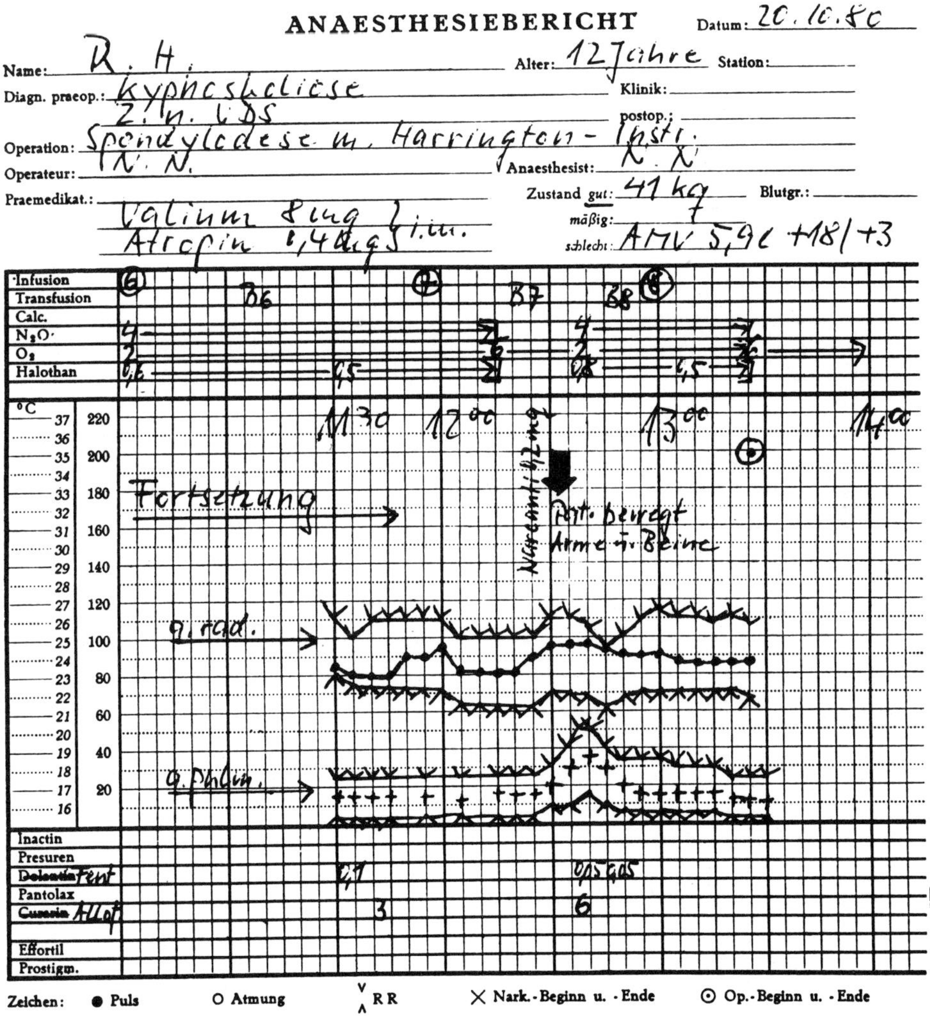

Abb. 4: Pulmonaler Hypertonus in der Aufwachphase.

Krankheitsdauer eine Rechtsherzbelastung bis hin zum Cor pulmonale. Bereits bei jugendlichen Skoliotikern muß mit einem latenten pulmonalen Hypertonus gerechnet werden (6).

Eine Steigerung des Herz-Zeit-Volumens unter körperlicher Belastung führt wegen des verminderten Gesamtgefäßquerschnittes der Lunge zu einer erhöhten Druckbelastung des rechten Ventrikels (6, 7). So sahen wir in der Aufwachphase bei Skolioseoperationen erhebliche Anstiege des Pulmonal-Arterien-Druckes (Abb. 4). HZV-Steigerungen bedeuten gleichzeitig einen Mehrbedarf des Organismus an Sauerstoff. Die O_2-Aufnahmekapazität der Skoliosepatienten ist aber in der Regel erniedrigt (3). Alle Umstände, die eine HZV-Steigerung bedingen, wie etwa intra- oder postoperative Tachykardien, Hypertonien, die Aufwachphaseschmerzen, körperliche Arbeit u. a. können unter Umständen zu einer Sauerstoffmangelversorgung vor allem des rechten Herzens führen, aus der sich eine akute Rechtsherzdekompensation ergeben kann (11). So sterben denn auch 60% der Skoliotiker aus kardialer Ursache (9). Da die intra- und postoperative Phase ganz erhebliche Kreislaufbelastungen bedingt, muß auf eine gewissenhafte Kontrolle der kardialen Funktionsparameter besonderer Wert gelegt werden.

LITERATUR

1. *Büttner, W., N. Hahn:* Experimentelle Untersuchung über die Kreislaufwirkung bei der Abspanung der Dornfortsätze während der Skolioseoperation nach Harrington. Prakt. Anaesth. a: 243 (1974).

2. *Dreier, M., H. Garritzmann, H. G. Götze:* Propanolol bei sympathikotoner Dysregulation. Anaesth. prax. 8: 31 (1973).

3. *Götze, H. G., F. Sünram, K. Scheele:* Die kardiopulmonale Belastbarkeit jugendlicher Skoliosepatienten. Z. Orthop. 112: 832 (1974).

4. *Grundy, B. L., C. L. Nash, R. H. Brown:* Arterial Pressure Manipulation alters spinal Cord Function during Correction of Scoliosis. Anesthesiolog. 54: 249 (1981).

5. *Hack, G., T. Schraudebach, K. Rommelsheim, K. U. Freiberger, U. Picht:* Spezielle Anästhesieprobleme bei der operativen Skoliosebehandlung nach Harrington. Prakt. Anästh. 11: 81 (1978).

6. *Heine, J., R. Meister, H.-W. Klempt:* Druckmessungen im kleinen Kreislauf bei jugendlichen Skoliosepatienten. Z. Orthop. 113: 586 (1975).

7. *Heine, J., R. Meister:* Quantitative Untersuchungen der Lungenfunktion und der arteriellen Blutgase bei jugendlichen Skoliotikern mit Hilfe eines „Funktionsdiagnostischen Minimalprogramms". Z. Orthop. 110: 56 (1972).

8. *Huse, K.:* Die kontrollierte Hypotension mit Nitroprussidnatrium in der Neuroanästhesie. Anästhesiol. u. Wiederbelebung 107. Springer-Verlag Berlin-Heidelberg-New York 1977.

9. *Kafer, E. R.:* Respiratory and Cardio-vascular Functions in Scoliosis and the Principles of Anesthetic Management. Anesthesiologg. 53: 339 (1980).

10. *Kessler, G., K. Bischoff, L. Weh:* Hypertensive Kreislaufveränderungen bei Skolioseoperationen während und nach der Distraktionsphase. Publikation in Vorbereitung.

11. *Knight, P. R., G. A. Lane, M. G. Nicholes, A. R. Tait, M. L. Nahrwold, R. N. Hensinger, P. J. Cohen:* Hormonal and Hemodynamic Changes induced by Pentolinium and Propanoloe during Surgical Correction of Scoliosis. Anesthesiolog. 53: 127 (1980).

12. *Mc Neill, T. W., R. L. Delwald, K. N. Kuo, E. J. Bennet, M. R. Salom:* Controlled Hypotensive Anesthesia in Scoliosis Surgery. The Journal of Bone and Joint Surgery. 56 – A: 1167 (1974).

13. *Meurer, K. A.:* Das Renin-Angiotensin-Aldosteron-System. Kurzmonographien Sandoz 14, 1975.

14. *Meznik, F., G. Pflüger, K. Zhuber, F. Zekert:* Zur Entstehung und Behandlung des sog. „Cast-Syndroms" nach Skolioseoperationen. Z. Orthop. 113: 174 (1975).

Lungenfunktionsuntersuchungen nach ventralen und dorsalen Skolioseoperationen

von M. Zinkl, J. Hellinger, W. Leupold und H. Mitze

Die thorakale Skoliose ist lungenfunktionsanalytisch gekennzeichnet durch restriktive Ventilationsstörungen unterschiedlichen Grades.

Ursachen hierfür sind:

— Verkleinerung des intrathorakalen Raumes,
— atemmechanische Behinderungen und ventilatorische Verteilungsstörungen.

Die Indikation zur operativen Skoliosebehandlung und deren Ergebnisse sollten deshalb nicht nur nach dem Korrekturgewinn in Winkelgraden, sondern stets unter Einschluß von Parametern der Lungenfunktion beurteilt werden. Zu diesem Zweck haben wir die Ergebnisse der Lungenventilationsprüfungen, der Lungenperfusionsszintigrafie und der Blutanalysen mit dem postoperativen Korrekturgewinn in Winkelgraden vor und zwei Jahre nach der *Harrington*-Distraktion und dorsalen Spondylodese kontrolliert und korreliert. Wir wollten klären, ob und in welchem Ausmaß von einer operativen Korrektur der thorakalen Skoliose eine Verbesserung der lungenfunktions-analytischen Werte erwartet werden kann. Dazu werden 27 Patienten, 4 Knaben und 23 Mädchen, Durchschnittsalter 14,8 Jahre, vor der Operation und zwei Jahre nach der Operation untersucht.

Zur Bestimmung wurden folgende Methoden angewendet:

— Ermittlungen der Ventilationsgrößen,
— Bestimmung der Blutgase und des Säure-Basen-Status,
— Analyse der Lungendurchblutung mittels Perfusionsszintigrafie.

Die 27 Patienten wurden in zwei Gruppen eingeteilt:

Gruppe 1: Patienten mit einem thorakalen Skoliosewinkel nach *Cobb* unter 50 Grad.
Gruppe 2: Patienten mit einem thorakalen Skoliosewinkel nach *Cobb* über 50 Grad.

Aufgrund der engen Korrelation der einzelnen Parameter zu Alter und Größe der Patienten mußte dem normalen Wachstum innerhalb des Beobachtungszeitraumes Rechnung getragen werden. Es sind deshalb die auf das jeweilige Größensoll bezogenen Relativwerte herangezogen worden. Der Vergleich der einzelnen Mittelwerte erfolgte mit dem T-Test (Tab. I).

Daraus geht hervor, daß postoperativ trotz der Verminderung der skoliotischen Krümmung eine Verschlechterung der ventilatorischen Funktion in Form einer Verminderung der Vitalkapazität festzustellen ist. Kompensatorisch kommt es zu einer Erhöhung des RV-Anteiles an der TLC. Das drückt sich sowohl in den signifikant differenten Mittelwerten, wie auch in der Zahl der unter bzw. über dem Grenzwert liegenden Patienten aus.

Auch der PaO_2 liegt zwei Jahre nach der Operation signifikant tiefer (Tab. II). Es sind Störungen im Ventilations-Perfusionsverhältnis anzunehmen, deren Folge ein Absinken des PaO_2 ist. Die Lungenperfusionsszintigrafie in Bauch- und Rückenlage gab uns keine zusätzlichen Informationen. Eine geeignetere Methode ist deshalb die Doppelnuklid-Szintigrafie im Stehen und Liegen, um Aussagen über die zirkulatorischen Reserven der Lunge zu erhalten. Die von

Tab. I: Vergleich der Lungenfunktion vor und zwei Jahre nach Skolioseoperation nach Harrington (Angaben in %).

	VK		FEV_1/VK		AGW		FRC		RV/TIC	
n	27		27		22		17		17	
	vor	nach	vor	nach	vor Operation	nach	vor	nach	vor	nach
X	85,2	70,5	79,3	79,7	80,2	72,9	71,4	81,6	22,6	28,7
S	18,3	14,0	5,3	6,2	26,4	19,3	13,3	27,1	5,4	7,1
P	0,01		0,05		0,05		0,05		0,01	
	80%		70%		80%		120%		25%	
n	10	23	1	1	11	11	0	2	5	12

Tab. II: Verhalten der Blutgase vor und nach zwei Jahre nach Skolioseoperation nach Harrington.

	PaO_2			$PaCO_2$		
n	19		P	18		P
	vor Operation	nach		vor Operation	nach	
X	87,9	79,6		37,0	38,2	
S	5,5	8,1	0,01	5,9	5,3	0,05
n	75 TORR Ø	3		45 TORR Ø	Ø	

Tab. III: Lungenfunktion vor, ein und zwei Jahre nach VDS.

	VK (%)			RV/TIC (%)			Pa O_2 Torr		
n	21	20	16	15	19	15	19	16	13
	vor	nach 1 J.	2 J.	vor	nach 1 J.	2 J.	vor	nach 1 J.	2 J.
n̄	90,2		82,3	26,8	24,8	22,4	80,3	80,1	81,1
s	28,9	32,1	26,3	14,3	8,9	6,8	8,5	5,7	11,0

Tab. IV: Lungenfunktion vor, ein und zwei Jahre nach VDS.

	VK (%)			RV/TLC (%)			Pa O_2 (Torr)		
	vor	nach 1 J.	2 J.	vor	nach 1 J.	2 J.	vor	nach 1 J.	2 J.
n	13	12	8	10	12	7	11	9	6
x̄	92,5	74,6	81,3	25,8	25,7	21,4	79,5	79,6	77,2
s	35,5	41,3	36,8	11,7	10,0	6,9	9,8	5,2	10,6
n	8	8	8	5	7	8	8	7	7
x̄	86,6	71,2	83,4	28,2	23,6	23,2	81,6	80,7	77,6
s	13,7	7,6	11,2	20,1	6,1	7,0	2,6	6,7	22,7

uns beobachtete Stagnation der lungenfunktionsanalytischen Werte zwei Jahre nach der *Harrington*-Operation machen wir von den notwendigen Nachbehandlungsmaßnahmen, insbesondere der externen Fixation, abhängig.

1978 haben wir die ventrale Derotationsspondylodese von *Zielke* übernommen und 48 Patienten nach dieser Methode operiert. Die Nachbehandlung dauert im Gegensatz zur *Harrington*-Distraktion und dorsalen Spondylodese nur ein Jahr.

Von 25 Patienten, die in den Jahren 1978-1979 – thorakal, thorakolumbal oder lumbal – mit der VDS operiert wurden, erfolgte die Bestimmung der ventilatorischen Funktion vor dem Eingriff, ein bis zwei Jahre nach der Operation.

Bei der Auswertung teilten wir die Patienten in folgende Gruppen ein:

– Skoliosewinkel nach *Cobb* bis 50 Grad
– Skoliosewinkel nach *Cobb* über 50 Grad
– postoperativer Winkelgewinn bis 30 Grad und
– postoperativer Winkelgewinn über 30 Grad.

Aus den Tabellen geht hervor, daß bei allen Patientengruppen die Vitalkapazität nach einem Jahr, also bei Abschluß der Nachbehandlung, niedriger ist als nach zwei Jahren. Im Residualvolumen und im PaO_2 findet sich keine signifikante Zunahme (Tab. III und IV). Bei der Gruppe der thorakolumbal operierten Patienten konnten sowohl klinisch als auch lungenfunktionsanalytisch bessere Werte erzielt werden. Auch hier besteht keine Signifikanz. Abschließend muß bemerkt werden, daß im Gegensatz zur *Harrington*-Operation und trotz der notwendigen Thorakotomie mit der VDS Abschluß der Behandlung sowohl klinisch als auch lungenfunktionsanalytisch bessere Ergebnisse erzielt werden konnten.

Die postoperative Entwicklung der Lungenfunktion bei Skoliosepatienten nach dorsaler Spondylodese

von W. Lack, E. Sehnal und P. Haber

Einführung

In der Literatur haben sich zahlreiche Autoren mit den pulmonalen Auswirkungen der operativen Skoliose-Korrektur beschäftigt, wobei die Mehrzahl der Autoren der Spondylodese keinen oder nur einen minimalen positiven Effekt auf die Atemfunktion zuschreibt. Da in der Praxis weniger die reinen Lungenfunktionsparameter als vielmehr Belastbarkeit und körperliche Leistungsfähigkeit des operierten Skoliosepatienten interessant sind, haben wir in der vorliegenden Arbeit neben den Lungenvolumina auch die aerobe Kapazität mit den Mitteln der Spiro-Ergometrie untersucht.

Material und Methode

Die Studie umfaßt 48 Patienten mit idiopathischer thorakaler Skoliose. Das Verhältnis weiblicher zu männlichen Patienten betrug 40:8, 47 Skoliosen waren rechts-, dagegen nur 1 linkskonvex. Der präoperative Skoliosewinkel betrug im Mittel 80,6° (50-125°) bei einem durchschnittlichen Kyphosewinkel von 20,8° (0-58°). Bei diesen Patienten wurde eine dorsale Spondylodese mit dem *Harrington*-Instrumentarium durchgeführt; das mittlere Operationsalter lag bei 14,5 Jahren (10,6 Jahre bis 17,5 Jahre). Die dabei erzielte durchschnittliche Korrektur, gemessen zum Zeitpunkt der postoperativen Lungenfunktionsuntersuchung, betrug 24,3°. Bei diesen Patienten wurden prä- und postoperativ die Lungenfunktionsparameter absolute und relative Vitalkapazität, Totalkapazität, intrathorakales Gasvolumen (in Litern und in % der Totalkapazität angegeben) sowie exspiratorische Sekundenkapazität und Atemwegsresistance bestimmt. Zusätzlich wurde mittels Fahrradergometertest (Beginn mit 25 Watt und Steigerung um 25 Watt alle 2 Minuten bis zur Erschöpfung) eine Spiroergometrie im offenen System mit Messung von Atemminutenvolumen, Sauerstoffaufnahme, Herzfrequenz, Baseexzeß, arteriellem PO_2 und PCO_2 bei Belastungsabbruch und den daraus abgeleiteten Größen relative maximale Sauerstoffaufnahme und Sauerstoffpuls durchgeführt. Die postoperative Untersuchung erfolgte zwei bis drei Jahre nach Durchführung der Spondylodese (im Mittel 2,38 Jahre). Dieser Zeitraum erscheint uns zur Beurteilung der Spondylodesewirkung am günstigsten, da einerseits ein genügend großer zeitlicher Abstand zur Erholung der Lunge nach der 1jährigen Fixierung im *Abbott*-Mieder vorlag und andererseits der Abstand zum Operationsdatum nicht zu groß war, um andere Einflüsse auf das respiratorische System zu stark zur Wirkung kommen zu lassen.

Auswertung der Ergebnisse

Bei der statistischen Auswertung zeigte sich nun hinsichtlich der Lungenfunktionsparameter zwar eine Verbesserung der absoluten Volumenswerte — also der Vitalkapazität, Totalkapazität und des intrathorakalen Gasvolumens sowie der exspiratorischen Sekundenkapazität, jedoch keine signifikante Änderung der Relativwerte, d. h. die tatsächlichen Werte in % der Sollwerte von Vital- und Totalkapazität und der prozentuelle Anteil des intrathorakalen Gasvolumens an der Tatalkapazität sowie die Atemwegsresistance zeigten keine wesentlichen Veränderungen (Tab. I, Abb. 1). Etwas unterschiedliche Ergebnisse fanden wir bei der Beurteilung der Spiro-Ergometrie. Hier kam es sowohl zu einer Zunahme der Absolutwerte, d. h. der maximalen Sauerstoffaufnahme, des Atemminutenvolumens und der maximalen Wattleistung als auch der Relativwerte, das sind relative maximale

Tab. I: Lungenfunktionsparameter prä- und postoperativ.

	präop.	postop.
Vitalkapazität absolut (l)	2,17 (± 0,60)	2,44 (± 0,65) p<0,001
Vitalkapazität relativ (%)	81,52 (± 13,83)	81,58 (± 14,71) n. s.
Totalkapazität abs. (l)	3,31 (± 0,85)	3,68 (± 0,73) p<0,001
Totalkapazität rel. (%)	91,33 (± 14,15)	90,77 (± 14,99) n. s.
intrathorakales Gasvolumen abs. (l)	1,83 (± 0,52)	2,05 (± 0,54) p<0,005
intrathorakales Gasvolumen rel. (%)	56,31 (± 6,45)	56,13 (± 6,17) n. s.
Resistance $\left(\frac{cm\ H_2O}{l/sec.}\right)$	2,52 (± 1,25)	2,43 (1,05) n. s.
Tiffenautest abs. (l)	1,68 (± 0,50)	1,88 (± 0,43) p<0,001
Tiffenautest rel. (% Vc)	77,52 (± 7,51)	78,94 (7,11) n. s.

Sauerstoffaufnahme und Sauerstoffpuls. Außerdem war eine signifikante Zunahme des Baseexzeß zu verzeichnen. Arterielles PO_2 und PCO_2 zeigten keine statistisch signifikanten Veränderungen (Tab. II, Abb. 2). Wenn wir diese Ergebnisse nun analysieren, können wir folgende Aussagen machen: Auch diese Studie bestätigt die meisten bisherigen postoperativen Lungenfunktionsuntersuchungen hinsichtlich eines fehlenden eindeutigen positiven oder negativen Effektes der Spondylodese auf die Atemfunktion. Die leichten Verbesserungen der Absolutwerte sind durch das natürliche Wachstum erklärbar, es ist hier kein zusätzlicher Effekt durch die Operation nachweisbar. Wir stimmen mit *Meister* überein, daß ein positiver Operationseffekt auf das respiratorische System nur durch die Verhinderung einer eventuell starken Progredienz und der damit einhergehenden möglichen zunehmenden Restriktion zu erwarten ist. Bei der Betrachtung der spiroergometrischen Meßwerte scheint nun neben dem Wachstumseffekt doch auch ein zusätzlicher Trainingseffekt vorzuliegen, da es ja

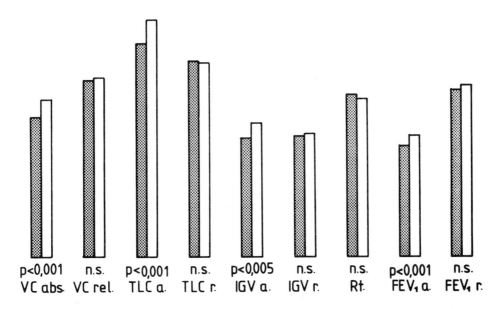

Abb. 1: Prä- und postoperative Lungenfunktionsparameter bei idiopathischer Skoliose (n = 48).

Tab. II: Ergebnisse der Spiroergometrie prä- und postoperativ.

	präop.	postop.	
Δ Baseexceß (mMol/l)	3,76 (± 1,52)	4,71 (± 2,01)	$p<0,005$
arterielles PO_2 (mm Hg)	81,32 (± 7,08)	78,47 (± 12,12)	n. s.
arterielles PO_2 (mm Hg)	38,92 (± 5,60)	40,65 (± 5,26)	n. s.
Atemminutenvolumen (l/min)	39,63 (± 8,42)	48,81 (± 10,35)	$p<0,001$
maximale Wattleistung (W)	90,4 (± 29,2)	101,13 (± 26,68)	$p<0,01$
max. O_2-Aufnahme (ml)	1251,19 (±310,14)	1625,52 (±384,40)	$p<0,001$
max. relative O_2-Aufnahme (ml/kg)	27,33 (± 9,40)	31,43 (± 7,44)	$p<0,005$
Sauerstoffpuls (ml/min/Pulsschlag)	7,35 (± 2,51)	8,60 (± 2,08)	$p<0,005$

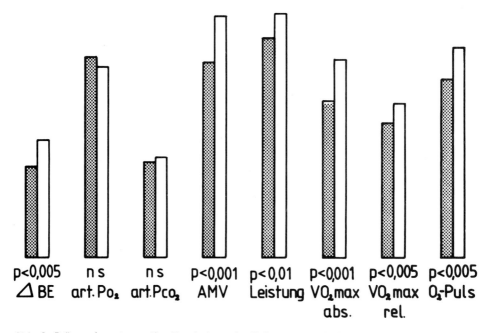

Abb. 2: Prä- und postoperative Ergebnisse der Spiroergometrie (n = 48).

nicht nur zur Zunahme der absoluten, sondern auch der relativen Werte kommt. Jedoch schließen wir auch hier eine direkte Operationsfolge mit großer Wahrscheinlichkeit aus, da ja eine Verbesserung der spiroergometrischen Befunde bei fehlender Änderung der Lungenfunktionsparameter nicht plausibel ist. Wir interpretieren die Verbesserung der spiroergometrischen Befunde als Folge einer zunehmenden aktiven Lebensführung der operierten Patienten, die durch einen positiven psychologischen Effekt der Skoliosekorrektur erklärt werden kann. Ein Indiz für diese Interpretation stellt auch der postoperative Anstieg des Baseexzeß dar; dieser Anstieg spricht für eine erhöhte Leistungsbereitschaft, d. h. die psychischen Voraussetzungen für das Erbringen einer körperlichen Leistung sind nun besser als vor der Operation. Für diese nicht zu unterschätzende psychische Wirkung der Spondylodese spricht auch die Zufriedenheit vieler Patienten selbst bei geringer Korrektur des Skoliosewinkels.

Veränderungen der Lungenfunktion bei Harrington-Operationen mit und ohne gleichzeitige Rippenbuckelresektion

von G. Keßler, U. Heise und W. Rödiger

Von 1972 bis 1979 wurden in der Orthopädischen Universitätsklinik Hamburg 95 Skoliosen nach *Harrington* operiert. Nach dem Geschlecht unterteilt sich die Serie in 67 weibliche und 28 männliche Patienten. Das Durchschnittsalter der weiblichen Patienten beträgt 14,98 Jahre, das der männlichen Patienten 16,28 Jahre, das Mittel des Gesamtkollektivs 15,32 Jahre. Der Skoliosewinkel wurde prä- (oRb 81,9°, mRb 83,3°) und postoperativ (oRb 50,1°, mRb 55,2°) nach *Cobb* angegeben. Das Ergebnis der Korrektur betrug mit Mittel 30 Grad (Tab. I). Insgesamt wurden bei 27 Patienten Rippenbuckel reseziert, im Mittel fünf Rippen pro Buckel. Bei allen Patienten wurden präoperativ Lungenfunktionsuntersuchungen vorgenommen, bei 30 Patienten lediglich lagen postoperative Lungenfunktionen vor. Diese wiederum teilen sich auf in 16 ohne Rippenbuckelresektion und 14 mit Rippenbuckelresektion. Die postoperativen Lungenfunktionen wurden nach einem Jahr, bzw. 1,5 bis 3 Jahren durchgeführt. Ausgewertet wurden sechs Parameter:

1. Relative Vitalkapazität (VK rel.) (Abb. 1)
2. Relative Totalkapazität (TK rel.) (Abb. 2)
3. Residualvolumen in Prozent der Totalkapazität (R) (Abb. 3)
4. Relative Sekundenkapazität (Tiff. rel.)
5. Alveoläre-arterielle Sauerstoffdifferenz (AaDO$_2$ Torr.) (Abb. 4)
6. Kohlendioxydpartialdruck (PCO$_2$ a Torr).

1. Vitalkapazität rel. (Abb. 1)

Die relative Totalkapazität sinkt nach einem Jahr um 6%, nach t (1,5-3) Jahren ist der präoperative Zustand des Gesamtkollektivs wieder erreicht.
Die relative Vitalkapazität des Kollektivs ohne Rippenbuckel sinkt nach einem Jahr auf einen Wert, der 14% unter dem Ausgangswert liegt. Nach t (1,5-3) Jahren ist der Ausgangswert auch hier wieder erreicht. Wir bestätigen hiermit die Untersuchungen von *Henche* et al. (6), der nach einem Jahr ein Abfallen der Vitalkapazität um 12% so-

Tab. I: Skoliosewinkel.

nach *Cobb*	präoperativ	postoperativ
ohne Rippenbuckel	81,9° (58°-116°)	50,1° (24°-70°)
mit Rippenbuckel	83,5° (60°-116°)	55,2° (36°-70°)
gesamt:	83,15°	52,9°

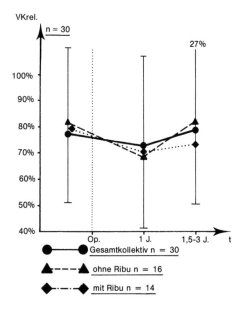

Abb. 1

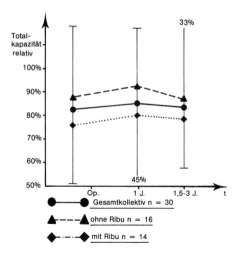

Abb. 2

wie einen Anstieg auf den Ausgangswert nach zwei Jahren fand. Unser Wert liegt mit 1% über dem Ausgangswert.

Nach Resektion von Rippenbuckeln fanden wir einen Abfall der relativen Vitalkapazität von 5%. *Manning* et al. (10) fanden im Vergleich zu uns einen Abfall von 6,25%. Die Steigerung der relativen Vitalkapazität nach Rippenbuckelresektion um 25%, die *Heinig* et al. (5) angaben, können wir nicht bestätigen.

2. Totalkapazität rel. (Abb. 2)

Die relative Totalkapazität erreicht im Gesamtkollektiv nach t (1,5 bis 3) Jahren wieder den Ausgangswert von 84% (4).
Die Funktionswerte des Kollektivs ohne Rippenbuckel und des Gesamtkollektivs (mit und ohne Rippenbuckel) sind in der Ausgangslage besser als die des Kollektivs mit Rippenbuckel. Der postoperative Wert der relativen Totalkapazität der Gruppe ohne Rippenbuckel entspricht nach t (1,5 bis 3) Jahren nahezu dem Ausgangswert.
Die relative Totalkapazität nach Rippenbuckelresektion bleibt in unserem Kollektiv unverändert, im Gegensatz zu den Untersuchungen von *Manning* et al. (10), der eine Steigerung von 5,25% angibt.

3. Residualvolumen in Prozent der Totalkapazität $(\frac{R}{T})$ (Abb. 3).

Das Gesamtkollektiv zeigt nach t (1,5-3) Jahren ein geringfügiges Ansteigen des $\frac{R}{T}$ Quotienten von 22 auf 23%.
Das Kollektiv ohne Rippenbuckel fällt im ersten Jahr von 24 auf 21% ab und erlangt nach t (1,5-3) Jahren wieder den Ausgangswert von 24%.
Das Kollektiv mit Rippenbuckel zeigt eine deutliche Steigerung des $\frac{R}{T}$ Quotienten von 18,5 auf 21,5% nach t (1,5-3) Jahren.
Alle drei Gruppen liegen mit ihren Werten knapp außerhalb der Normwerte eines vergleichbaren gesunden Alterskollektivs (RV = 20% der Totalkapazität). Der Anstieg des $\frac{R}{T}$ Quotienten nach Rippenbuckelresektion erklärt sich durch die abfallende Vitalkapazität. Die Totalkapazität ist davon unberührt.

4. Relative Sekundenkapazität (Tiff. rel.)

Alle drei Kollektive zeigen ein gleichgerichtetes Verhalten. Nach t (1,5-3) Jahren ergibt sich eine Steigerung von durchschnittlich 5%, das Kollektiv mit Rippenbuckel erreicht dabei 2%. *Henche* et al. (6) fanden bei Pa-

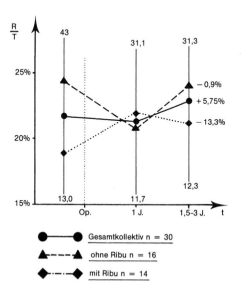

Abb. 3

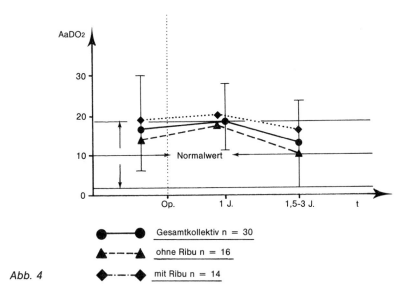

Abb. 4

tienten prä- und postoperative Werte der relativen Sekundenkapazität zwischen 83% und 85%, jedoch keine statistischen Signifikanzen. *Böhmer* (2) gibt ebenfalls keine Veränderungen der prä- und postoperativen Sekundenkapazität an.

Wir wollen diesen Punkt in einem größeren Kollektiv nochmals gezielt nachuntersuchen.

5. Alveoläre-arterielle Sauerstoffdifferenz ($AaDO_2$ Torr.) (Abb. 4)

Im Gesamtkollektiv ist nach t (1,5-3) Jahren eine innerhalb der Normgrenzen liegende Senkung der $AaDO_2$ zu sehen, ebenso in den Kollektiven mit und ohne Rippenbuckelresektion. In Grenzfällen bestehen bereits präoperativ Hypoxämien, die sich postoperativ normalisieren können. *Meister* und *Heine* (4) beschreiben die postoperative Normalisierung der Partialinsuffizienz, Gasaustauschstörung für Sauerstoff nach Spondylodesen nach *Harrington*. Die Ursache ist in der gleichmäßigeren postoperativen Belüftung der Lunge zu suchen.

6. Kohlendioxydpartialdruck (PCO_2a Torr)

Die Mittelwerte nach 1 bzw. t (1,5-3) Jahren der arteriellen Kohlendioxydpartialdrucke aller Kollektive (PCO_2a oRb, PCO_2a mRb und PCO_2a gesamt) bleiben konstant. Das heißt, daß prä- und/oder postoperativ nicht hypoventiliert wurde. Eine Kohlendioxydretention wird erst beim Spätbild der skoliosebedingten Funktionsstörung beobachtet (1).

Durch eine Reihe von Untersuchungen ist hinreichend belegt, daß die Lungenfunktion von Skoliosepatienten mit dem Krümmungswinkel korreliert (1, 2, 3, 8, 7, 12). Es werden restriktive Ventilationsstörungen ohne und mit Hypoxämien beschrieben. Letztere können bereits bei Krümmungsgraden ab 60 bis 80 Grad nach *Cobb* nachgewiesen werden (3). Bereits beim jugendlichen Skoliotiker können latente, seltener manifeste pulmonale Hypertonien bestehen (7).

Unser Patientengut, ausgehend von den präoperativen Werten (restriktive Ventilationsstörungen in 81% der Fälle, Totalkapazität im Mittel 82% des Sollwertes, Vitalkapazität 79% des Sollwertes, Residualvolumen 22% der Totalkapazität, Sekundenkapazität 75% und in Ausnahmefällen gestörter Sauerstoff-Gasaustausch) zeigt bei nicht rippenbuckelresezierten Patienten keine gerichteten Veränderungen der Lungenfunktion (2, 4, 7, 11, 13). Bei rippenbuckelresezierten Patienten fanden wir einen Abfall der relativen Vitalkapazität von 5%, einen Anstieg des Quotienten $\frac{R}{T}$ von 18,5 auf 21,5%. Dieses Ergebnis entspricht den Untersuchungen von Manning et al. (10) und Laughlin et al. (9). Wir sind der Ansicht, daß der kosmetische Effekt die Resektion der Rippenbuckel zumal bei geringfügigen Störungen der Lungenfunktion rechtfertigt.

LITERATUR

1. *Buhlmann, A., W. Gierhake:* Die Lungenfunktion bei der jugendlichen Kyphoskoliose. Schw. Med. Wschr. 90 (1960) Nr. 42, S. 1153.
2. *Böhmer, D.:* Lungenfunktion, Skoliose und Operation. Eine statistische Analyse. Z. Orthop. 111 (1973) 822.
3. *Heine, J., R. Meister:* Quantitative Untersuchungen der Lungenfunktion und der arteriellen Blutgase bei jugendlichen Skoliotikern mit Hilfe eines „Funktionsdiagnostischen Minimalprogramms" Z. Orthop. 110 (1972) 56.
4. *Heine, J., R. Meister:* Skoliose und Lungenfunktion. Quantitative Untersuchungen der Lungenfunktion einschließlich der art. Blutgase bei jugendlichen Skoliosepatienten. Z. Orthop. III (1973) 669.
5. *Heinig, C. F., B. N. Boyd, P. C. Bach:* Thorakoplasty of the Postoperative Scoliotic. The Journal of Bone and Joint Surgery. Vol. 56-A, No. 2, March 1974.
6. *Henche, H. R., E. Morschner, M. Rutishauser:* Die Entwicklung der Lungenfunktion nach Skoliosebehandlung durch Harrington-Instrumentarium. Z. Orthop. 115 (1977) 816.
7. *Hilpert, P.:* Die Lungenfunktion bei Skoliosepatienten. Z. Orthop. 113 (1975) 583.
8. *Kummer, F., F. Meznik, G. Pflüger:* Der Einfluß der Kyphose auf die Lungenfunktion von jungen Skoliosepatienten. Z. Orthop. 113 (1975) 275.
9. *Laughlin, T. T., C. W. Colwell, W. C. Mohlenbrock:* Rib Resections combined with Scoliosis Fusion. The Journal of Bone and Joint Surgery. Vol. 56A, No. 1, January 1974.
10. *Manning, C. W., F. W. Prime* und *P. A. Zorab:* Partial Costectomy as a cosmetic Operation in Scoliosis. The Journal of Bone and Joint Surgery. Vol. 55B, No. 3, August 1973.
11. *Meister, R., J. Heine:* Vergleichende Untersuchungen der Lungenfunktion bei Jugendlichen vor und nach der Operation nach Harrington. Z. Orthop. III (1973) 749.
12. *Meznik, F., F. Kummer:* Skoliose und Lungenfunktion. Z. Orthop. 108 (1970) 382.
13. *Zielke, K., B. Pellin:* Ergebnisse operativer Skoliosen beim Adoleszenten über 18 Jahren und beim Erwachsenen. Z. Orthop. 113 (1975) 157.

Sachwortverzeichnis

Aminosäuren 41
Anästhesiologie 180
Ätiologie der Skoliose 15, 41, 65
Aufwachtest 254

Beckenschiefstand 57
Beinlängenausgleich 57
Beinlängendifferenz 54
Belastungsuntersuchungen 258
Blockwirbel 51
Blount-Korsett 160
Blutgasanalyse 180
Bobath-Therapie 32
Boston-Korsett (Brace) 75, 80, 83, 85

Cast-Syndrom 173, 240
Chêneau-Korsett (Mieder) 75, 80, 89, 91, 94
Chevalet costal 217
Compliance 94
Cotrel-Gips 100, 103

Dauerschwingversuch 258
Derotationsmieder 80
Derotierende Korrektur 91
Diagnostik 27
Dorsale Spondylodese 147, 191, 240, 251
Dwyer-Instrumentarium 147
Dwyersche Operation 164, 168, 183

EDF-Gips 234
EDF-Korsett 234
Elektromyographie 61, 126
Elektrostimulation 116, 126, 130, 134, 138
Epiphysenfugenverletzung 59
Epiphysiodese 191
Ermüdungsbruch 248, 258
Erwachsenenskoliose 147, 217
Evozierte Potentiale 228
Experimentelle Skoliose 228
Experimentelle Grundlagen 232
Experimentelle Untersuchung 116

Faktorenanalyse 263
Fertilität 263
Frühergebnisse 98
Frühspondylodese 199

Ganganalysen 32

Halbwirbel 51
Halo-Extension 110, 199, 254
Halswirbelresektion 168, 194
Harrington 110, 147, 173, 180, 186, 191, 194, 199, 204, 208, 214, 234, 237, 240, 244, 258, 279
Heilgymnastik 113
Hormontherapie 98
Hypertonie 267

Idiopathische Skoliose 15, 30, 37
Implantiertes System 141
Infantile Skoliose 204
Infektion 254
Interkostalmuskulatur 61, 126

Keilwirbelbildung 59
Klippel-Feil-Syndrom 68
Kombinierte Operationen 164
Komplikationen 100, 110, 160, 180, 199, 254
Kongenitale Skoliosen 191, 194, 199
Konservative Therapie 141
Korrekturverlust 160, 199
Korsettbehandlung 89
Kosmetik 224
Kreislaufstörung 267
Kupfer 44
Kyphose 164

Lähmungsskoliosen 32, 68, 214
Laminektomie 214
Larssen-Syndrom 199
Leistungsfähigkeit 276
Lendenwulst 30
LEOS 130, 138
Lumbalskoliose 57

Lungenfunktion 221, 224, 263, 273, 276, 279
Luque 147, 183

Mangan 44
Marfansyndrom 173
Miederbehandlung 83, 91, 105
Milwaukeekorsett 75, 78, 80, 204
Mißbildungsskoliose 51
Mobilisierende Osteotomie 208
Moiré-Topographie 25
Münster-Orthese 89
Muskelstimulation 130

Nervenkompression 214
Neurofibromatose 199, 211
Neurologische Komplikation 228
Normalkorrektur 19

Operationsergebnisse 180, 240
Operative Skoliosebehandlung 147, 228, 234, 237, 276

Paradoxe Skoliose 57
Paravertebrale Elektrostimulation 141
Pathogenese 15
Pathophysiologie 263
Plasmasteroidhormone 37
Postoperative Behandlung 42
Postoperativer Korrekturverlust 251
Postoperatives Wirbelsäulenwachstum 251
Progredienzanalyse 22, 30, 191
Pseudarthrose 248
Psychologie 46, 94

Querstabilisation 208

Radikuläre Syndrome 214
Reoperationen 248
Rippenbuckel 30, 103
Rippenbuckelresektion 217, 221, 224, 279
Risikofaktoren 180
Risser-Hibbs-Spondylodese 237

Sakrumrotation 54
Screening 22
Soziologie 46

Spinal instrumentation (Luque) 147
Spiroergometrie 276
Spurenelemente 44
Subcutaneous bar 186
Sympathikolyse 267
Symptomatische Skoliose 15
Syringomyelie 199
Szintigraphie 273
Schraubenfixation 273
Schrothsche Behandlung 113
Schüleruntersuchung 22
Schultasche 65
Stabbruch 248, 254
Stoffwechseluntersuchung 41

Tachykardie 267
Therapie der Skoliose 75, 94, 105, 134, 164, 204
Thorakale Skoliose 91
Thorakotomie 168
Thoraxdeformität 263
Transkutane Muskelstimulierung 134
Traumatische Skoliose 59

Ultraschall 27
Umkrümmungsmieder 105, 240

Vaskuläre Komplikation 254
Ventilationsstörung 279
Ventrale Derotationsspondylodese (VDS) 44, 147, 168, 173, 194
Ventrale Spondylodese 147, 191
Vienna-Brace 80
Vitalkapazität 180, 273
Vorderer Zugang 168

Winkelplatte 232
Wirbelfraktur 59
Wirbelkörperasymmetrie 19
Wirbelresektion 191
Wirbelsäulenosteotomie 147
Wirbelsäulenwachstum 191

Zielke 173, 186, 194, 232
Zink 44

Autorenverzeichnis

Altekruse, F., Dr. med.
Orthopädische Klinik und Poliklinik,
Hüfferstraße 27, D-4400 Münster

Anders, G., Priv.-Doz. Dr.
Orthopädische Universitätsklinik
Sigmund-Freud-Straße 25, D-5300 Bonn

Ascani, E., Prof. Dr.
Ospedale di Bambin Gesu, sezione di
Palidoro, Passo oscuro, Roma (Italia)

Bauer, R., Univ. Prof. Dr.
Vorstand der Orthopädischen Universitätsklinik
Anichstraße 35, A-6020 Innsbruck

Bartels, M., Dr. med.
Sektion klinische Neurophysiologie der
Nervenklinik
D-7400 Tübingen

Biehl, G., Univ. Prof. Dr.
Orthopädische Universitätsklinik
und Poliklinik
D-6500 Homburg/Saar

Cermak, Th., Dr.
Orthopädisches Spital
Speisinger Straße 109, A-1134 Wien

Chêneau, J., Dr.
4 Chemin du Château d l'hers,
F-31500 Toulouse

Demmer, P.-J., OA. Dr.
Orthopädische Klinik
Freiligrathstraße 2, D-6300 Gießen

Di Salvo, B., Dr.
Centro di Repucero Funzionale
Via Imprunetana 122, I-50020 Monteoriolo

Dorn, R., Dr.
Orthopädische Klinik König-Ludwig-Haus
Brettreichstraße 11, D-8700 Würzburg

Dreier, W., Dr.
Orthopädische Klinik
Freiligrathstraße 2, D-6300 Gießen

Drnek, Th., Dr.
Orthopädisches Krankenhaus der Stadt
Wien-Gersthof, Abtlg. für Wirbelsäulenerkrankungen und Haltungsschäden
Wielemansgasse 28, A-1180 Wien

Ecker, J., Dr.
Orthopädische Universitätsklinik
Anichstraße 35, A-6020 Innsbruck

Edelmann, P., Dr.
Chefarzt Seehospital Sahlenburg der Nordheim-Stiftung
D-2180 Cuxhaven

Engel, A., Dr.
Orthopädische Universitätsklinik
Garnisonsgasse 13, A-1090 Wien

Erschbaumer, H., Dr.
Orthopädische Universitätsklinik
Anichstraße 35, A-6020 Innsbruck

Fleiß, O., Univ. Prof. Dr.
Abteilung für Bewegungslehre,
Universitätsklinik, A-8020 Graz

Fleißner, K. H., Prof. Dr.
Orthopädische Klinik der Karl-Marx- Univ.,
DDR-701 Leipzig

Frerichs, D., Dr.
Seehospital Sahlenburg der Nordheim-Stiftung, D-2190 Cuxhaven

Frontino, G., Univ. Prof. Dr.
Centro di Repucero Funzionale
Via Imprunetana 122, I-50020 Monteoriolo

Graf, OA. Dr.
Landessonderkrankenhaus
A-8852 Stolzalpe b. Murau

Grill, F., OA. Dr.
Orthopädisches Spital
Speisinger Straße 109, A-1134 Wien

Griss, P., Priv.-Doz. Dr.
Direktor der Orthopädischen Klinik Lindenhof
Meerfeldstraße 6, D-6800 Mannheim

Gruber, H., Dr.
Orthopädische Klinik und Poliklinik Hamburg-Eppendorf
Martinistraße 52, D-2000 Hamburg 20-10

Gruber, H., Doz. Dr.
II. Anatomisches Institut der Universität
Währinger Straße 13, A-1090 Wien

Grumeth, Dr. F.
Landessonderkrankenhaus
A-8852 Stolzalpe b. Murau

Gupta, D., Univ. Prof. Dr.
Universitäts-Kinderklinik
D-7400 Tübingen

Haber, P., Dr.
II. Med. Universitäts-Klinik
Alser Straße 4, A-1095 Wien

Hauptvogel, D.
Orthopädische Klinik und Poliklinik
Calwer Straße 7, D-7400 Tübingen

Heine, J., Priv.-Doz. Dr.
Orthopädische Klinik und Poliklinik
Hüfferstraße 27, D-4400 Münster

Heise, U., Dr.
Orthopädische Klinik und Poliklinik Hamburg-Eppendorf
Martinistraße 52, D-2000 Hamburg 20-10

Hellinger, J., Univ. Prof. Dr.
Direktor der Orthopädischen Klinik
Fetscherstraße 74, DDR-8019 Dresden

Hirschfelder, H., Dr.
Orthopädische Universitätsklinik und Poliklinik im Waldkrankenhaus St. Marien
Rathsberger Straße 57,
D-8520 Erlangen

Hohmann, D., Univ. Prof. Dr.
Direktor der Orthopädischen Universitätsklinik und Poliklinik im Waldkrankenhaus St. Marien
Rathsberger Straße 57, D-8520 Erlangen

Jaster, D., Univ. Prof. Dr.
Direktor der Orthopädischen Klinik
Fiete-Schulze-Straße 44/45,
DDR-25 Rostock

Katznelson, N., Dr.
Orthopedic department, shiba hospital, ramat gen (Israel)

Kerschbaumer, F., Dr.
Orthopädische Universitätsklinik
Anichstraße 35, A-6020 Innsbruck

Keßler, G., Dr.
Univ. Krankenhaus Hamburg-Eppendorf,
Anästhesieabteilung
Martinistraße 52, D-2000 Hamburg 20-10

Korisek, G., Dr.
Residence Le Fioriere A/1
Via Cortina d'Ampezzo 275, I-00168 Roma

Kornberger, E., Dr.
Universitätsklinik für Anästhesiologie
Anichstraße 35, A-6020 Innsbruck

Kroesen, G., Doz. Dr.
Universitätsklinik für Anästhesiologie
Anichstraße 35, A-6020 Innsbruck

Krukenberg, P., Dr.
Orthopädische Universitätsklinik und Poliklinik Hamburg-Eppendorf
Martinistraße 52, D-2000 Hamburg 20-10

Kummer. F., Univ. Prof. Dr.
Vorstand der II. Medizinischen Abteilung des Wilhelminenhospitals
Montlearstraße 37, A-1160 Wien

Küsswetter, W., Univ.-Prof. Dr.
Orthopädische Universitätsklinik König-Ludwig-Haus
Brettreichstraße 11, D-8700 Würzburg

Lack, W., Dr.
Orthopädische Universitätsklinik
Garnisongasse 13, A-1090 Wien

Lehnert-Schroth, Ch.
Leinenbornerweg 42-44, 6553 Sobernheim

Leonard, M. A., M. D. frcs.
consultant orthopedic surgeon, Department of orthopedics, Freeman Hospital, Freeman road, High Heaton, Newcastle-on-Tyne (England)

Leupold, W., Dr.
Orthopädische Klinik
Fetscherstraße 74, DDR-8019 Dresden

Losert, U., Doz. Dr.
II. Chirurgische Universitätsklinik
Spitalgasse 23, A-1090 Wien

Logroscino, C., Dr.
Piazza Madomma Cenacolo 4,
I-00168 Roma

Lukeschitsch, G., Dr.
Orthopädische Universitätsklinik
Garnisongasse 13, A-1090 Wien

Lumini, A., Dr.
Centro di Repucero Funzionale
Via Imprunetana 122, I-50020 Monteoriolo

Machacek, F., OA. Dr.
Orthopädisches Krankenhaus der Stadt Wien-Gersthof, Abteilung für Wirbelsäulenerkrankungen und Haltungsschäden
Wielemansgasse 28, A-1180 Wien

Matthiaß, H. H., Univ. Prof. Dr.
Direktor der Orthopädischen Universitätsklinik
Hüfferstraße 27, D-4400 Münster

Matzen, K. A., Priv.-Doz. Dr.
Orthopädische Klinik und Poliklinik, Klinikum Großhadern
Marchioninistraße 15, D-8000 München 70

Mau, H., Univ. Prof. Dr.
Direktor der Orthopädischen Universitätsklinik
Calwer Straße 7, D-7400 Tübingen

Menge, M., Dr.
Orthopädische Universitätsklinik
Sigmund-Freud-Straße 25
D-5300 Bonn

Menn-Hauptvogel, M.
Orthopädische Universitätsklinik und Poliklinik
Calwer Straße 7, D-7400 Tübingen

Meznik, Ch., Dr.
Weimarer Straße 72, A-1180 Wien

Meznik, F., Univ. Prof. Dr.
Orthopädische Universitätsklinik
Garnisongasse 13, A-1090 Wien

Milachowski, K., Dr.
Orthopädische Universitätsklinik und Poliklinik
Harlachinger Straße 51, D-8000 München

Mitze, H., Dr.
Orthopädische Klinik
Fetscherstraße 74, DDR-8019 Dresden

Mitzkat, K., Dr.
Orthopädische Universitätsklinik und Poliklinik
Calwer Straße 7, D-7400 Tübingen

Moritz, M., OA. Dr.
Orthopädische Universitätsklinik
Anichstraße 35, A-6020 Wien

Morscher, E., Univ.-Prof. Dr.
Vorstand der Orthopädischen Universitätsklinik
Burgfelder Straße 101, CH-4055 Basel

Müller, U., Dr.
Orthopädische Klinik
Freiligrathstraße 2, D-6300 Gießen

Murri, A., OA. Dr.
Landessonderkrankenhaus
A-8852 Stolzalpe b. Murau

Neugebauer, H., Prim. Univ.-Doz. Dr.
Leiter des Orthopädischen Krankenhauses der Stadt Wien-Gersthof, Abteilung für Wirbelsäulenerkrankungen und Haltungsschäden
Wielemansgasse 28, A-1180 Wien

Onimus, M., Prof. Dr.
Hospital St. Jacques, Service Chirurgie Orthopédique
2 place St. Jacques, F-25030 Besançon

Palacios y Carvajal, P., Univ.-Prof. Dr.
Departado de traumatologia y ortopedico, centro Ramon y Cajal,
carretera Colmenar km 9, Madrid/Spanien

Pflüger, G., Doz. Dr.
Orthopädische Universitätsklinik
Garnisongasse 13, A-1090 Wien

Pink, P., OA. Dr.
Landessonderkrankenhaus
A-8852 Stolzalpe b. Murau

Plitz, W., Dipl. Ing.
Leiter des Biomechanischen Labors der Orthopädischen Klinik und Poliklinik
Harlachinger Straße 51, D-8000 München 90

Polster, J., Univ. Prof. Dr.
Orthopädische Klinik und Poliklinik
Hüfferstraße 27, D-4400 Münster

Ponte, A., Prof. Dr.
Ortopedico Ospedale S. Corona, Divisione Deformita Vertebrali
I-17027 Pietra-Ligure, Savona

Popp, M., Dr.
Orthopädisches Krankenhaus der Stadt Wien-Gersthof, Abteilung für Wirbelsäulenerkrankungen und Haltungsschäden
Wielemansgasse 28, A-1180 Wien

Pratelli, R., Dr.
Centro di Repucero Funzionale
Via Imprunetana 122, I-50020 Monteoriolo

Rabenseifner, L., Dr.
Orthopädische Universitätsklinik König-Ludwig-Haus
Brettreichstraße 11, D-8700 Würzburg

Robens, W., Dr.
Orthopädische Universitätsklinik König-Ludwig-Haus
Brettreichstraße 11, D-8700 Würzburg

Rödiger, W., Priv. Doz. Dr.
Univ. Krankenhaus Hamburg-Eppendorf, Cardio-Chirurgische Abteilung
Martinistraße 52, D-2000 Hamburg 20-10

Rütten, M., Dr.
Facharzt für Orthopädie, Sportmedizin
Karlsbau (Karlsplatz), D-7800 Freiburg i. Br.

Sattler, K., Dr.
Orthopädische Universitätsklinik
Anichstraße 35, A-6020 Innsbruck

Sehnal, E., Dr.
II. Med. Universitätsklinik
Alser Straße 4, A-1095 Wien

Schinze, W., Dr.
Orthopädische Klinik und Poliklinik Hamburg-Eppendorf
Martinistraße 52, D-2000 Hamburg 20-10

Schmitt, J., Dr.
Orthopädische Universitätsklinik und Poliklinik
D-6650 Homburg/Saar

Schmitt, O., OA. Dr.
Orthopädische Universitätsklinik und Poliklinik
D-6650 Homburg/Saar

Schönbauer, H. R., Primarius Dr.
Orthopädisches Spital
Speisinger Straße 109, A-1134 Wien

Schöntag, G., Dr.
Universitäts-Krankenhaus Hamburg-Eppendorf, Anästhesieabteilung
Martinistraße 52, D-2000 Hamburg 20-10

Siguda, P., OA. Dr.
Orthopädische Universitätsklinik und Poliklinik
Calwer Straße 7, D-7400 Tübingen

Sluga-Gloger, Christiane, OA. Dr.
Orthopädisches Krankenhaus der Stadt Wien-Gersthof, Abtlg. für Wirbelsäulenerkrankungen und Haltungsschäden
Wielemansgasse 28, A-1180 Wien

Suter, B., Dr.
Orthopädische Universitätsklinik Balgrist
Forchstraße 340, CH-8008 Zürich

Stuhler, Th., OA. Dr.
Orthopädische Klinik König-Ludwig-Haus
Brettreichstraße 11, D-8700 Würzburg

Stürz, H., OA. Dr.
Orthopädische Klinik der Medizinischen Hochschule Hannover im Annastift e.V.
Heimchenstraße 1-7, D-3000 Hannover

Thoma, H., Univ. Prof. Dr.
II. Chirurgische Universitätsklinik,
Biotechnisches Labor
Van-Swieten-Gasse 1, A-1090 Wien

Uehlinger, K., Dr.
Orthopädische Universitätsklinik Balgrist
Forchstraße 340, CH-8008 Zürich

Walker, N., Priv. Doz. Dr.
Orthopädische Universitätsklinik Balgrist
Forchstraße 340, CH-8008 Zürich

Wolner, Christiane, OA. Dr.
Orthopädisches Krankenhaus der Stadt Wien-Gersthof, Abteilung für Wirbelsäulenerkrankungen und Haltungsschäden
Wielemannsgasse 28, A-1180 Wien

Zinkl, M., Dr.
Orthopädische Klinik
Fetscherstraße 74, DDR-8019 Dresden

Buchreihe für Orthopädie und orthopädische Grenzgebiete
(Herausgeber: K. F. Schlegel)

Band 1

Rezidive nach lumbalen Bandscheibenoperationen
Ursachen – Diagnostik – Behandlung

Herausgegeben von D. Schöllner

1980. 114 Seiten, 59 Abbildungen und 46 Tabellen, ISBN 3-88136-080-8, brosch. DM 35,–.

Die klinische, neurologische und neuroradiologische Diagnostik des Bandscheibenvorfalls im Lumbalbereich ist inzwischen so verfeinert, daß die Indikation in der Regel relativ klar zu stellen ist. Auch das operative Vorgehen kann als weitgehend standardisiert gelten. Die erfreulichen Behandlungsergebnisse überwiegen bei weitem.

Trotzdem treten in fünf bis zehn Prozent der Fälle Rezidive auf. Die Diagnostik ist dann erschwert, muß aber mit derselben Akribie, Beharrlichkeit und Konsequenz betrieben werden wie vor der Operation. Nicht selten zwingen Rezidive zu Zweit-, ja sogar zu Mehrfachoperationen, die trotz größter Versiertheit des Behandlers komplikationsträchtig und in ihrem Erfolg oft zweifelhaft sind.

Die erforderlichen therapeutischen Maßnahmen sind ein stetiger Prüfstein für die Erfahrung und das Können des Behandlers.

Eine zusammenfassende Darstellung der breitgefächerten Problematik liegt im Schrifttum noch nicht vor. Verlag und Herausgeber haben sich daher entschlossen, mit der Zusammenstellung von Vorträgen über diese Thematik, die anläßlich der 29. Tagung der Vereinigung Nordwestdeutscher Orthopäden e. V. in Köln 1979 gehalten worden sind, einen breiten Leserkreis zu informieren. Damit wird gleichzeitig der erste Band einer neuen Buchreihe vorgestellt, die praxisnahe Themen aus dem weitesten Kreis der Orthopädie und ihrer Grenzgebiete zu verbreiten beabsichtigt.

 Medizinisch Literarische Verlagsgesellschaft mbH
Postfach 120/140, D-3110 Uelzen 1, Tel. (0581)808-0

Buchreihe für Orthopädie und orthopädische Grenzgebiete
(Herausgeber: K. F. Schlegel)

Band 2

Hüftluxation und Hüftdysplasie im Kindesalter

Herausgegeben von Prof. Dr. med. G. Fries und Prof. Dr. med. D. Tönnis

1981. 254 Seiten mit über 200 Abbildungen und zahlreichen Tabellen, ISBN 3-88136-084-0, brosch, DM 95, –

Hüftluxation, Hüftdysplasie und ihre Folgeerscheinungen sind immer noch zentrale Probleme in der Orthopädie. Die bei frühzeitiger Diagnose und adäquater Therapie vorhandene Heilungschance belastet die Orthopädie im Kindesalter mit einer besonderen Verantwortlichkeit. Trotz einer gewissen Standardisierung der diagnostischen und therapeutischen Maßnahmen sind viele Detailfragen in der Erkennung und Behandlung dieser Krankheiten noch nicht verbindlich beantwortet. Mit neuen Erkenntnissen wurden Fortschritte gemacht, teilweise aber auch neue Probleme aufgeworfen. Bei der Vielzahl der therapeutischen Möglichkeiten ist die Auswahl der richtigen Therapie zum richtigen Zeitpunkt im Einzelfall immer noch schwierig. Im besonderen trifft dies auch zu für die Indikation operativer Maßnahmen.

Vor diesem Hintergrund wurden die Probleme der Hüftluxation und Hüftdysplasie im Kindesalter als Hauptthema der Frühjahrstagung der Vereinigung Süddeutscher Orthopäden 1980 in Baden-Baden abgehandelt. Durch eine entsprechende Gliederung der Thematik und eine Auswahl der Referenten gelang es in einer geschlossenen Darstellung, einen Überblick über den derzeitigen Erkenntnis- und Erfahrungsstand zu vermitteln. Die Darstellung wurde dabei bewußt auf die Belange der Praxis abgestimmt. Die positive Reaktion der Kongreßteilnehmer war auch aus dem vielfach geäußerten Wunsch zu erkennen, die Vorträge zusammengefaßt als Monographie zu veröffentlichen.

Von den Herausgebern und den Autoren wurden die Vorträge unter diesem Gesichtspunkt überarbeitet, so daß mit dem vorliegenden Buch der aktuelle Stand des Wissens um die Hüftluxation und Hüftdysplasie angeboten wird.

Besonderen Wert wurde auf die Darstellung der Früherkennungsmaßnahmen und der Vorsorgeuntersuchung und der erforderlichen Behandlungsstrategie gelegt. Die konservativen Behandlungsmaßnahmen wurden ausführlich dargestellt und gewertet, ebenso die Indikation und auch der Indikationszeitpunkt zur Durchführung operativer Behandlung.

Dieses Buch wird jedem Arzt nützlich sein, der sich mit der Erkennung und Behandlung von Hüfterkrankungen im Kindesalter befaßt, weil er in diesem Buch seine Kenntnisse nicht nur grundsätzlich vertiefen, sondern im Bedarfsfall sich auch schnell und umfaßend über Einzelfragen informieren kann. Ein ausführliches Sachwortverzeichnis erleichtert das Auffinden der gesuchten Textstellen.

Medizinisch Literarische Verlagsgesellschaft mbH
Postfach 120/140 · D-3110 Uelzen 1 · Tel. (0581) 808-0

Buchreihe für Orthopädie und orthopädische Grenzgebiete
(Herausgeber: K. F. Schlegel)

Band 3

Der Fuß

Herausgegeben von Dr. med. A. Murri

1981. 292 Seiten mit über 250 Abbildungen und zahlreichen Tabellen, Format 17 × 24 cm, ISBN 3-88136-088-3, geb. DM 105,–.

Erstmalig werden die wissenschaftlichen Beiträge der Österreichischen Gesellschaft für Orthopädie und orthopädische Chirurgie in einer Monographie veröffentlicht. Über 60 Vorträge der in Graz unter der Leitung von Univ.-Prof. Dr. H. Buchner gehaltenen Sommertagung 1979 über das Thema: „Der Fuß" zeugen von dem guten Erfolg dieser Veranstaltung. Die Beiträge werden in 10 Kapitel unterteilt.

Nach einführenden Beiträgen über Anatomie, Röntgentechnik, neuen diagnostischen Methoden und Prävention von Fußfehlformen werden die Fehlstellungen am Rück- und Vorfuß sowie Klumpfuß, Knicksenkfuß und Talus verticalis eingehend besprochen.

Die weiteren Kapitel befassen sich mit neurogenen Fehlformen, Mißbildungen, aseptischen Nekrosen, Stoffwechselerkrankungen, Entzündungen, Tumoren und Durchblutungsstörungen.

Zusammenfassend wird ein fast lückenloser Überblick über orthopädische Erkrankungen des Fußes und den letzten Stand ihrer Behandlung geboten.

Ein umfassendes Sachwortverzeichnis schließt das Buch ab.

Medizinisch Literarische Verlagsgesellschaft mbH
Postfach 120/140, D-3110 Uelzen 1, Tel. (05 81) 808-0